León Grinberg, Rebeca Grinberg

Psychoanalyse der Migration und des Exils

Das Anliegen der Buchreihe Bibliothek der Psychoanalyse besteht darin, ein Forum der Auseinandersetzung zu schaffen, das der Psychoanalyse als Grundlagenwissenschaft, als Human- und Kulturwissenschaft sowie als klinische Theorie und Praxis neue Impulse verleiht. Die verschiedenen Strömungen innerhalb der Psychoanalyse sollen zu Wort kommen, und der kritische Dialog mit den Nachbarwissenschaften soll intensiviert werden. Bislang haben sich folgende Themenschwerpunkte herauskristallisiert:

Die Wiederentdeckung lange vergriffener Klassiker der Psychoanalyse – beispielsweise der Werke von Otto Fenichel, Karl Abraham, Siegfried Bernfeld, W. R. D. Fairbairn, Sándor Ferenczi und Otto Rank – soll die gemeinsamen Wurzeln der von Zersplitterung bedrohten psychoanalytischen Bewegung stärken. Einen weiteren Baustein psychoanalytischer Identität bildet die Beschäftigung mit dem Werk und der Person Sigmund Freuds und den Diskussionen und Konflikten in der Frühgeschichte der psychoanalytischen Bewegung.

Im Zuge ihrer Etablierung als medizinisch-psychologisches Heilverfahren hat die Psychoanalyse ihre geisteswissenschaftlichen, kulturanalytischen und politischen Bezüge vernachlässigt. Indem der Dialog mit den Nachbarwissenschaften wieder aufgenommen wird, soll das kultur- und gesellschaftskritische Erbe der Psychoanalyse wiederbelebt und weiterentwickelt werden.

Die Psychoanalyse steht in Konkurrenz zu benachbarten Psychotherapieverfahren und der biologisch-naturwissenschaftlichen Psychiatrie. Als das ambitionierteste unter den psychotherapeutischen Verfahren sollte sich die Psychoanalyse der Überprüfung ihrer Verfahrensweisen und ihrer Therapieerfolge durch die empirischen Wissenschaften stellen, aber auch eigene Kriterien und Verfahren zur Erfolgskontrolle entwickeln. In diesen Zusammenhang gehört auch die Wiederaufnahme der Diskussion über den besonderen wissenschaftstheoretischen Status der Psychoanalyse.

Hundert Jahre nach ihrer Schöpfung durch Sigmund Freud sieht sich die Psychoanalyse vor neue Herausforderungen gestellt, die sie nur bewältigen kann, wenn sie sich auf ihr kritisches Potenzial besinnt.

Bibliothek der Psychoanalyse
Herausgegeben von Hans-Jürgen Wirth

León Grinberg, Rebeca Grinberg

Psychoanalyse der Migration und des Exils

Übersetzung aus dem Spanischen von Flavio C. Ribas

Mit einem Geleitwort von Harald Leupold-Löwenthal

Psychosozial-Verlag

Bibliografische Information der Deutschen Nationalbibliothek
Die Deutsche Nationalbibliothek verzeichnet diese Publikation
in der Deutschen Nationalbibliografie; detaillierte bibliografische Daten
sind im Internet über http://dnb.d-nb.de abrufbar.

Die Originalausgabe erschien unter dem Titel
»Psicoanálisis de la Migración y del Exilio« im Verlag Alianza Editorial, S.A. Madrid

E-Mail: info@psychosozial-verlag.de
www.psychosozial-verlag.de

Umschlagabbildung: Paul Klee, »Springer«, 1930
Umschlaggestaltung und Innenlayout nach Entwürfen von
Hanspeter Ludwig, Wetzlar
www.imaginary-world.de
Satz: Automatischer Satz durch metiTEC-Software · me-ti GmbH, Berlin
ISBN 978-3-8379-2608-8

Für Juan Pablo,
Daniel und Beatriz,
Alberto und Leonora,
und all jene, die irgendwann
emigriert sind.

Inhalt

Geleitwort

Die Migration von Menschen ist ein vielschichtiges und der psychoanalytischen Forschung nur wenig zugängliches Gebiet. Die Vielfalt der Migrationsursachen hat dazu geführt, daß nur besonders auffällige Migrantengruppen genauer untersucht wurden, meist jedoch unter administrativ-politischen oder psychohygienischen oder sozialpsychiatrischen Gesichtspunkten. Dabei kamen wohl psychoanalytische Konzepte zur Anwendung, ein gesichertes klinisches Material aus Analysen lag nur selten vor.

Zu den auffälligen Migrantengruppen gehörten besonders jene, die als „Flüchtlinge" bezeichnet werden, die also nicht Migranten aus eigener Wahl (zumindest in sozialpsychologischer Beschreibung!) sind. Dazu heißt es 1951 im „Preliminary Report of a Survey of the Refugee Problem" der United Nations:

„... a ‚refugee' is essentially someone without a home, someone who has been cast adrift; he is a helpless casuality, the spiritually diminished, pathetic and innocent victim of events for which he cannot be held responsible. This popular conception of a refugee includes an element of emotion of which the sociologist and jurist cannot but be aware."

Neben den großen Auswanderungen nach Nord- und Südamerika im 19. Jahrhundert haben besonders die Flüchtlings- und Vertriebenenbewegungen nach dem Ersten und Zweiten Weltkrieg große internationale Probleme ausgelöst, was schon 1921 zur Gründung eines Hochkommissariats für Flüchtlinge durch den Völkerbund geführt hat. Dessen erster Direktor war Dr. Fridtjof Nansen; nach ihm wurde später das „Nansen International Office for Refugees" benannt, ebenso wie der berühmte „Nansen-Pass" (Reisedokument für staatenlose Flüchtlinge). Das Nansen-Office war für die technische Hilfe bestimmt, während das Hochkommissariat den Schutz der Flüchtlinge zur Aufgabe hatte.

Alle diese Einrichtungen allerdings haben sich mit den politischen und materiellen Bedürfnissen der Flüchtlinge beschäftigt, seelische Probleme und typische psychische Belastungen wurden zwar gesehen, aber nicht speziell behandelt.

Während des Zweiten Weltkrieges hat die schweizerische Psychoanalytikerin Maria Pfister-Ammende in der Betreuung und Behandlung von Flüchtlingen in der Schweiz gearbeitet und ab 1942 mehrere Publikationen über ihre Erfahrungen verfaßt. Sie war dann im Rahmen der WHO tätig und hat ihre Erfahrungen und Beobachtungen mit uns geteilt, die wir 1956 in Österreich einer gewaltigen Flüchtlingswelle aus Ungarn gegenüberstanden. Ihre Beobachtungen und angewandten psychoanalytischen Verfahrensweisen erwiesen sich als äußerst hilfreich.

Die Frage intensiver psychoanalytischer Erforschung von Migranten- und Flüchtlingsschicksalen konnte sich damals wegen der großen Zahl zu Betreuender nicht stellen. Man fühlte aber das Bedürfnis zu tieferer und besserer Einsicht, wie sie nur aus psychoanalytischer Arbeit sensu strictiori erwachsen kann.

Das Buch von León und Rebeca Grinberg, das nun auch in deutscher Fassung vorliegt, erfüllt in perfekter Weise diese Wünsche. Zwei prominente, ursprünglich argentinische, jetzt in Madrid lebende und praktizierende Psychoanalytiker, die internationales Ansehen genießen, haben hier nicht nur ihre Erfahrungen und Ergebnisse aus der klinischen Arbeit mit Patienten, die ein Migrantenschicksal betroffen hat, zusammengefaßt, sie haben das Problem der Migration und des Exils auch als historisches und kulturelles Phänomen abgehandelt.

Sie kennen die Problematik des Migranten nicht nur aus eigener Lebenserfahrung, sondern haben auch eine Fülle von analytischen Beobachtungen während mehrerer Lehraufenthalte in Israel anstellen können, so daß sie auch die Frage der Re-Integration der Immigranten aus unmittelbarer Erfahrung beschreiben können.

Sie widmen sich in einem eigenen Kapitel der bedeutsamen Frage von Migration und Sprache, die besonders mit der kulturellen Identität von Migranten und ihren Integrationschancen zu tun hat.

Besonders wichtig ist – in einem weiteren Kapitel – die Be-

handlung der „Rückkehr", sei es in Form des Besuches oder einer tatsächlichen Remigration.
Vertreibung, Emigration, Flucht, Exil sind Worte, die das Schicksal vieler Psychoanalytiker der ersten und zweiten Generation und auch Sigmund Freuds selbst beschreiben, leider aber auch in jüngerer Zeit für südamerikanische Analytiker wieder zutrafen. Die Autoren haben ausgewählte Zeugnisse persönlicher Erfahrungen solcher Emigranten an den Schluß ihres Buches gestellt.

Es ist das Verdienst dieser Arbeit, das Problem nicht nur in Konzepten der Abwehr und ich-psychologischer Formulierungen abzuhandeln, die doch immer wieder nur eine relativ oberflächliche Betrachtungsweise ermöglichen.

In einer Zeit, da große neue Migrationsbewegungen sich abspielen und auch weiter zu erwarten sind, ist ein neuer – psychoanalytischer – Forschungsansatz, wie der von León und Rebeca Greenberg besonders wichtig. In diesem Sinne – sit venia verbo – handelt es sich um ein zutiefst aktuelles Buch.

Harald Leupold-Löwenthal

Vorwort

Dieses Buch ist das Ergebnis sowohl der direkten Erfahrung im Rahmen ambulanter und stationärer Betreuung als auch der indirekten Auseinandersetzung (durch Supervision und Austausch mit Kollegen) mit den komplexen Erlebnissen zahlreicher Menschen, die in die verschiedensten Himmelsrichtungen emigriert sind: von Europa nach Amerika, von einem amerikanischen Land in ein anderes, von Amerika nach Europa und von den verschiedensten Teilen der Welt nach Israel.

Jede Migration, ihr Warum und ihr Wie hinterläßt ihre Spuren in die Geschichte jeder Familie und jedes Individuums.

Unsere psychoanalytischen Beobachtungen wurden in drei verschiedenen Ländern gesammelt, in denen wir gearbeitet haben: in Argentinien, unserem Herkunftsland, wo sich der größte Teil unseres Lebens und unserer Ausbildung abspielte; in Israel, wo wir uns oft aus beruflichen Gründen aufhielten; und in Spanien, wo wir jetzt leben.

In all diesen Ländern haben wir Gelegenheit gehabt, die Wechselfälle des Migrationsprozesses zu analysieren, sowohl mit Menschen, die ihn bereits erlebt haben, wie auch mit Menschen, denen die Migration bevorstand.

Allen diesen Personen gilt unsere tiefe Anerkennung.

Gewiß hat auch unsere eigene Migrationserfahrung unser Interesse für das Thema gefördert.

León Grinberg und Rebeca Grinberg,
Madrid

Einführung

Migrationen sind so alt wie die Menschheit. Man hat sie von den verschiedensten Standpunkten aus betrachtet. Zahlreiche Studien befassen sich mit den historischen, demographischen, kulturellen, religiösen, politischen, ideologischen, soziologischen, ökonomischen und anderen Implikationen der Migration, die zweifellos von großer Bedeutung sind.

In den letzten Jahren begann das Thema die Mitarbeiter psychosozialer Dienste zu interessieren, angesichts der großen Anzahl von ratsuchenden Immigranten, die unter psychischen Störungen und Problemen litten, die mit dem Ereignis der Migration in Zusammenhang gebracht werden können.

Auch wenn eine Evaluation schwierig sein mag, darf die Inzidenz einer spezifischen psychologischen Problematik, die sowohl den Emigranten als auch seine (alte und neue) Umgebung betrifft und die mit den Motiven für die Migration und deren Folgen verbunden ist, auf keinem Fall unterschätzt werden.

Es fällt dennoch auf, wie wenig dieses Thema aus der Perspektive der Psychoanalyse behandelt worden ist; und dies trotz oder vielleicht gerade wegen der Tatsache, daß die Pioniere der Psychoanalyse selber persönliche Migrationen durchgemacht haben.

Wir haben die Absicht, uns mit diesen Phänomenen tiefergehend zu beschäftigen; sie sind Teil dessen, was – wären sie systematisiert – eine „Psychopathologie der Migration“ darstellen könnte.

Zuerst definieren wir die Reichweite des Begriffs „Migration“ und die verschiedenen Arten von geographischen Wanderungen, die dieser Begriff umfaßt: nahe und ferne, vorübergehende und dauerhafte, freiwillige und erzwungene Migration usw.

Wir betrachten die äußeren und die inneren Beweggründe wie auch die Erwartungen, die auf die Entscheidung eines Individuums oder einer Gruppe zugunsten der Migration Einfluß üben.

Die äußeren Umstände beeinflussen substantiell die inneren Bedingungen für das Herangehen an die Migration wie auch den Charakter, den diese erhält, ihre Folgen und ihre mögliche Verarbeitung. Umgekehrt werden die Entscheidung eines Menschen für oder gegen die Auswanderung, die Umstände der Durchführung und die Qualität seiner Migration von der Persönlichkeit des Subjekts, seinen vorherrschenden psychologischen Eigenschaften und seiner geistigen Kraft bestimmt. Eine persönliche (oder kollektive) Krisensituation kann eine Migration verursachen, die ihrerseits neue Krisen hervorrufen kann.

Wir berücksichtigen außerdem die emotionalen Reaktionen und Haltungen, die sich aus der Interaktion zwischen dem Emigranten und den Menschen herausbilden, die die verlassene und die aufnehmende Umwelt bilden. Wir untersuchen sowohl die Gefühle des Emigranten gegenüber seiner Bezugsgruppe (Befreiung, Verfolgung, Schuld, Verlust usw.) als auch die Gefühle seiner Gruppe ihm gegenüber (Mitleid, Groll, Schuld, Neid, usw.). Die neue Umgebung kann den Neuankömmling als einen Eindringling erleben und ihn mit Ablehnung und Mißtrauen empfangen oder mit mehr oder weniger Akzeptanz und Hoffnung. Angesichts der neuen Umgebung wird der Immigrant seine Möglichkeiten auf das richten, was man „Adaptation”, „Anpassung“ oder „Integration“ nennt. Ohne diese Kategorien geringzuschätzen, werden wir versuchen, aus einer anderen Perspektive die Beziehungen darzulegen, die sich zwischen dem Neuankömmling und der aufnehmenden Gruppe entwickeln können, und die bis zu einem gewissen Grad von den Eigenschaften der vormigratorischen Objektbeziehungen sowohl des Emigranten als auch der aufnehmenden Gemeinschaft beeinflußt werden.

Wir heben die spezifischen Merkmale des Exils hervor, die einen fundamentalen Unterschied in den Schicksalswendungen und in der Entwicklung des migratorischen Prozesses markieren: das Auferlegen der Abreise und die Unmöglichkeit der Rückkehr. Zweifellos stellt das Exil eines der ernstesten Probleme unserer Zeit dar – eine Folge der brudermörderischen

Kämpfe und der Gewalt, die viele Länder der heutigen Welt aufwühlen.

Wir untersuchen das Phänomen der Migration auch in Zusammenhang mit den unterschiedlichen Ängsten, die im Individuum erwachen können: Verfolgungsängste dem Wechsel, dem Neuen und dem Unbekannten gegenüber; depressive Ängste, die der Trauer um verlassene Objekte und um verlorene Teile des Selbst zugrundeliegen; und Verwirrungszustände, die dadurch entstehen, daß eine Unterscheidung zwischen dem „Neuen“ und dem „Alten“ mißlingt. Diese Ängste und die auf sie folgenden Abwehrmechanismen und Symptome bilden einen Teil dessen, was wir vorhin „Psychopathologie der Migration“ genannt haben. Ihre Entwicklung hängt von der Fähigkeit ab, diese Ängste und die Gefühle der Entwurzelung und des Verlusts zu verarbeiten.

Schließlich betrachten wir den nicht weniger wichtigen Einfluß der Migration auf das Identitätsgefühl und auf die Krisen, die daraus entstehen können. Bion beschrieb diese Krisen als Situationen „katastrophenartiger Veränderungen", die durchaus in eine tatsächliche Katastrophe münden können, aus denen allerdings auch – ganz im Gegenteil – eine erfolgreiche und kreative Entwicklung mit der tiefen Bedeutung einer bereichernden „Wiedergeburt“ werden kann.

1. Die Migration in den Mythen

Den Mythen ist ein einzigartiger Reichtum eigen. Sie vermögen gelegentlich bestimmte Ideen besser zu vermitteln als Begriffe, die diese Ideen spezifisch erklären sollen. Man kann sie mit einem beweglichen vielseitigen Polyeder vergleichen, das je nach Standpunkt des Betrachters verschiedene Gesichter, Scheitel oder Winkel zeigt.

Die Anstrengung, die für das Verständnis der Mythen und für die Aufdeckung ihrer verborgenen Inhalte erforderlich ist, ist dem Aufwand analog, den der Analytiker in die Offenlegung der latenten Bedeutung investiert, die sich hinter dem manifesten Inhalt des analytischen Materials verbirgt.

Einige Mythen sind mit Macht in das psychoanalytische Feld eingedrungen, insbesondere in jenen Bereich, der sich mit Primärmaterial befaßt.

Die Mythen vom Garten Eden, vom Turmbau zu Babel und von Ödipus bieten die Möglichkeit, das Phänomen zu verstehen, daß Teile der Persönlichkeit nach Erkenntnis streben, während sich andere aktiv gegen eben dieses Erkenntnisvorhaben richten: Darin können wir die Absicht des Menschen erkennen, auf der Suche nach Erkenntnis zu „migrieren" und die ihm gesetzten Grenzen zu überschreiten; gleichzeitig jedoch existiert in ihm die Neigung, dieses Vorhaben zu behindern (Verbot); dies verwandelt die „Migration-Suche" in „Migration-Exil-Vertreibung-Strafe", was Schmerz, Verwirrung und Kommunikationslosigkeit hervorruft.

Die erste Migration geht auf Adam und Eva zurück. Angetrieben von der Neugier – symbolisiert durch die Schlange – betraten sie die verbotene Zone des Paradieses, wo sich der Baum befand, von dem sie wußten, daß er „gut zur Speise und daß er eine Lust für die Augen und daß der Baum begehrenswert war, Einsicht zu geben; und sie nahm von seiner Frucht und aß, und sie gab auch ihrem Mann bei ihr, und er aß. Da wurden ihrer beiden Augen aufgetan"* ... und sie erfuhren vom Guten und vom Bösen: Dies bezahlten sie mit der Vertreibung (Exil) aus dem Paradies und dem Verlust all seiner Gratifikationen, seiner Geborgenheit und seiner Freude.

Dieses Exil verhinderte, daß das erste Menschenpaar ein tieferes und lebendigeres Wissen erlangte, eine Erkenntnis, die alle Zeiten überdauert und die durch den „Baum des Lebens" symbolisiert werden kann.

Die Bibel sagt wörtlich, daß Jahwe, nachdem Mann und Frau aus dem Paradies vertrieben waren, östlich vom Garten Eden „die Cherubim sich lagern und die Flamme des zuckenden Schwertes, den Weg zum Baum des Lebens zu bewachen" hieß. Genau dieses überheldische und verbietende Bild Jahwes und dieses Modell der Strafe und der Obstruktion zur Erlangung wahrer Erkenntnis wiederholen sich in den Mythen vom Turmbau zu Babel und von Ödipus.

Diese Mythen können uns helfen, die Schwierigkeiten des Individuums zu verstehen, den Schmerz dieser wahren Erkenntnis zu ertragen: Einer Erkenntnis, die nicht nur im „Wissen über etwas" besteht, sondern auch im „dieses-Etwas-Sein", im Selbst-Sein, mit der realen Folge von Wachstum und geistiger Reifung.

Weiter glauben wir, daß der Mythos vom Garten Eden das Symbol für die Geburt darstellt, die erste Migration in der Geschichte des Individuums, und damit die erste – durch die Geburt bedingte – Unterscheidung („von dem Baum der Erkenntnis des Guten und Bösen"), mit dem Anwachsen der (paranoiden und depressiven) Urängste, die bestimmt sind vom Verlust des idealen Objekts und der Furcht des Ich, verlassen und seinen eigenen Kräften ausgeliefert zu werden. „Mit Schmerzen sollst du Kinder gebären" heißt: den Schmerz der eigenen Geburt, der Loslösung erleben; und „im Schweiße deines Angesichts wirst du (dein) Brot essen" heißt: die permanente und bedingungslose Versorgung durch die Nabelschnur verlieren, die eigene Nahrung (die Brust) selbst suchen müssen, den Objektverlust (Entwöhnung) erleiden und sich um seine

* Zitiert aus der Revidierten Elberfelder Bibel. Wuppertal: R. Brockhaus Verlag 1987. (Anm. d. Üb.)

Wiedergewinnung und um Wiedergutmachung bemühen müssen. Dieses sind einige der „migratorischen“ Erfahrungen, durch die der Mensch in seiner evolutiven Entwicklung gehen muß, während er sich immer mehr von seinem mütterlichen Ursprungsobjekt entfernt.

Abraham, der Patriarch, Gründer vieler Völker, muß zusammen mit seinem Stamm und seinen Herden die Stadt seiner Vorfahren – „Ur“ – verlassen. Er muß seine Bindungen zu den Idolen seiner Mitmenschen abbrechen. Dem zufolge ist sein Nomadentum eine Antwort auf den Anruf eines Gottes, der den Himmel, die Erde und die Sterne erschuf und ihn zur Emigration, zur Suche nach einem ihm versprochenen Land treibt, um ein neues Volk zu gründen, das „so zahlreich wie die Sterne am Himmel und der Sand am Meer“ sein würde.

Diese Migration befriedigte Abrahams Bedürfnis, eine Gottheit zu finden, die abstrakter war als die Idole und die seine Erkenntnis des Universums (Ursprung von Himmel und Erde) erweitern würde. Aber wie im Mythos vom Garten Eden wird der Drang, sich von den ursprünglichen Objekten zu entfernen, um zu erkennen und zu erschaffen, von diesem selben Gott, von dem Abraham angetrieben wird, bestraft, und zwar mit der schrecklichsten aller Forderungen: Ihm das Allerteuerste anzubieten, das Leben des eigenen Sohnes, den der Vater zu opfern bereit sein muß: das „Opfer Isaaks“.

Auch in der Geschichte von Ödipus finden wir zahlreiche Migrationen: Sein Todesurteil, das die Erfüllung des Orakels verhindern sollte, wurde ersetzt durch eine Migration, die ihn von seinen wirklichen Eltern und seiner ursprünglichen Zugehörigkeitsgruppe trennte. Die zweite Migration erfolgte, als er im Glauben, der Prophezeiung des Orakels zu entgehen, weg von seinen Adoptiveltern und hin nach Theben flüchtete. Die dritte ist das Exil nach dem Vatermord und dem Inzest. Die mit großer Meisterschaft in der griechischen Tragödie erzählte Geschichte des Ödipus wurde von Freud und seinen Nachfolgern zur Theorie des Ödipuskomplexes verarbeitet, in der speziell die sexuelle Bedeutung und die Gefühle der Liebe, des Hasses, der Eifersucht und der Rivalität betont wurden. Der Mythos von Ödipus entspricht der Geschichte des primitiven Stammes, in welchem die Vorschriften des Totemismus die Migration durch Exogamie* auferlegten, um zu verhindern, daß die Tabus des Vatermords und des Inzests übertreten würden.

Der Ödipus-Mythos ist jedoch auch aus einem anderen Blickwinkel betrachtet worden, in dem andere Elemente Berücksichtigung fanden. Mit der Betonung der sexuellen Komponenten wurden diese Elemente ins Abseits der klassischen Theorie gerückt, obwohl sie die Wichtigkeit der sexuellen Komponenten nicht ausschließen. Aus diesem anderen Blickwinkel wird die Aufmerksamkeit auf das für den Menschen so wesentliche Band der Erkenntnis gelenkt, das für den Menschen genau so wichtig ist wie die Bindungen der Liebe und des Hasses (Bion, 1963).

Das Rätsel der Sphinx wäre demnach ein Ausdruck der Neugier des Menschen sich selbst gegenüber. Einer Neugier, die auch in der Hartnäckigkeit zum Ausdruck kommt, mit der Ödipus seine Nachforschungen über das Verbrechen vorantreibt – trotz der Mahnungen des Teiresias (diese Neugier hat denselben Status der Sünde sowohl im Mythos von Ödipus wie auch in den Mythen vom Garten Eden und vom Turmbau zu Babel).

Ödipus kehrt zurück nach Theben, um nach der Wahrheit zu forschen. Mit der Herausforderung der Sphinx und ihres Rätsels gelangt er zur Erkenntnis über eine Figur, die – halb Mensch und halb Tier – das vereinte Elternpaar darstellt; und es ist diese Vereinigung, die die Basis vieler archaischer Verfolgungsphantasien ist. Der Sieg über die Sphinx stellt für Ödipus den Sieg über die vereinten Eltern dar, die er, in seiner Phantasie, der Erkenntnis beraubt.

In der Mythoserzählung wird die Hartnäckigkeit, mit der ein Teil von Ödipus die Fortsetzung der Erforschung anstrebt, von einem anderen Teil seines selbst erschwert. Teiresias, der bezeichnenderweise erblindet ist, weil er ebenfalls Einblick in die verbotene „Ur-Szene" errang, ist derjenige, der Ödipus davor warnt, seine Nachforschungen fortzusetzen. Teiresias symbolisiert einen dissoziierten Teil desselben Ödipus. Dies ist ein Konflikt, der der Natur jedes Menschen innewohnt: der Kon-

* Exogamie = der Zwang zur Heirat außerhalb des eigenen Stammes (Anm. d. Üb.).

flikt zwischen einem Teil, der den Impuls unterdrückt, dem Vater sein wertvollstes und am meisten beneidetes Gut zu entreißen, und einem anderen, der dies dennoch tun möchte und sich dadurch der Strafe und dem Exil aussetzt.

In der klassischen Theorie wird die Mutter als Besitz des Vaters und somit als Objekt der Rivalitäten und der ödipalen Eifersucht betrachtet. In der anderen Annäherung an den Ödipus-Mythos entspricht – so wie im Mythos vom Garten Eden – die Mutter der tiefen Erkenntnis, deren alleiniger Besitz dem Vater-Gott zugesprochen wird.

Moses, der den Exodus eines versklavten Volkes in die Freiheit anführte und sich auf der Suche nach der Erkenntnis der Gesetze bis auf die Spitze des Bergs Sinai heranwagte, wurde mit dem Verbot bestraft, das gelobte Land zu betreten; er durfte es nur von weitem sehen, bevor er starb.

Obwohl es sich nicht um einen Mythos, sondern um historische Realität handelt, können wir noch die Reisen des Kolumbus erwähnen, als weiteres illustratives Beispiel für den starken Drang des Menschen, auf der Suche nach dem Unbekannten aufzubrechen. Trotz der enormen Relevanz der Entdeckung einer neuen Welt, starb Kolumbus arm, von seinen Beschützern verlassen und von seinem Kummer gequält.

Es scheint eine universelle Phantasie zu geben, die auf unterschiedliche Weise in den Mythen und Legenden auftaucht, wie auch in den Kindermärchen aller Zeiten; in ihnen gibt es immer die Vorstellung, daß die Befriedigung der Neugier, nachdem lange, schwierige und gefahrvolle Wege beschritten worden sind, große Macht verschafft. Die Literatur griff dieses Thema immer wieder auf: von „TausendundeineNacht" über die phantastischen Reisen von Jules Verne bis hin zur Science-Fiction. Aber die Befriedigung ist in der Literatur stets mit Risiken verbunden, weil sie – aufgrund der sie umhüllenden Phantasien – als verboten erlebt wird.

Das Verbot der tiefsten Erkenntnis rührt anscheinend daher, daß sie nicht als ein Symbol erlebt wird, sondern so als ob sie tatsächlich eine inzestuöse sexuelle Beziehung wäre; als würde der biblische Ausdruck „eine Frau erkennen" wortwörtlich genommen, das heißt im Sinne des Vollzugs einer sexuellen Verbindung mit ihr.

Ödipus' Blendung faßt die Strafe für beide Sünden zusammen: er verliert die Augen, die sowohl Werkzeuge für die Befriedigung der Neugier als auch symbolische Stellvertreter der Sexualorgane, die die Kastration erleiden, sind.

Das Exil verwandelt die Bewegung der Erforschung – das heißt die freiwillige Migration – in Strafe und aufgezwungene Migration. Analog dazu verwandelt die Vertreibung aus dem Garten Eden die Arbeit-Gebären-Schöpfung (mit dem Schmerz der Loslösung und den Freuden der Geburt) in Arbeit-Gebären-Strafe (mit dem Schmerz als Verdammnis).

Im Mythos vom Turmbau zu Babel zeigt sich der migratorische Drang als Wunsch, „den Himmel zu erreichen", um die Erkenntnis einer „anderen Welt" zu erlangen, die von der bekannten Welt verschieden ist. Dieser Wunsch wird mit der Verwirrung der Sprachen, d. h. der Zerstörung der Kommunikationsfähigkeit bestraft. Wir könnten den Inhalt dieses Mythos' auf das übertragen, was einem Immigranten widerfährt, der in der Begegnung mit der „neuen Welt" starken innerlichen Blockierungen gegen seine Integration in die Umwelt, gegen das Erlernen der Sprache, gegen die Aufnahme der Regeln und Gebräuche unterliegt; er läuft dann Gefahr, in eine solche Verwirrung zu stürzen, daß die Kommunikation mit den anderen und mit sich selbst erschwert wird. Diese Verwirrungszustände können jedoch auch daraus resultieren, daß es ihm nicht gelingt, eine effektiv defensive Spaltung aufrechtzuerhalten; oder sie können auch Ergebnis eines verfrühten Integrationsversuchs sein, der noch nicht geleistet werden kann. Es kommt oft vor, daß der Immigrant in Mechanismen der Spaltung Zuflucht sucht, indem er beispielsweise all die neuen Erfahrungen und Aspekte der aufnehmenden Umwelt idealisiert und gleichzeitig all das Verfolgerische und Wertlose dem Ort und den Personen zuschreibt, die er verlassen hat. Diese Dissoziation dient der Vermeidung von Trauer, Schuldgefühlen und depressiven Ängsten, die sich durch die Migration zuspitzen; dies umso mehr, wenn es sich um eine freiwillige Migration handelt.

In der Analyse der Beziehungen zwischen dem Emigranten und den Zurückbleibenden werden wir detailliert die unterschiedlichen emotionalen Reaktionen und Phantasien beschreiben, die auf beiden Seiten entstehen.

Wir wollen außerdem aufzeigen, wie sich die Gefühle von Angst, Trauer, Schmerz und Nostalgie mit den hoffnungsvollen Erwartungen und Illusionen vermischen, die jeder Immigrant im Gepäck mitbringt.

Um sich gegen die Schmerzen dieser gelegentlich unerträglichen Gefühle zu schützen, braucht der Immigrant die Spaltung, um die erlittenen Verluste nicht wachrufen zu müssen: die geliebten Familienangehörigen, Freunde, die Straßen seiner Stadt oder seines Dorfes, die vielfältigen alltäglichen Objekte, an die er emotional gebunden war, und vieles mehr. Indem der Immigrant die Verluste, das Vertraute und Bekannte entwertet und das Neue und Unbekannte übertrieben bewundert, leugnet er die Angst- und Schuldgefühle, die in gewißem Maße in jeder Migration unvermeidlich sind.

Gelegentlich und je nach den Umständen kann sich der Inhalt der Dissoziation umkehren und die jeweiligen Werte werden ausgetauscht: an das Zurückgelassene wird mit allen möglichen Vorzügen und Tugenden erinnert, während das Land, an dem der Emigrant von Bord ging, negativ und verfolgerisch besetzt wird; dies kommt einer „Entzauberung des gelobten Landes" gleich.

Das Wichtigste ist die Aufrechterhaltung der Dissoziation: „das Gute" an dem einen Pol und das „Böse" am anderen, unabhängig davon, welcher von beiden diese oder jene Charakteristiken verkörpert. Denn, sollte die Dissoziation mißlingen, verfällt der Immigrant unerbittlich in die angstvolle Verwirrung mit all ihren gefürchteten Konsequenzen: schon weiß man nicht mehr, wer der Freund und wer der Feind ist, wo man triumphieren und wo man scheitern kann, wie man das Nützliche vom Schädlichen, wie man zwischen Liebe und Haß, zwischen Leben und Tod unterscheiden kann.

Diese Verwirrung kann dann als Strafe für den migratorischen Drang erlebt werden: für den Wunsch, eine neue, verschiedene Welt zu „erkennen".

2. Die Migration als Trauma und Krise

Es könnte sein, daß diese Überschrift Zweifel weckt, da einige Autoren das Trauma für ein akutes Phänomen halten, das innerhalb einer kurzen Zeit stattfindet und einen psychischen Kollaps dadurch erzeugt, daß die Psyche eine intensive Reizüberflutung erleidet. Ohne zu leugnen, daß die Migration eine akute traumatische Phase hat, die sich zeitlich hinzieht, glauben wir, daß das Konzept des Traumas sich nicht nur auf ein einzelnes und isoliertes Faktum beziehen sollte (wie zum Beispiel auf den plötzlichen Tod eines Familienangehörigen, eine sexuelle Vergewaltigung, einen chirurgischen Eingriff oder einen unerwarteten Unfall), sondern auch auf Situationen, die sich auf mehr oder weniger lange Zeitabschnitte erstrecken, wie zum Beispiel physische oder psychische Entbehrungen, Trennung von den Eltern, Einschließung in Internaten oder Asylen, Krankenhausaufenthalte oder Migrationen.

Der Terminus „Trauma" stammt etymologisch aus dem Griechischen und bezeichnet eine Wunde, die aufbricht. Diese Bedeutung wird beim Gebrauch des Wortes nicht im strikten Sinne verwendet, da ein intensiver – physischer oder psychischer – Schlag auch ohne „Aufbrechen" als Trauma betrachtet wird. Auf der anderen Seite blieb es dem Ausdruck „Traumatismus" vorbehalten, die Konsequenzen zu bezeichnen, die ein Organismus aufgrund eines gewaltsamen äußeren Schlags erleidet.

Die Psychoanalyse übertrug die Inhalte dieser Begriffe auf die psychische Ebene: ein gewaltsamer Schock und seine Auswirkungen auf die Persönlichkeit.

Anfangs schrieb Freud (1895 und 1896) die Ätiologie der Neurose vergangenen traumatischen Erfahrungen zu, die im allgemeinen während der Kindheit stattfanden, und empfahl die Katharsis und die psychische Verarbeitung dieser besagten Erfahrungen als spezifische Heiltechniken. Es sind bestimmte Umstände, die dem Geschehen einen traumatischen Wert verleihen: die besonderen psychologischen Bedingungen des Subjekts im Augenblick des Ereignisses, die affektive Situation, die eine angemessene Reaktion erschwert, und schließlich der psychische Konflikt, der das Subjekt daran hindert, die erlebte Erfahrung in seine bewußte Persönlichkeit zu integrieren.

In „Jenseits des Lustprinzips" (1920) verstand Freud das Trauma als einen Überfluß an äußeren Reizen, die die Schutzbarriere sprengen und dauerhafte Störungen der Ich-Funktionen verursachen. Das Ich versucht, alle verfügbaren Kräfte zu mobilisieren, um dem Trauma standhalten zu können und die Funktionsbedingungen des Lustprinzips zu konsolidieren. Die Existenz der „Unfallneurosen" und der „Kriegsneurosen" lenkte die Aufmerksamkeit Freuds eher auf das Trauma als „traumatische Neurose". Das wiederholte Auftreten von Träumen, in denen das Subjekt den Unfall wiedererlebt, oder die Neigung, sich nochmals der traumatischen Situation zu stellen, schrieb er einem „Wiederholungszwang" zu. Das Trauma ist nicht einfach eine Störung der libidinösen Ökonomie, sondern es bedroht viel radikaler die Integrität des Subjekts.

Das Konzept des Traumas erhielt später für Freud (1926) einen anderen, abseits der oben genannten traumatischen Neurose stehenden Wert. Das Ich entfesselt eine „Signal-Angst", die verhindern will, von der (katastrophenartigen) „automatischen Angst" überschwemmt zu werden, die die traumatische Situation charakterisiert und in der das Ich ungeschützt und hilflos wäre.

Diese Auffassung führt zu einer Symmetrie zwischen der inneren und der äußeren Gefahr: das Ich wird sowohl von außen wie von innen angegriffen. Später werden wir sehen, wie das Individuum in der Erfahrung der Migration phobische Symptome oder andere Angstmanifestationen (Schlaflosigkeit, Alpträume) entwickeln kann, in einer Art, die „Signal-Angst" dosiert und kontrolliert zu gebrauchen. Damit will es verhindern, von der Maßlosigkeit der katastrophenartigen Angst überflutet zu werden.

Es ist angebracht, den akuten psychischen Traumatismus – auch „Schock-Trauma" genannt – von anderen Traumatypen zu unterscheiden, die manche Autoren als „Spannungs-", „multiple-", „akkumulative", „schweigende" Traumata u.a. beschrieben haben (Moses, 1978).

Freud (1895) selbst hob hervor, daß das Trauma von einem wichtigen Ereignis oder der Addition zahlreicher partieller traumatischer Ereignisse verursacht werden kann. Darüber hinaus führen die Beobachtungen traumatischer Erfahrungen zu der Überlegung, daß die Traumata niemals isoliert werden können, sondern daß sie in einem Zusammenhang auftreten: der Tod des Vaters impliziert somit beispielsweise die Depression der Mutter, eine Veränderung der familiären Struktur und der Lebensbedingungen wie auch die Veränderungen in bezug auf die Erwartungen, die der Vater in der Zukunft noch hätte erfüllen können usw.

Die Migration ist eben keine isolierte traumatische Erfahrung, die sich im Moment der Trennung, der Abreise vom Herkunftsort oder im Moment der Ankunft im neuen, unbekannten Ort, wo sich das Individuum niederlassen wird, ereignet. Im Gegenteil, sie schließt eine Konstellation von Faktoren ein, die Angst und Leid bestimmen.

Diese Situationen können sich schon am Anfang des Migrationsprozesses klinisch manifestieren – oder auch nicht. Die Reaktion des Individuums im Augenblick des traumatischen Ereignisses entscheidet nicht darüber, ob das Geschehen in seinen Folgen traumatisch sein wird oder nicht, da dies von der schon vorhandenen Persönlichkeit des Subjekts und von zahlreichen anderen Umständen abhängt. Im allgemeinen ist es eher so, daß es eine – nennen wir es – variable „Latenzperiode" zwischen den traumatischen Ereignissen und ihren feststellbaren Folgen gibt – so wie man oft in migratorischen Erfahrungen etwas beobachten kann, das wir „übergangene Trauer" genannt haben.

Weiterhin glauben wir, daß die Migration, so sie eine traumatische Erfahrung ist, in die sogenannten Kategorien der „akkumulativen" und „Spannungs"-Traumatismen eingeordnet werden kann, was zwar nicht immer von lärmenden oder sichtbaren Reaktionen, aber doch von tiefen und dauerhaften Auswirkungen begleitet wird.

Pollock (1967) hob hervor, daß die traumatischen Situationen entlang dreier Achsen gesehen werden müssen, und zwar unter Berücksichtigung der drei „P"s: „Prädisposition" (Anlage, Anfälligkeit), „Präzipitation" (Niederschlag) und „Perpetuation"

(Forterhaltung). Damit ist gemeint, daß es in der Geschichte jedes Individuums Faktoren geben kann, die – ohne an sich traumatisch zu sein – als Prädisponenten fungieren können, so daß Ereignisse, die für andere nicht traumatisch sind, im Individuum durchaus Reaktionen auslösen können, die ihrerseits fortdauern können, falls sie permanent der Wiederholung ausgesetzt werden; die Auswirkungen entsprechen dann einer chronischen traumatischen Situation.

Die Prädisposition behält ihre Bedeutung in der Antwort des Subjekts auf traumatische Situationen bei, auch wenn man die verheerendsten von ihnen – wie beispielsweise die Konzentrationslager – in Betracht zieht. Dies haben wir bei Überlebenden des Holocausts und an den Reaktionen auf Kriegserlebnisse beobachten können. Moses (1978) unterstrich von neuem diesen Tatbestand und betonte, daß wir immer auf die Geschehnisse der Gegenwart als Funktion der vergangenen Kindheitserfahrungen reagieren – insbesondere soweit sie sich auf Objektverluste, Trennungen und Schuldgefühle beziehen. Er vergleicht die traumatischen Situationen mit immunologischen Reaktionen, bei denen die sukzessive Sensibilisierung für denselben Traumatismus-Typus zu einer Neigung führt, auf unkontrollierbare Weise zu reagieren.

Wir glauben, daß die spezifische Qualität der Reaktion auf die traumatische Erfahrung der Migration das Gefühl der „Verlassenheit" ist.

Dieses Gefühl der Verlassenheit basiert ursprünglich auf dem Geburtstrauma (Rank, 1924) und dem Verlust der schützenden Mutter. Dies würde auch der Erfahrung vom Verlust des „Behälter-Objekts" (Bion, 1970) entsprechen, die bei Extremsituationen zur Gefährdung des Ich im Sinne seiner Desintegration und Auflösung (Verlust der Ich-Grenzen) führen würde.

Das Risiko ist größer, wenn im Laufe der Kindheit wichtige Entbehrungs- und Trennungssituationen und darauf folgende Angst- und Verlassenheitserfahrungen erlitten wurden.

Die Migration als Krisensituation

Eine Krise wird im allgemeinen als ein plötzlicher und entscheidender Bruch im Verlauf eines Prozesses verstanden. Sie ist definiert worden als eine vorübergehende Störung des Regulationsmechanismus eines oder mehrerer Individuen (R. Thom, 1976).

Eine – individuelle oder kollektive – Krisensituation kann eine Migration auslösen oder auch ihre Konsequenz sein. Jede Krise impliziert die Idee eines „Bruchs", einer Trennung oder eines Entrissen-Werdens (Kaes, 1979).

In den Krisen der Individualentwicklung gibt es Entbehrungs- und Verlustmomente, so etwa in der Geburt (Anfangskrise der Existenz), in der Entwöhnung, in der ödipalen Krise, in der Pubertät und Adoleszenz, in den Krisen des mittleren Lebensalters und am Beginn des Alters.

Krisen sind Übergangsphasen: sowohl die, die im Rahmen der individuellen Entwicklung auftreten, wie auch die, die aus verschiedenen inneren und äußeren Gründen entstehen. Als solche stellen sie für das Individuum sowohl eine Wachstumschance als auch die Gefahr einer Steigerung der Anfälligkeit für psychische Störungen dar.

Wenn auch Winnicott (1971) behauptet, daß die Kontinuität der Existenz durch die kulturelle Erfahrung gesichert sei, so scheint der Ausbruch einer Krise und ihre Bedeutung als „Bruch" zu demonstrieren, daß die kulturelle Erfahrung allein nicht ausreicht, um diese Kontinuität zu gewährleisten. Dies betrifft den Adoleszenten, den Immigranten, den Bauern, der in die Stadt zieht usw.

Winnicott betrachtet die „kulturelle Erfahrung" als eine Fortsetzung des „potentiellen Raumes" zwischen dem Individuum und seiner Umwelt. Die Möglichkeit der Inanspruchnahme dieses potentiellen Raumes setzt demnach zunächst den Aufbau dieses „Raumes zwischen Zweien" voraus: zwischen dem Ich und dem Nicht-Ich, zwischen dem „Drinnen" (Zugehörigkeitsgruppe) und dem „Draußen" (aufnehmende Gruppe), zwischen der Vergangenheit und der Zukunft.

Der Immigrant braucht einen potentiellen Raum, der ihm als

„Übergangsort" und „Übergangszeit" vom mütterlichen Land-Objekt zur neuen äußeren Welt dient: ein potentieller Raum, der die Möglichkeit gewährt, die Migration als ein Spiel zu erleben, mit aller Seriosität und allen Implikationen, die es für Kinder hat.

Wenn die Errichtung eines solchen potentiellen Raumes nicht gelingt, entsteht ein Bruch in der Kontinuitätsrelation zwischen Umwelt und Selbst. Dieser Bruch kann verglichen werden mit einer ausgedehnten Abwesenheit des vom Kind benötigten Objekts. Die Folge eines solchen Bruchs wäre der Verlust der Fähigkeit zur Symbolbildung und die Notwendigkeit, auf frühere Abwehrformen zurückzugreifen.

In der Tat ist das deprivierte Kind spielunfähig und zeigt im Lauf seiner Entwicklung eine Verarmung im kulturellen Bereich.

Ein deprivierter Immigrant, der einem andauernden Verlust von Vertrauensobjekten seiner Umwelt ausgesetzt ist, erleidet auch eine Verminderung seiner kreativen Fähigkeiten. Es wird von seinen Fähigkeiten, diese Entbehrungen zu verarbeiten und zu überwinden, abhängen, ob er seine Tüchtigkeit wiederherstellen kann.

Die Migration ist eine der Kontingenzen im Leben, die das Individuum, das sie erlebt, in einen Zustand von Desorganisation versetzt; dies verlangt eine nachträgliche Reorganisierung, die nicht immer gelingt.

Durch Einschätzung der potentiellen Fähigkeit, sich nach einer vorübergehenden, durch Angst und Streß verursachten Desorganisierung in relativ kurzer Zeit zu reorganisieren, ist es bis zu einem gewissen Grad möglich, Erfolg oder Mißlingen einer Migration vorauszusehen. In den Interviews, die wir zum Zweck der Auswahl von Personen durchführten, die bestimmte Arbeiten in anderen Ländern verrichten sollten, wurde diese Fähigkeit zur schnellen Reorganisierung als positiver Faktor berücksichtigt.

Zusammenfassend können wir sagen, daß die Migration eine potentiell traumatische Erfahrung ist, die durch eine Reihe von partiellen traumatischen Ereignissen gekennzeichnet ist und die zugleich eine Krisensituation bildet. Diese Krise kann ihrerseits die Migration auslösen oder auch Folge der Migration sein.

Wenn das Ich des Emigranten aufgrund seiner Prädisposition oder aufgrund der Bedingungen seiner Migration zu sehr durch die traumatische Erfahrung beziehungsweise durch die Krise, die er durchgemacht hat oder noch durchmacht, angeschlagen ist, wird es ihn viel Mühe kosten, sich vom Zustand der Desorganisation zu erholen, in den er geraten ist, und er wird verschiedene Formen der psychischen oder physischen Störungen erleiden.

Umgekehrt: verfügt er über ausreichende Verarbeitungsmöglichkeiten, dann wird er nicht nur die Krise überwinden, sondern sie wird zusätzlich eine Art „Wiedergeburt" darstellen, die mit der Weiterentwicklung seines kreativen Potentials einhergeht.

3. Wer emigriert?

Die Individuen, die emigrieren, wie auch die Umstände der Migration sind von solch unendlicher Vielfalt, daß es uns unmöglich ist, sie hier vollständig zu erfassen. Wir beschränken uns daher auf die Beschreibung einiger Situationen, die uns erlauben, „Grundmodelle" zu entwerfen, die auf andere Situationen übertragen werden können. Wir sind uns dessen voll bewußt, daß die Erfahrungen beispielsweise eines Diplomaten oder eines Professors, die fern von ihren Herkunftsländern leben und möglicherweise häufigem Wechsel des Wohnortes ausgesetzt sind, sich stark von den Erfahrungen eines Emigranten unterscheiden, der vor der Armut flieht, in der Hoffnung andernorts Rettung und Überleben zu finden. Die tiefergehende Untersuchung dieser Erfahrungen gestattet uns, trotz der bestehenden Unterschiede, gemeinsame Elemente in einigen emotionalen Reaktionen der in Migrationen verwikkelten Subjekte zu entdecken.

Zu Anfang ist es notwendig, die Reichweite der hier verwendeten Ausdrücke zu definieren, vor allem die des Terminus „Migration".

Im allgemeinen ist der Ausdruck „Migration" ausschließlich in bezug auf die geographische Mobilität von Personen verwendet worden, die für sich allein, in kleinen Gruppen oder in großen Massen ihren Wohnort verlegen.

Vielleicht ist es von Nutzen, sich an die großen Völkerwanderungen, die großen, massiven migratorischen Ströme zu erinnern, die wegen ihrer historischen Konsequenzen bedeutsam sind. Einer der ältesten, historisch bedeutsamen Ströme waren die Migrationen der Nomadenstämme in Europa und Zentralasien in Richtung Westen zur Zeit des Zusammenbruchs des römischen Imperiums. Die europäische und afrikanische Migration nach Nord- und Südamerika und Ozeanien hat möglicherweise noch gewichtigere historische Konsequenzen gehabt. Dieser Zug setzte sich kurz nach den Reisen Kolumbus' in Bewegung: schätzungsweise mehr als sechzig Millionen Europäer wanderten in andere Kontinente aus. Die Gründe dafür waren Armut, Kriege und Epidemien wie auch der Bedarf an Menschen in weniger bevölkerten Gegenden. Widrige politische oder religiöse Umstände verursachten ebenfalls erzwungene und massive Migrationen.

Die großen Menschenmassen, die in jeder Epoche aus verschiedenen (politischen, ökonomischen, religiösen und anderen) Gründen ihre Herkunftsorte verließen, folgten bestimmten Routen, in Gebiete, die als gastlich angesehen oder erträumt wurden. Jenseits der äußeren Faktoren, die diese Migrationen begründeten, spielte auch die unbewußte Phantasie von der Suche nach einem – häufig idealisierten – nahrungssichernden und schützenden Mutter-Land eine gewichtige Rolle.*

Die eigentliche Migration, das heißt das Phänomen, das der Kategorisierung eines Menschen als „Emigranten“ oder „Immigranten“ zugrundeliegt, bedeutet eine Verlagerung von einem Land oder Gebiet in ein anderes, ausreichend fremdes und entferntes Land oder Gebiet für die Dauer einer Zeitspanne, die lang genug ist, um das „In-Einem-Land-Leben“ zu implizieren und dort die Entfaltung eines Alltagslebens zu ermöglichen.

Dieses Verständnis stellt die Basis der Definitionen dar, die wir im größten Teil der Abhandlungen über die Migration finden: „Akt und Wirkung des Übergangs von einem Land zum anderen, um sich in diesem niederzulassen“.

Der Ausdruck „Umsiedlung“** ist ebenfalls als Synonym für Migration verwendet worden, allerdings mit einer anderen Färbung; man gebraucht ihn in bezug auf Individuen, die emigrieren müssen, die jedoch stark „verwurzelt“ in ihrer ursprünglichen Umwelt sind. Dies bedingt eine größere Intensität des „Entwurzelungsgefühls“, das jeder migrierende Mensch mehr oder weniger empfindet.

---

* In den romanischen Sprachen wird nicht von einem Vaterland, sondern vom Mutterland („tierra-madre“) gesprochen. Selbst das Wort „pátria“ (franz.: patrie), das etymologisch mit dem Wort „Patriarch“ verwandt ist und eine Konnotation besitzt, die sich dem deutschen Begriff „Vaterland“ nähert, ist weiblichen Geschlechts. Die Autoren benutzen hier den Begriff „Mutter-Land“ in metaphorischer Verbindung mit dem psychoanalytischen Inhalt des Landes als projektives Mutter-Symbol. (Anm. d. Üb.)

** spanisch: „trasplante“, d. h. „Verpflanzung“ (Anm. d. Üb.)

Obwohl es nicht der gängigen Definition entspricht, können wir indessen – psychologisch gesehen – den Umzug von einem kleinen Dorf in die große Stadt, den Wechsel von der Großstadt zu ländlichen Gebieten, den Wechsel aus dem Hochgebirge hinunter in die flache Ebene oder sogar – für manche Personen – den schlichten Wohnungsumzug ebenfalls als Migration betrachten.

Die Verlagerungen innerhalb eines Landes, die mehr oder weniger endgültig oder vorübergehend sein können (zum Beispiel aus Berufs- beziehungsweise Ausbildungsgründen), werden „interne Migrationen“ genannt.

Es ist wichtig, auch zwischen den sogenannten „ausländischen Arbeitnehmern“ und den „Immigranten“ im eigentlichen Sinne zu differenzieren. Die ersten sind im weitesten Sinne des Wortes Menschen, die vorübergehend in einem anderen Land arbeiten und das feste Vorhaben haben, innerhalb einer selbstgesetzten Frist in das Herkunftsland zurückzukehren. Die zweiten ihrerseits haben sich entschieden, endgültig im neuen Land zu bleiben, auch wenn für sie die Möglichkeit besteht, in ihr Herkunftsland zurückzukehren.

Die Unterscheidung zwischen diesen beiden Kategorien geht über das Semantische hinaus. Die Menschen, die die erste Kategorie bilden, „haben die Gedanken eher auf die Rückkehr als auf den Fortgang konzentriert“ (Calvo, 1977). Sie wissen oder vermuten, daß die Trennung von ihrem Herkunftsort und ihren Familien zeitlich begrenzt ist; diese Vorstellung stützt sie bei der Konfrontation mit den unvermeidlichen Schicksalsschlägen, die in den Erfahrungen mit der neuen Umgebung enthalten sind. Die Menschen jedoch, die der Kategorie „Immigranten“ zugeordnet werden, erleben den Verlust des Zurückgelassenen viel stärker, weil bei ihnen der Bruch mit alten Bindungen einen endgültigeren Charakter aufweist – auch wenn dies in der Realität nicht zutreffen sollte. Wir werden jedoch später sehen, wie beide (Immigrant und ausländischer Arbeitnehmer) durch Phasen der Trauer, der Entwurzelung und der Adaptationsversuche gehen müssen, die entweder in eine erfolgreiche Verarbeitung münden oder psychopathologische Symptome hervorrufen können.

Zuletzt müssen wir noch diejenigen berücksichtigen, die gezwungen sind, fern von ihren Ländern zu leben: Sie bestimmen das Kapitel über die aus politischen, ideologischen oder religiösen Gründen „Exilierten", „Vertriebenen" oder „Verbannten"; „Flüchtlinge", die keine Möglichkeit haben, in ihre Herkunftsländer zurückzukehren.

Somit könnte man allgemein von „freiwilligen Emigrationen" und „erzwungenen Emigrationen" sprechen; auf diese Kategorien kommen wir später zurück. Diese Differenzierung ist relativ. Bei vielen Emigranten scheint kein äußerer Grund zu bestehen, der sie zur Auswanderung zwingt; dennoch verlassen sie ihre Herkunftsländer aus Angst, daß die soziopolitischen oder wirtschaftlichen Bedingungen ihres Wohnortes sich in Zukunft soweit verschlechtern könnten, daß diese, am Maßstab ihrer Ziele, ihres Lebenstandards oder ihrer Überlebensmöglichkeiten gemessen, nicht mehr ertragbar wären.

„Erzwungene Migrationen" finden nicht nur auf individueller, sondern auch auf kollektiver Ebene statt. So wurden beispielsweise zwischen 1947 und 1950 zehn Millionen Menschen von ihrer Regierung aus religiösen Gründen gezwungen, von Pakistan nach Indien und sieben Millionen, von Indien nach Pakistan zu emigrieren.

Nicht zu vergessen sind auch die „erzwungenen Nicht-Migrationen". In manchen Ländern gelten Gesetze, die die Aus- oder Einreise von Migranten einschränken. Dies führt dazu, daß Menschen sich in einem Land „eingesperrt" vorkommen, in dem sie nicht bleiben möchten, beziehungsweise sich illegalen Situationen und gefährlichen Emigrationsbedingungen aussetzen und alle damit verbundenen Konsequenzen in Kauf nehmen.

Paradoxerweise können bestimmte wichtige soziale Veränderungen manchmal Migrationen aus „Widerstand gegen die Veränderung" bedingen, die mit der Furcht vor dem Verlust von Werten, Lebensbedingungen und letzten Endes von Anteilen des Selbst zusammenhängen. In diesen Fällen wagt das Individuum nicht, sich mit primären Ängsten zu konfrontieren, wie zum Beispiel der Angst vor dem Verlust etablierter Strukturen beziehungsweise sozial vorgegebener Normen. Diese Ängste erzeugen heftige Unsicherheitsgefühle, fördern die Isolation, die Einsamkeit, und schwächen grundlegend das Zugehörigkeitsgefühl zu einer festgefügten Gesellschaftsgruppe. Viele dieser Emigranten suchen Zielorte auf, die – obwohl geographisch sehr entfernt – Bedingungen und Merkmale aufweisen, wie sie im Herkunftsort vor der Veränderung bestanden haben. In diesem Fall könnte man von „seßhaften Migrationen" sprechen, da es darum geht, das Neue oder das Verschiedene zu vermeiden, das Vertraute und Bekannte wiederherzustellen und aufrechtzuerhalten. Es bedeutet, einen Ort zu wechseln, um im selben zu verbleiben: fortzugehen, um sich nicht zu verändern.

Dank der Ausweitung des migratorischen Phänomens, das eine so große Anzahl von Individuen erfaßt, ist dies zu einer weiteren Komponente der „Lebensform" unserer Zeit geworden, wie es Calvo (1977) bezeichnete. Wir stimmen mit ihm darin überein, daß, wie auch immer wir dieses Phänomen mit soziopolitischen oder ökonomischen Erklärungen begründen mögen, es doch ein ernstes persönliches Problem für jedes Individuum bleibt, das von dieser Erfahrung betroffen ist; und dies rechtfertigt eine gesonderte Untersuchung.

Einige Autoren haben sich der Untersuchung der psychologischen Aspekten der „Emigrabilität" gewidmet. Sie versuchten, die spezifischen Merkmale von Personen zu präzisieren, die sie als besser geeignet für die Emigration betrachteten. So definiert beispielsweise Menges (1959) das Konzept der „Emigrabilität" als die potentielle Fähigkeit des Emigranten, in der neuen Umgebung stufenweise und verhältnismäßig schnell das für ihn normale Maß an innerem Gleichgewicht wiederzuerlangen – sofern die neue Umgebung es ihm angemessen ermöglicht – und sich gleichzeitig in den neuen Kontext zu integrieren, ohne darin ein verstörtes oder störendes Element zu werden.

Menges führt auch „Indikationen und Kontraindikationen" bezüglich der Emigration auf, die auf der Fähigkeit zur Beherrschung oder Überwindung des Heimwehs basieren. Nach Menges erhöht sich die Gefahr, Opfer des Heimwehs zu werden, wenn das Individuum seinen Individuationsprozeß nicht erfolgreich abgeschlossen hat. Bei denjenigen, die unter starkem Heimweh leiden, sind unerledigte Kindheitsprobleme, die aus einer konfliktreichen Mutter-Beziehung stammen, am Werk. In diesen Fällen geht es nicht um ein schlichtes Heimwehgefühl, sondern um eine krankhafte Abhängigkeit von Daheim.

Eine stabile Partnerschaft und Stabilität im familiären Leben, berufliche Tüchtigkeit und Zufriedenheit stellen günstige Faktoren für die Verwirklichung einer adäquaten Migration dar. Dies gilt auch für diejenigen, die aus ideologischen Gründen emigrieren, da sie weniger von den äußeren Umständen, die am Zielort auf sie zukommen, abhängig sind. Im Gegensatz dazu ist eine Migration für diejenigen kontraindiziert, die persönliche und familiäre Probleme haben, die weniger tüchtig in ihrem Beruf sind oder die deutliche psychische Störungen aufweisen, wie im Fall der schizoiden (aufgrund ihrer Integrationsschwierigkeiten), der paranoiden und der schwer depressiven Persönlichkeiten.

Auch die Eigenarten der verschiedenen familiären Gruppen erleichtern oder erschweren die Migration ihrer Mitglieder. So würde die Migration solchen Individuen schwerfallen, die familiären Gruppen angehören, die als „zusammengeballt", „zusammengeklebt" oder „epileptoid" bezeichnet werden können und scheinbar ihre Mitglieder „verschlucken", und bei denen große Trennungschwierigkeiten zu beobachten sind. Im Gegensatz dazu scheinen die „schizoiden" Familien, die zur gegenseitigen Entfernung und zur Dispersion neigen, ihre Mitglieder regelrecht „auszuspucken".

Verallgemeinernd könnte man demnach die Individuen – hinsichtlich ihrer migratorischen Tendenzen – in zwei Kategorien einordnen: diejenigen, die ständig Kontakt mit vertrauten Menschen und Orten brauchen, und diejenigen, die jede Gelegenheit nutzen, um sich an unbekannte Orte zu begeben und neue Beziehungen aufzunehmen.

In diesem Sinne prägte Balint (1959) zwei Begriffe, um die gegensätzlichen Haltungen zu charakterisieren; den Begriff der „Oknophilie" und den Begriff des „Philobatismus": ersterer bezeichnet die Neigung zum Festhalten am Sicheren und Stabilen; der zweite bezeichnet die Suche nach neuen und aufregenden Erfahrungen – Haltungen, die auch auf Orte und Situationen bezogen werden können. Etymologisch leiten sich diese Ausdrücke aus dem Griechischen ab und bedeuten „Festhalten" und, wie ein Akrobat, „auf den Zehenspitzen gehen".

Charakteristisch für den „Oknophilen" ist seine Anhänglichkeit gegenüber Menschen, Orten und Gegenständen; er hat meist eine große Anzahl von Freunden; ihm ist es lebenswichtig, immer jemanden (nicht unbedingt dieselbe Person) in der Nähe zu haben, der ihm Verständnis und Unterstützung entgegenbringt. Er braucht menschliche und physische Objekte allein deswegen, weil er nicht allein leben kann.

Der „Philobat" dagegen vermeidet jede Art von Bindungen und neigt zu einem unabhängigen Leben. Er sucht die Lust am Abenteuer, an Reisen und, vor allem, an neuen Emotionen. Die menschlichen und physischen Objekte stellen für ihn ein Hindernis dar und er entfernt sich von ihnen ohne Schmerz und Reue, um ständig nach neuen Tätigkeiten, neuer Kleidung, neuen Ländern und neuen Gewohnheiten zu suchen.

Aus dem Gesagten schließt man – was die Migration anbelangt –, daß die Individuen aus der ersten Gruppe stärker in ihren Herkunftsorten verwurzelt sind und sie schwerlich verlassen würden; es sei denn, die Umstände erforderten es nachdrücklich. Die Individuen der zweiten Gruppe dagegen würden eher dazu neigen, zu unbekannten Horizonten und neuen Erfahrungen aufzubrechen. Sie suchen Situationen auf, die drei grundlegende Bedingungen erfüllen müssen: das gesteckte Ziel muß ein gewisses Risiko beinhalten, die freiwillige Handlung des Sich-Dem-Risiko-Aussetzens muß möglich sein und die (manchmal omnipotente) Erwartung, daß man die Gefahr besiegen werde, muß zugelassen werden können.

Keine dieser beiden Kategorien stellt für sich allein ein Zeichen geistiger Gesundheit dar. Wünschenswert wäre vielleicht eine Integration beider Haltungen, so daß die eine oder andere jeweils den Umständen entsprechend wirksam werden könnte.

In den Kinderspielen heißen die Sicherheitszonen „Haus" und „Heim" und stellen die Mutter dar. Viele Spiele und Unterhaltungen, wie beispielsweise die in Vergnügungsparks angebotenen, beinhalten Situationen, die eine gewisse Furcht hervorrufen (zum Beispiel wegen der Geschwindigkeit), der sich das Subjekt freiwillig aussetzt: Es vertraut dabei darauf, daß diese Angst toleriert und besiegt werden kann, und daß es bald wieder in Sicherheit sein wird. Diese Mischung aus Angst, Vergnügen und Vertrauen angesichts der Gefahr ist Bestandteil all dieser Spiele.

Die Extremhaltungen der beiden oben angesprochenen

Grundkategorien bilden unserer Meinung nach ihre Pathologie. In letzter Instanz könnten sie mit der „Agoraphobie" und der „Klaustrophobie" verglichen werden. Beispielsweise wäre es möglich, daß manche der Opfer des durch den Nationalsozialismus angerichteten Holocausts wegen eines übertriebenen Bedürfnisses, am Bekannten festzuhalten, es nicht wagten, rechtzeitig den Ort des kommenden Unheils zu verlassen. Umgekehrt gehen Menschen an einer zwanghaften und unkontrollierten Suche nach neuen Erfahrungen zugrunde: an risikoreichen Unternehmungen, an Drogen oder an wiederholten und unbegründeten Migrationen manischer Art.

Andere Autoren schreiben der prämigratorischen Persönlichkeit andere Merkmale zu; einige behaupten, daß die Neigung zur Migration bei schizoiden Persönlichkeiten größer sei, denn anscheinend können sie keine „Verwurzelungsgefühle" an einem Ort entwickeln. Andere sagen, daß es die paranoiden und unsicheren Persönlichkeiten sind, die aufgrund ihrer Verfolgungsängste wiederholt nach Orten suchen, die ihnen sicherer vorkommen.

Im Gegensatz dazu behaupten wiederum andere, daß nur diejenigen zur Auswanderung neigen, die ein starkes Ich haben und über die Fähigkeit verfügen, Risiken auf sich zu nehmen.

Eines dieser Risiken ist die Einsamkeit, die Emigranten in unterschiedlichem Ausmaß erleiden. Winnicott (1958) hebt hervor, daß die Fähigkeit, allein zu sein, ein wichtiges Zeichen für Reife ist. Das Individuum erlangt sie in der Kindheit auf der Basis seiner Fähigkeit, mit den Gefühlen in der Mutter-Beziehung umzugehen, und in der Abklärung der Dreiecksbeziehung mit beiden Elternteilen. Mit anderen Worten: das Kind, das sich angesichts des Elternpaares in der „Ur-Szene" ausgeschlossen fühlt, und das fähig ist, seine Zuneigung und seinen Haß zu beherrschen, erhöht seine Fähigkeit, allein zu sein.

Diese Fähigkeit impliziert die Fusion der aggressiven und erotischen Triebe, die Toleranz gegenüber der Ambivalenz der eigenen Gefühle und die Möglichkeit, sich mit jedem der beiden Elternteile zu identifizieren. Damit diese Fähigkeit im Laufe der Entwicklung bis zum Erwachsenenalter unterstützt wird, müssen sicher installierte Objekte in der psychischen Realität des Individuums vorhanden sein. Die Beziehung des Individuums zu diesen inneren Objekten, das von diesen Objekten verschaffte Vertrauen und die erreichte Integration bilden zusammen die wichtigste Grundlage, auf der das Individuum Trennungen und Abwesenheit von äußeren, bekannten Reizen und Objekten ertragen kann. Bei diesen Individuen wird die Neigung zu paranoiden Reaktionen geringer sein, während die Möglichkeit, über seine guten inneren Objekte zu verfügen, größer ist; diese werden dann im entsprechenden Moment in die äußere Welt projiziert.

Das Individuum, das diese Fähigkeit erlangt hat, ist somit für eine migratorische Erfahrung mit besseren Voraussetzungen ausgestattet, um sowohl dem Verlust der vertrauten Objekte wie auch der unvermeidlichen Absonderung zu begegnen, unter denen es in der ersten Zeit seiner Niederlassung in der neuen Umgebung leiden wird. Die Situation der kindlichen Frustration und des Ausgeschlossenseins, die das Kind angesichts des Paar-Seins seiner Eltern erlebt hat, wird sich in seinem Erleben neu auflegen, da die in der neuen Gemeinschaft Integrierten Bindungen unter sich unterhalten und eine Menge von umweltspezifischen Dingen (Sprache, Erinnerungen, Erfahrungen, Alltagswissen) miteinander teilen, die dem gerade Migrierten noch fremd sind.

Melanie Klein (1963) sprach vom Gefühl der Einsamkeit, das auf dem Erleben von Unvollständigkeit basiert. Letzteres geht auf das Fehlen einer vollständigen persönlichen Integration zurück. Hinzu kommt noch die Überzeugung des Subjekts, daß einige abgespaltene und projizierte Anteile des Selbst unwiederbringlich verloren sind. Dies fördert im Individuum die Empfindung, daß es weder im vollständigen Besitz seiner selbst noch irgendeiner Person oder Gruppe zugehörig ist.

Wie wir in einem anderen Werk dargelegt haben (Grinberg und Grinberg, 1971), scheint die Möglichkeit, ein „Zugehörigkeitsgefühl“ zu entwickeln, notwendig und unverzichtbar zu sein für die erfolgreiche Integration in ein neues Land wie auch für die Aufrechterhaltung eines Identitätsgefühls.

Die Personen, bei denen das Gefühl der Einsamkeit (mit den oben erwähnten Merkmalen) stärker ausgeprägt ist, werden Schwierigkeiten haben; denn dieses Gefühl wird sich in der Realität einer Migration zuspitzen, weil die Migration das Erlebnis, „nicht dazu zu gehören", für einige Zeit verschärft. Man gehört nicht mehr zur Welt, die man verlassen hat, und man gehört noch nicht in die Welt, in der man angekommen ist.

Auf die Anfangsüberlegung „wer emigriert?" zurückkommend, glauben wir, daß es keinen spezifischen Persönlichkeitstypus gibt, der die Neigung zur Migration verkörpert; aber wir meinen, daß es eine mehr oder weniger starke Prädisposition zur Migration geben kann; diese ist mit all dem verbunden, was wir bisher erörtert haben, und basiert auf Konstitution und Geschichte jedes Individuums. Dies kann sich dann, in Abhängigkeit von inneren und äußeren Umständen und Motivationen, zu einem gegebenen Zeitpunkt manifestieren und das Individuum zur Migration veranlassen.

4. Analyse einer Prä-Migration (Teil A)

I

In diesem Kapitel untersuchen wir Störungen des Identitätsgefühls, die durch Umstände in der äußeren Realität verursacht werden. Anhand der Analyse von Marisa, die bei einem von uns (Rebeca Grinberg, 1965) in Behandlung war, betrachten wir die Migration in ihrer Verflechtung mit den introjektiven und projektiven Identifikationen.

Diese Störungen, und insbesondere die Schwierigkeit, gute introjektive Identifikationen herzustellen, waren zum größten Teil Folge bedeutsamer Migrationen, die früher im Leben der Patientin stattgefunden haben, wie auch des mangelnden Vertrauens, das sie ihren Objekten entgegenbringen konnte; denn diese Objekte konnten ihrerseits – aufgrund ihrer Eigenschaften – kaum Halt und Stabilität bieten.

Migrationen stellen Veränderungen dar, die ein weites Spektrum äußerer Objektbeziehungen umfassen; in diesem besonderen Fall umso mehr, als sich die Migrationen wiederholten und nicht verarbeitet wurden – was Marisas Selbst und in der Folge ihrem Identitätsgefühl jegliche Stabilität entzog.

Im Laufe der Analyse wurde Marisa erneut mit einer bevorstehenden Migration konfrontiert. Dies ermöglichte uns, ihre Schwierigkeiten in der Verarbeitung der dadurch verursachten vielfachen Trauer und das Heraufkommen von konfusionalen, Verfolgungs- und depressiven Ängsten zu erkennen. Die Patientin fiel in Regressionszustände zurück, in denen sich die Mechanismen der Dissoziation, der Omnipotenz und der projektiven Identifikation verstärkten. Sie griff auf psychopathische Äußerungsformen mit manischer Grundhaltung zurück, die jedoch mittels zwanghafter Mechanismen unter Kontrolle gehalten wurden.

Der Gedanke, daß die Entwicklung und die Sicherung des Identitätsgefühls auf assimilierten introjektiven Identifikationen gründen, ist explizit oder implizit in fast allen Identitätskonzepten zu finden. Es ist ebenfalls bekannt, daß Identifikationen aus dem Zusammenspiel von Introjektions- und Projektionsmechanismen resultieren.

Wir zitieren Melanie Klein (1955): „Ein gut verinnerlichtes Objekt ist somit eine der Voraussetzungen für ein integriertes und stabiles Ich und für gute Objektbeziehungen (...), daß ein sicher verfestigtes gutes Objekt (...) dem Ich ein Gefühl von Reichtum und Wohlstand gibt."*

Diese Stabilität gestattet die Kontinuität und die Stetigkeit, die alle Autoren als Definitionsmerkmale der Identität ansehen; erst diese Stabilität ermöglicht, daß sich jedes Individuum kontrastierend von allen anderen unterscheidet und trotz aller geteilten Gemeinsamkeiten eine Einzigartigkeit wird.

Hier ist der Schnittpunkt, an dem sich das Erörterte mit unserem Thema, der Migration, trifft. Die gewöhnlichen Entwicklungsalternativen des Individuums schließen eine ständige Verarbeitung der zahlreichen Veränderungen ein, die das Leben ausmachen. Wiederholt wird das Individuum mit der Notwendigkeit konfrontiert, den Verlust früherer Stadien zu erleiden und anzunehmen; es verarbeitet diese Trauer und tritt der Angst vor Unbekanntem entgegen; Unbekanntes, das sich erst in den darauf folgenden Stadien offenbaren wird.

Die Migration stellt eine Veränderung von solchem Ausmaß dar, daß die Identität dabei nicht nur hervorgehoben, sondern auch gefährdet wird. Der massive Verlust erfaßt die bedeutsamsten und wertvollsten Objekte: Menschen, Dinge, Orte, Sprache, Kultur, Gebräuche, Klima, manchmal den Beruf, gesellschaftliche beziehungsweise ökonomische Stellung usw. An jedem dieser Objekte haften Erinnerungen und intensive Gefühle. Mit dem Verlust dieser Objekte sind die Beziehungen zu ihnen und manche Anteile des Selbst ebenfalls vom Verlust bedroht.

* „The good internalized object is thus one of the preconditions for an integrated and stable ego and for good object relations. (...) that a securely established good object, (...), gives the ego a feeling of riches and abundance (...)." (Klein, M., 1955, On identification, S. 312).

Diese Veränderung trifft verschiedene Bindungen gleichzeitig. Dadurch verringert sich die Wahrscheinlichkeit, daß einige weniger betroffene Anteile des Selbst stabil bleiben und diejenigen Anteile stützen können, die diesen Veränderungen gerade ausgesetzt sind. Es handelt sich um eine Erschütterung, die die ganze psychische Struktur erbeben läßt; je instabiler daher diese Struktur ist, um so mehr wird sie unter den Konsequenzen leiden.

Es steht andererseits außer Zweifel, daß die Bedingungen, unter denen eine Migration vollzogen wird, die Art und die Intensität der Ängste bestimmen, die sich vorwiegend manifestieren. Sie bestimmen außerdem die Abwehrformen gegen diese Ängste wie auch die Möglichkeiten ihrer Verarbeitung.

Die Trauerarbeit um ein verlorenes Land fällt inhaltlich unterschiedlich aus, je nachdem ob der Verlust Konsequenz einer Verfolgung – wodurch sich die paranoiden Ängste verstärken – oder Folge eines freiwilligen Verlassens ist – wodurch Schuldgefühle und depressive Ängste vorherrschen können. Es sind unendlich viele Faktoren und Situationen, die in jedem einzelnen Fall zu unterschiedlichen, unbewußten Phantasiegestalten führen können – sowohl in bezug auf das eigene, für immer oder vorübergehend verlassene oder verlorene Land als auch in bezug auf das bedrohliche oder verführerische, verfolgerische oder idealisierte „andere Land“.

Anhand eines Einzelfalles werden wir sehen, wie sich diese Phänomene entwickeln: Marisa und ihre Migration im Licht der dargelegten Konzepte. Wir möchten noch erwähnen, daß wir aus dem gesamten klinischen Material nur den Teil wiedergeben, der unser Thema betrifft.

II

Familiäre Situation

Die Motive, die Marisa in die Analyse führten, als sie 20 Jahre alt war und unmittelbar vor ihrer Hochzeit stand, waren stark verflochten mit ihren Introjektionsschwierigkeiten: Anorexie, diffuse hypochondrische Ängste, besonders im Hinblick auf den oraldigestiven Trakt, Zweifel hinsichtlich der bevorstehenden Eheschließung, Furcht vor dem Sexualverkehr und Zustände andauernder Angst.

Ein Klima von Falschheit und Täuschung herrschte in Marisas Leben, wodurch sich ihr Mißtrauen gegenüber ihren Objekten verstärkte und sie daran hinderte, zu erkennen, wer sie ist und was sie hat.

Der Vater war im diplomatischen Dienst tätig gewesen, bis er sich als Rechtsanwalt niederließ. Sie wußte nicht, wie der Vater zu seinem Vermögen gekommen war. Die Mutter hatte bei der Geburt Marisas – des ältesten Kindes – eine akademische Ausbildung aufgegeben. Als Marisa zwei Jahre alt war, wurde eine Schwester (das zweite Kind) geboren.

Der Vater hatte einen gewalttätigen Charakter. Gelegentlich verfiel er jedoch in melancholische Krisen mit suizidalen Phantasien. Die Mutter, eine sehr verführerische Frau, schien immer „etwas zu verbergen“. Die Patientin war anscheinend die zentrale Person der Familie und fungierte als Vermittlerin in den häufigen familiären Auseinandersetzungen – zwischen den Eltern wie auch zwischen diesen und der Schwester. Physisch war sie immer kränklich gewesen.

III

Zusammenfassende Rekonstruktion ihrer Analyse bis zur prämigratorischen Phase

Ihr erster Kontakt mit mir war kontraphobischer Natur. Im Vorstellungsgespräch bemühte sie sich darum, einen selbstsicheren Eindruck zu machen und verlieh dem Gespräch einen sehr formellen Charakter. Sehr nüchtern erzählte sie von ihren Motiven für die Analyse, und daß Herr Dr. X, mit dem sie ein Gespräch geführt hatte, sie mir zur Behandlung überwiesen habe. Wegen heftiger Angstanfälle und Furcht vor dem Wahnsinn angesichts der drohenden Nähe ihrer Hochzeit hatte sie Dr. X aufgesucht.

Sie hob hervor, daß sie sich einer Analyse bei Dr. X deshalb nicht unterziehen wollte, weil sie lieber eine Frau als Analytikerin hätte, und daß sie ihn nur aufgesucht habe, um eine Empfehlung zu erhalten.

Dennoch machte sie zu Beginn ihrer ersten Sitzung einen Kommentar zum Vorstellungsgespräch: „Ich war enttäuscht, als ich Sie gesehen habe. Ich hatte Sie mir männlicher vorgestellt, mit einem Schneideranzug, mit dunklen und gebundenen Haaren, so etwa einem Haarknoten."

Bald stellten wir fest, daß sie in mir die Projektion ihres eigenen Körperbildes erwartet hatte, das mit einer phallischen Mutter identifiziert war, und durch die sie die Phantasie verwirklichen könnte, doch von Herrn Dr. X analysiert zu werden.

Sie selber trug die Haare zu einem Knoten gebunden. Kopf und Frisur waren Elemente, die während der ersten Phase der Analyse wiederholt in ihrem Material erschienen, häufig in Verbindung mit Träumen, in denen die Analyse als Frisiersalon dargestellt wurde; ich tauchte als Friseuse auf, die ihren vergrößerten Kopf jeweils behütete oder angriff. Der vergrößerte Kopf symbolisierte gelegentlich den schwangeren Bauch oder die überfüllte Brust.

Dieses Bild scheint mir von großer Bedeutung zu sein, denn in der Übertragung stellt es den körperlichen Ausdruck ihrer

Grundphantasie dar: In dieser war ich eine Mutter, die mit der (am Kopf physisch sichtbaren) Allmacht des Denkens ausgestattet war und die ganze Macht des Vaters (Dr. X) in sich konzentrierte.

In diesem Sinne entsprach die Erotisierung des Denkens und die Überbewertung der Intelligenz einer Erotisierung ihrer Beziehung zur Warze dieser allmächtigen Brust (Haarknoten), die mit dem Penis verwechselt wurde. Sie wollte bei einer Frau in Analyse gehen, jedoch bei einer Frau männlichen Aussehens.

Schon in den ersten Sitzungen etablierte sich eine Übertragungsbeziehung, in der verschiedene Gestalten ihrer Kindheit auf mich externalisiert wurden, und die eine doppelte Spaltung anzeigte: Oben-Unten (Geist-Körper) und Gut-Böse (Schwierigkeiten in der räumlichen Integration).

Das erste Bild, das sie auf mich projizierte, war das Bild des Arztes, das bald jedoch mit dem Bild der Friseuse abzuwechseln begann. Die Beziehung zu mir als Friseuse war eine Beziehung zu dritt, in die sich Dr. X einmischte als dissoziierter Teil von mir. Wir stellten zwei Arztbilder ihrer Kindheit dar. Dr. X wurde das Bild des aggressiven Arztes zugeschrieben, der sie als Kind mißhandelt hatte, indem er sie mit Spritzen zerstach. Ich dagegen wurde zu einem zärtlichen Arzt, der sie mal behandelt und ihr Bonbons geschenkt hatte, der jedoch von den Eltern „entlassen" worden war; denn nur der „böse" Doktor genoß das elterliche Vertrauen.

Die Situation enthielt eine deutliche ödipale Grundlage, die sich darin zeigte, daß sie mich als männlichen Arzt erlebte. Sie erinnerte sich, daß sie damals den „guten" Arzt heiraten wollte, obschon er eine Tochter ihres eigenen Alters hatte.

Das Heraufkommen dieses ödipalen Materials war allerdings verfrüht und entsprach nicht der realen Situation der Patientin. In Wirklichkeit verlieh sie damit ihren Verfolgungsängsten Ausdruck, die sie von der Übertragungsbeziehung fernzuhalten versuchte; denn angesichts der bevorstehenden Eheschließung und ihrer Panik während des Koitus mobilisierten sich nun diese Ängste. Ihre Panik hing mit den sadistischen Übergriffe des „bösen" Vaters zusammen, der jedoch nur als partielles Objekt erlebt wurde: die Penis-Injektion, die ich mit einem Penis-Bonbon ausgleichen sollte.

Als in den Assoziationen die Krankheiten auftauchten, durch die die Ärzte in das Leben der Patientin eindrangen und zu vertrauten Gestalten wurden, konnten wir die Reichweite und die Intensität ihrer Verfolgungsangst auf tieferen Regressionsebenen beobachten; diesmal in Beziehung zum mütterlichen Objekt.

Seit frühester Kindheit wies sie eine mannigfaltige oraldigestive Symptomatologie auf, in der Anorexie und eine hartnäkkige Verstopfung vorherrschten: Symptome, die bei Beginn der Analyse noch andauerten.

Diese retentive Funktionsweise offenbarte sich in ihrer Handhabung der Interpretationen: niemals ging sie auf irgendetwas ein, das ich während der Sitzung gesagt hatte, noch gab sie irgendein Anzeichen dafür, daß sie die Interpretation empfangen hätte; dies war erst in der darauffolgenden Sitzung möglich, nachdem sie sie mit nach Hause genommen und an sicherem Ort, fern von meiner Gegenwart, untersucht hatte. Darin zeigte sich ihre Angst und ihr Mißtrauen gegenüber der Nahrung und gegenüber allem, was die Mutter ihr hineinschieben könnte – Folge der Konflikte ihrer Stillzeit, wie wir bald sehen werden, und der extremen Kontrolle, die sie über ihre Schließmuskeln ausübte, um sich davor zu schützen, daß man mit Gewalt alle ihre Inhalte herauspresse.

Diese Phantasien bestätigten sich mit dem Auftauchen einer verschwommenen Erinnerung an ein sehr traumatisches Ereignis. Als sie zwölf Jahre alt war, begann ihr Vater, verschiedene Posten im Ausland zu übernehmen, und sie mußte verschiedene aufeinanderfolgende Ortswechsel überstehen. Dies verunsicherte sie und ihre Störungen wurden akuter. In einem der vorübergehenden Aufenthaltsländer mußte ihr Verdauungsapparat dann geröntgt werden. Sie konnte aber diese „dunkle Milch“, die man ihr gab, nicht mehr ausscheiden und bekam eine akute Verstopfung; man mußte die verfestigten Fäkalien ausräumen.

Sie flüchtete radikal in die Spaltung zwischen dem Herkunftsland (die gute Milch), das sie zu verlassen gezwungen war, und dem neuen Land (die böse Milch), das verfolgerische Eigenschaften annahm. Für dieses Land stand nun die „Barium-Milch“, die schlechte Milch, die man ihr einflößte, um – genau wie jetzt die Analytikerin – in ihr Inneres zu „schauen", und sie zu entlarven.

Diese Episode offenbarte außerdem ihre melancholische Reaktion auf den Verlust ihres Landes: Sie reagierte mit der masochistischen Zurückhaltung des Bariums.

Dies war jedoch nicht ihre erste Erfahrung mit der Migration gewesen. Ihre Stillzeit verbrachte sie ebenfalls in einem fremden Land. Die Stillzeit dauerte zwei Jahre, da ihre Mutter der Nahrung mißtraute, die in dem „anderen Land" erhältlich war. Zu dieser Zeit litt sie nicht unter Anorexie und war ein rundliches Kind. Aber die Milch, die sie in einem Alter bekam, in dem sie eine andere Nahrung bekommen sollte, war begleitet von all den paranoiden Phantasien ihrer Mutter, so daß sich in ihr die Empfindung entwickelte, daß alles, was von außen komme, schlecht sei – was sie in eine Regression führte, in der die Brust (und in letzter Instanz das „Drinnen") verstärkt idealisiert wurde. Die mütterliche Brust gab Marisa zwar Milch aber wenig affektiven Kontakt. Dies hing möglicherweise mit der Depression ihrer Mutter zusammen, die ebenfalls in der Erfahrung der Migration verwickelt war. Das konnten wir aus einigen Träumen schließen, die während der Analyse auftauchten.

Eine weitere Situation wirkte ebenfalls auf ihre introjektiven Identifikationsmöglichkeiten: Sie hatte einen Teil der Grundschule in einer Institution einer ausländischen Gemeinschaft absolviert, zu der sie nicht gehörte. Dort fühlte sie sich unter ihren Kolleginnen als Fremde – weil sie Argentinierin war – in ihrem eigenen Land. Zugleich war die Leiterin dieser Schule ihre Privatlehrerin, weil der Vater daran interessiert war, daß sie die Sprache des Landes lernte, in das er wahrscheinlich gesandt werden würde. Kurzgefaßt: sie war „anders", weil sie „eine Fremde" war beziehungsweise weil sie nicht die gleiche Herkunft wie alle ihre Kameradinnen (Schule) hatte; weil sie sehr reich war (sie schämte sich, ihr übertrieben protziges Haus zu zeigen); weil sie Privilegien genoß (die Leiterin der Schule); oder weil sie bei der geringsten politischen Veränderung all die Privilegien verlieren konnte.

Das Ereignis mit der „Barium-Milch" verband sich für die Patientin auch mit der Menstruation, die ebenfalls mit denselben katastrophenartigen Phantasien besetzt war, daß ihr Inneres gewaltsam überfallen und ausgeplündert worden sei. Die Mutter sprach ihre Menstruation immer mit der Frage an, ob sie „krank“ sei, und neigte auch allgemein dazu, ihre hypochondrischen Sorgen zu nähren, indem sie ihr häufig vorschlug, verschiedene Ärzte zu konsultieren, weil sie vermutlich unter dieser oder jener Krankheit leide. Mit dieser Haltung verdammte die Mutter schon damals die Weiblichkeit der Tochter: eine Frau zu sein bedeute, krank zu sein.

Daß sie eine Frau war, enttäuschte sie und obwohl sie all das tat, was eine Frau tun „sollte“, wie zum Beispiel zum Friseur oder zur Modistin gehen, mißfiel ihr das alles, denn für sie bestand das einzig Wertvolle darin, intelligent zu sein und zu studieren. Die Überbewertung des „Kopfes“, Sitz des Geistes und der so sehr geschätzten Intelligenz, kontrastierte mit der Entwertung ihres Körpers.

Die Mutter schien eine wenig bedeutsame Gestalt zu sein. Als sie jedoch zum erstenmal in der Analyse erwähnt wurde, geschah es in Verbindung mit Situationen von „Ekel“ und „Täuschung“. Wir konnten beobachten, daß sich die Tochter ihrer schämte: die Mutter sei in Wirklichkeit keine so feine Dame, wie sie es zu sein schien. Es stellte sich auch heraus, daß die Anorexie der Analysandin in Verbindung mit ihrem oralen Sadismus stand, vor dem sie sich reaktiv schützte, indem sie, wie die Mutter, kein Fleisch aß. Und wir stellten fest, daß die Enthaltsamkeit gegenüber dem Essen eine Geißelung bedeutete, denn die Mutter wurde als jemand erlebt, für den das Fleisch den Penis des ungeliebten Vaters repräsentierte. Der Ekel und die Intoleranz der Analysandin gegenüber dem Essen und den Interpretationen drückten eine orale, sadistische und entwertende Phantasie um den Penis aus.

Zu der Zeit, als wir dieses Material bearbeiteten, begannen ihre chronische Verstopfung und ihre Anorexie sich langsam zu bessern; dies vergegenwärtigte die bis dahin im psychischen Bereich verdeckt gehaltenen Schwierigkeiten in ihrer Beziehung zur äußeren Welt.

Ich habe deswegen von ihrem Verlobten noch nicht gesprochen, weil eine solche Objektwahl erst vor dem Hintergrund der gerade geschilderten Vorgeschichte verständlich wird. Ricardo besaß die gleiche Staatsangehörigkeit wie sie, aber sie hatte ihn im Ausland kennengelernt. Diese Objektwahl basierte unter anderem auf einer paranoiden Haltung, da sie – projektiv mit der Mutter identifiziert – den „Männern des anderen Landes“ mißtraute. Dennoch hatte sie gleichzeitig jemanden ausgewählt, der in gewisser Weise für ihre Familie „Ausländer“ war: obwohl ihre Eltern praktizierende Katholiken waren, und Katholik zu sein einen wichtigen Faktor in ihrer gesellschaftlichen Stellung darstellte, verliebte sie sich in einen Juden.

In ihren sexuellen Beziehungen, die auf das (kontraphobische) Drängen von Marisa begannen, war sie frigid. Miteinander zu schlafen quälte sie aufs höchste, und die Angst, daß dies entdeckt werden könnte, oder daß man „es ihr am Gesicht ablese“, erschien wiederholt in ihren Träumen während der ersten Zeit der Analyse.

Der Beginn ihrer genitalen Aktivität, die einen neuen Aspekt ihrer sexuellen Identität in Bewegung setzte, ängstigte sie und gab ihr das Gefühl, daß ihre ganze Identität wankte: Sie hatte nicht nur Angst, daß ihr Gesicht sie verraten könnte, und dadurch all das, wofür sie sich schuldig fühlte, offenlegen würde, sondern auch, daß sie aufhöre, sie selbst zu sein; so als besäße sie ein anderes Gesicht (Ph. Greenacre, 1958).

Sowohl ihr sexuelles Leben als auch ihre Ehe stellten eine offensichtliche Auflehnung gegen den Vater dar: Etwas ohne seine Einmischung zu tun, konnte nur „gegen ihn“ gerichtet sein. Sie konnte sich nur dann abgrenzen, wenn sie gegen ihn handelte. Als der Familienkrach ausbrach, lenkte der Vater ein und stimmte der Ehe zu. Sogleich begann er, sie mit Geschenken zu überhäufen, die sie nicht genießen konnte, weil sie spürte, daß er sie dadurch nur binden wollte. Sie erlebte es so, als hätte man ihr niemals die Nabelschnur abgeschnitten, und sie konnte nicht unterscheiden zwischen dem, was man ihr gegeben hatte und was „ihr eigen“ war (introjektive Identifikation beziehungsweise assimilierte innere Bindungen, die Bestandteile des Selbst sind und zum Identitätsgefühl beitragen), und dem, was „dem anderen“ gehörte. Derart erlebte sie auch alle meine Interpretationen, immer in der Erwartung, daß ich sie als meine reklamieren würde.

Trotz ihrer Klagen darüber, daß keiner ihr die Nabelschnur abschnitt, herrschte jedoch hinsichtlich der Eheschließung eine paranoide Angst vor, die sich als Angst vor Verarmung ausdrückte und sich am Geld objektivierte: Sie würde die Familie verlieren, sie würde „allein und arm" zurückbleiben und sie würde dem Ehemann (dem bösen Arzt, der sadistisch sticht und Inhalte aus dem Körper entwendet) ausgeliefert sein.

In Wirklichkeit stellten die neuen Umstände und das neue Haus das „andere Land" dar. Heiraten bedeutete für sie eine erneute Migration.

Hier möchte ich die Rolle hervorheben, die die Erfahrung der Migration in Zusammenhang mit Situationen der Veränderung und der Übernahme neuer Rollen bei der Förderung von Verfolgungsängsten spielt.

Die Analyse dieses Materials ermöglichte Marisa, die Ehe einige Monate nach dem ursprünglich festgelegten Termin ohne akute angstbesetzte Krise einzugehen.

Zu dieser Zeit hatte sich Marisa schon fest in der Analyse eingerichtet, auch wenn die Kommunikation mit ihr noch schwierig war. In den Sitzungen gab es ausgedehntes und drükkendes Schweigen und noch nahm sie die Interpretationen erst mit sich nach Hause, um sie „wiederzukäuen".

Nach der Hochzeit

Als sie versuchte, ihre familiären Bindungen wiederzugewinnen, die sie aufgrund des Umzugs in ein anderes Haus verloren zu haben glaubte, aktivierten sich erneut ihre psychopathischen Mechanismen. Diese Verhaltensweise war ihre Antwort auf die „Migration": der Versuch, die Objekte wiederzuerlangen, die vom Verlust bedroht waren, und um die sie nicht trauern konnte. Die Psychopathie setzte sich in Gang als Schutz gegen die Depression.

Sie provozierte ständig und aus banalen Gründen Streitereien mit dem Ehemann, verhielt sich dagegen weiterhin „vernünftig" gegenüber den Eltern und spielte weiterhin die „Vermittlerin" in deren Meinungsverschiedenheiten. In solchen Situationen wuchs ihre Gestalt: sie kam sich wichtig vor und fühlte sich „am Leben". Es liegt nahe, daß sie subtil die Situationen provozierte, die ihr ermöglichten, „lebendig zu sein"; gleichzeitig bestritt sie jegliche Beteiligung an deren Entstehung – was nur in der Analyse aufgedeckt werden konnte.

In den Sitzungen bemühte sie sich, Spannung und Überraschungen hervorzurufen. Häufig eröffnete sie die Sitzung mit effektvollen Sätzen wie: „Mir ist etwas Schreckliches passiert …", denen ein ausgedehntes Schweigen folgte. Damit versuchte sie, die Übertragungsbeziehung psychopathologisch zu handhaben, um Spannung zu schaffen und das Interesse in mir zu wecken, um mich in Abhängigkeit von ihr und von dem, was sie erzählen würde, zu bringen.

Sie begann, Probleme mit dem Studium zu haben. Sie konnte sich nicht konzentrieren und geriet in eine Situation unerträglicher Rivalität mit dem Ehemann, der weiterhin neben seiner Arbeitstätigkeit das Studium fortsetzte. Sie verdrängte jedoch diese Rivalität und übertrug die Verfolgungsphantasien auf die Arbeiter, die das Haus gerade renovierten, und auf die Dienstmädchen, die ihr ihre Sachen stehlen könnten – obschon sie ein vertrauensvolles Verhalten an den Tag legte, indem sie Schmuck und wertvolle Gegenstände in derer Reichweite hinterließ, so als wollte sie sie in Versuchung bringen.

Angesichts der Angst vor dem Verlust ihrer intellektuellen Rolle und der Geringschätzung ihrer Rolle als Ehefrau, sah sie einen Ausweg darin, nun Mutter zu werden.

Die Phantasie um das Kind

Die Vorstellung, bald ein Kind zu bekommen, besänftigte die Ängste, die aus verschiedenen Quellen stammten. 1. Das Kind wäre ein Mittel zur manischen Wiedergutmachung und ein Versuch, *die innere Leere zu leugnen und die eigene Identität in der Mutterrolle zu konsolidieren.* 2. Dadurch könnte sie die Angst aufheben, *daß der Ehemann sie intellektuell und ökonomisch entleeren könnte,* ohne daß sie etwas als Gegenleistung von ihm bekäme. 3. Dadurch könnte sie die Schwierigkeiten im Studium, das Scheitern kaschieren – was gerade für sie, eine ausgezeichnete Schülerin, schmerzhaft war. 4. Mit dem Kind verband sie eine messianische Phantasie: Es würde das Ehepaar wieder vereinen und es würde ihr den Orgasmus ermöglichen.

Die Frigidität quälte sie. Sie wurde als das Fehlen eines Körperteils empfunden und hinderte sie daran, *ihr Körperschema und ihre Identität* zu integrieren, so als gäbe es einen Teil, der ihr nicht gehöre. Die Aufregung, die sie spürte, wenn sie in einem Familienstreit verwickelt war, wurde als Ersatz für die genitale Erregung erlebt und besaß die Bedeutung, mit ihren Sachen zu „leben". 5. Ein Kind zu bekommen wäre ein Mittel, um in der Konkurrenzbeziehung mit dem Ehemann den Sieg zu erringen. 6. Schließlich wäre das Kind auch ein Mittel, um erstens die Abhängigkeit von den Eltern zu erneuern, indem eine schwierigere wirtschaftliche Situation geschaffen würde, und zweitens um die Eltern zu besänftigen, indem das Kind ihnen „gewidmet" würde. Sie sagte: „Papa wird es unterhalten müssen, Mama wird es versorgen müssen, denn ich werde studieren müssen."

Die detaillierte Analyse dieser Phantasien ermöglichte ihr, die Dringlichkeit der Schwangerschaft zurückzustellen und langsam das Studium wieder aufzunehmen, so daß sie einige Fächer noch abschließen konnte. Als wir jedoch die Analyse zu einem ersten Urlaub unterbrachen, wurde sie schwanger. Offensichtlich konnte sie die Trennung nicht ertragen, ohne eine manische Zuflucht zu finden. Diese Zuflucht erlebte sie als einen Raub mir gegenüber: Sie verschwieg mir die Neuigkeit über viele Sitzungen hinweg.

Während der Schwangerschaft

Das zentrale und andauernde Thema dieser Zeit war ihr Bedürfnis, sich vor der verfolgenden Mutter zu schützen, die ihr – in den Träumen – auf tausend verschiedene Arten das Kind wegnehmen wollte. In der Übertragung wechselte dieses Bild *(Imago)* mit der Vorstellung der permissiven Mutter ab, die sie vor jener anderen schützte.

Die Mutterschaft konnte sie aber nicht ausfüllen, sie gehörte ihr nicht, denn stets war die verfolgende Mutter anwesend, die mit der Entleerung drohte. Anhand einiger Träume konnten wir herausfinden, daß sie auf eine Tochter hoffte, die sowohl sie selbst wie auch ihre Schwester darstellte, mit der sie eng verbunden war.

Die hypochondrischen Sorgen versuchten erneut, die Szene in den Sitzungen zu besetzen. In diesem Fall jedoch hatten sie den Zweck mich zu testen: ob sie mich erschrecken könnten und ob ich die Mutter sei. Angesichts meiner interpretativen Antworten verschwanden sie aber sehr schnell.

Die Entbindung verlief ganz normal. Sie konnte von der vorangehenden Gymnastik profitieren, die ihr eine schmerzlose Entbindung ermöglichte. Anstatt eine Retentionssymptomatik zu entwickeln, die man aufgrund der Vorgeschichte hätte befürchten können, legte sie sich lediglich mit dem Geburtshelfer an, weil er ihr Kind zu schnell geholt habe.

Es fiel ihr schwer, sich von der kleinen Tochter zu trennen, die sie gerade zur Welt gebracht hatte. Sie hielt sie für einen Teil ihres Selbst und trachtete danach, durch sie die eigene Identität zu stärken. Vom ersten Augenblick an unterhielt sie mit der Kleinen eine innige Liebesbeziehung. Es war jedoch schwierig, in dieser Liebe die Fürsorge von der Überprotektion und Leugnung der Trennung zu unterscheiden.

Während der Stillzeit

Eine Wende fand statt: Das Bild der verfolgenden Mutter wurde auf ihren Vater, auf ihren Ehemann, und – in der Übertragung – auf mich verlagert. In dieser Zeit schrieb sie mir zahlreiche väterliche Eigenschaften zu. In den verschiedensten Zusammenhängen erschienen ihr die Männer und die Analytikerin immer wieder als „Wahnsinnige und Diebe“ (wobei der Wahnsinn im Stehlen bestand). Gleichzeitig suchte sie die Hilfe ihrer Mutter für die Pflege des Kindes, obschon es sich stets um eine kontrollierte Hilfe handelte: Das Kind ließ sie niemals allein in den Händen ihrer Mutter.

Das Bedeutsamste war die Art der Beziehung, die sie zu der Tochter unterhielt: eine grenzenlose und ideale Beziehung, in der die Teilnahme des Ehemannes nicht erlaubt war. Ihre Kontakte zur Außenwelt reduzierte sie auf ein Minimum wie auch ihre sexuellen Kontakte, denn das, wie sie sagte, könne sie „der Tochter nicht antun“. Zu dieser Zeit gab sie ihr Studium auf – ihrer Meinung nach für immer. Sie verachtete die Karriere, die sie vorher so hoch bewertet hatte: jetzt konnte sie auf den „allmächtigen Kopf“ verzichten, da sie ja über die „allmächtige Brust“ verfügte.

Die Bindung mit der Tochter ging weit über das hinaus, was man normalerweise unter der natürlichen engen Mutter-Kind-Beziehung in der ersten Zeit im Leben des Kindes versteht. Es handelte sich um eine autistische Haltung gegenüber der Außenwelt: Mit der Bildung einer symbiotischen Einheit mit der Tochter entfernte sie sich von der Welt.

Die Entwöhnung

Eines Tages begann sie eine Sitzung mit einer dramatischen Offenbarung: „Die Milch ist alle und ich bekam meine Menstruation. Es ist fürchterlich, meine Brust so zu sehen. Vorher war sie stramm und voll, und jetzt ist sie weich, verfallen, als wäre sie tot (die katastrophenartige Entwöhnung, in der sie die Entbindung und die eigene Geburt wieder erlebt). Auch mit Ihnen fühle ich, als wäre es zu Ende. Ich wollte Ihnen etwas Schönes schenken, aber ich habe so wenig Geld.“

Zu diesem Zeitpunkt war die Tochter sieben Monate alt, das Zahnen hatte bereits begonnen und der Kinderarzt hatte den Nahrungswechsel empfohlen. Aber Marisa war untröstlich. Sie konnte die Trennung nicht verarbeiten und erlebte den Verlust der Brust (identifiziert mit der entwöhnten Tochter) wie eine innere Entleerung (Verlust der Milch und die Menstruation), die sie „töte“ und sie jeglicher Wiedergutmachungsmöglichkeit beraube („ich habe so wenig Geld“). Die Träume in dieser Phase waren unheilvolle Träume und wieder tauchten die unterschiedlichsten Zerstückelungsphantasien auf.

Die Verarbeitung dieses Materials setzte einen sehr wichtigen Wendepunkt in Marisas Analyse. In dieser Situation der Frustration und der Veränderung konnte sie dennoch die Wiederholung ihrer alten psychopathischen und hypochondrischen Techniken vermeiden und einen positiveren Kontakt zur Außenwelt aufbauen.

Ihre Beziehung zum Ehemann erlebte eine tiefe Veränderung. Die sexuellen Kontakte wurden befriedigender, die Rivalität mit dem Ehemann verringerte sich, sie nahm ihr Studium wieder auf und legte einige Prüfungen erfolgreich ab. Insbesondere interessierte sie sich erneut für ihr Fach und diese Zufriedenheit war ihr wichtiger als die guten Noten.

Das größte Erfolg war jedoch, daß sie studieren und lernen konnte ohne krank zu werden (die alte Spaltung von Geist und Körper) und ohne die Ehefrau- und Mutterrollen aufzugeben. Diese Teile ihrer Identität konnten sich jetzt in den jeweiligen Funktionen gegenseitig tolerieren.

Durch die Verarbeitung zahlreicher Inhalte, die in den „Entwöhnungsträumen“ zum Ausdruck gekommen waren, konnte sie nun sowohl studieren wie auch sexuelle Kontakte haben, ohne daß sich diese als einander ausschließende Aktivitäten manifestierten. Sie sah ein, daß ihre Versuche, den eigenen Kopf zerschlagen zu lassen, um den eigenen Körper zu retten (d.h. ihren maskulinen, studierenden Anteil zu opfern, der ja mit dem studierenden Ehemann identifiziert war, um – ihrer Meinung nach – den weiblichen Anteil, die Brust und den Schoß, zu retten), auch die Opferung ihrer sexuellen Anteile bedeutete, denn der Ehemann war nicht nur Student, sondern auch ihr sexueller Partner. Indem sie ihn zerstückelte, zerstückelte sie ebenfalls ihren eigenen sexuellen Anteil, der an ihn gebunden war.

Jetzt konnte sie dem Dienstmädchen erlauben, den Brei für das Kind zu kochen und es in ihrer Abwesenheit zu pflegen ohne von Ekel, Ansteckungs- oder Vergiftungsphantasien überfallen zu werden. Ihre Anorexie besserte sich und ihre Silhouette nahm Gestalt an, denn nach der Entbindung war sie sehr mager geworden. Außerdem gab sie den Haarknoten (falsche Identität-allmächtige Brust) auf.

Und da sie jetzt schon dem Dienstmädchen erlaubte, das Essen für das Baby vorzubereiten, gestattete sie allmählich auch mir, ihr die Interpretationen „zu kochen“, ohne Angst, daß ich sie als „meine“ aufessen würde. Dies bedeutete, daß die Beziehung zu mir – als Verwahrerin ihrer projektiven Identifikationen – genügend gefestigt war. Nun konnte sie die Möglichkeit erwägen, mich als nährende Brust anzunehmen: als eine Brust, deren Nahrung sie introjizieren konnte, und die die innere Leere ausfüllen würde.

5. Analyse einer Prä-Migration (Teil B)

I

Das prekäre Gleichgewicht, das Marisa gerade erreicht hatte, wurde ernstlich bedroht als eine erneute Migration wahrscheinlich wurde: Ihrem Mann wurde ein vorteilhafter Vertrag angeboten, der ihm wichtige Zukunftsmöglichkeiten eröffnete, allerdings in einem anderen Land.

Diese Situation rief erneut ihre Ängste hervor: sie fürchtete um ihre Identität und erlebte eine tiefe Leere angesichts des Verlustes der vertrauten Rollen.

Die Aussicht auf eine Migration stellte sich als Androhung einer Desintegration dar. Sie hatte es gerade geschafft, mehr als eine wichtige Rolle gleichzeitig auszufüllen, ohne sie als sich gegenseitig ausschließend zu erleben; das heißt es zeigte sich der Anfang einer Integration. Die neue Situation führte jedoch zu einem starken Schub ihrer schizoiden Mechanismen, die nun die Situation in eine Katastrophe zu verwandeln drohten, denn sie reaktivierten die früheren Migrationen.

Unter diesen Umständen kam der Analyse die Aufgabe zu, die Funktionsfähigkeit der introjektiven Identifikationen zu stützen, um zu verhindern, daß Marisa sich erneut durch ihre projektiven Identifikationen entleerte. Mit anderen Worten: Die Analyse sollte Marisa helfen, ihre projizierten und verstreuten Anteile zu reintrojizieren und ihre Objekte und Entscheidungen als ihr Eigentum zu erkennen. Erst dann wäre es möglich, die Motive ihrer Entscheidung, den Ehemann zu begleiten und ihr Land zu verlassen, unter die Lupe zu nehmen: sowohl die Motive, die zur Aktivierung manischer Mechanismen führten, wie auch die Motive, die eine Wiedergutmachungsneigung beinhalteten.

Der Migration ins Auge zu sehen bedeutete auch, sich dem

Verlust zahlreicher Objekte und Bindungen, der familiären Umgebung und der Sprache zu stellen, und erforderte ausreichende Flexibilität und Stabilität, um das Alltagsleben im anderen Land entfalten zu können. Das heißt: die Migration implizierte die Notwendigkeit, die Trauer um die zahlreichen Verluste zu verarbeiten und die Libidobesetzung der Objekte wiederzuerlangen, die für die Herstellung neuer Bindungen erforderlich ist.

Der Arbeitsvertrag ihres Mannes und die eventuelle Trennung tauchten allmählich als Thema in der Analyse auf, anfangs als bloße Phantasie, dann bald als Projekt mit ungewissen Verwirklichungschancen, bis sie sich dann in eine reale Situation verwandelten, in die sich Marisa schnell hineinversetzte.

Eine Reihe von Themen wurden während dieser Entwicklung analysiert. Zum ersten verschärfte sich noch einmal die Rivalität mit dem Ehemann: nun, da sie ihr Studium regelmässig und erfolgreich wieder aufgenommen hatte, könne er dies nicht ertragen und bemühe sich daher um die Beschleunigung seiner Karriere und um den Erhalt eines sehr begehrten Arbeitsvertrages.

Auf einer anderen Ebene jedoch stellte sie selber den Ehemann dar, der die neuen Erfolge nicht ertragen konnte und nach Auswegen suchte, um der wachsenden Verantwortung zu entgehen, die mit solchen Erfolgen einherging; zum Beispiel, als sie sagte: „Jetzt, da ich studieren kann, bin ich gezwungen, meine Karriere aufzugeben."

In der Übertragung wich sie dadurch der Begegnung mit der Phantasie aus, mir all das Wertvolle, das sie mir zuschrieb, weggenommen zu haben und daher von Strafe und Zerstückelung bedroht zu sein. Andererseits konnte man auch sehen, daß es sich um einen Versuch handelte, sich gewaltsam vom Vater loszulösen, indem sie ihm zeigte, daß sie ihn nicht brauchte. Gleichzeitig unterwarf sie sich jedoch seinen Vorstellungen, denn sie würde in das Land ziehen, das der Schule entsprach, in die sie der Vater als Kind geschickt hatte. Und obwohl sie nach Loslösung strebte, konnte sie es nicht ertragen, daß die Schwester daheim bleiben sollte; denn dann würde die Schwester „ihren Platz besetzen" und sie vollkommen ersetzen.

Dies offenbart auch einige Aspekte ihrer Identitätsprobleme:

Sie konnte keine Rolle vollständig übernehmen, weil sie glaubte, dadurch automatisch alle anderen früheren Rollen und ihre eigene zeitliche Kontinuität (Bindungen der sozialen und zeitlichen Integration) zu verlieren.

Auf einer früheren Regressionsstufe empfand sie, sie dürfe die Brust nicht verlassen, ohne das Risiko einzugehen, ihre Mutter gänzlich zu verlieren, weil die Schwester ja „im Uterus" zurückbleiben würde.

Als der Vertrag unterschrieben wurde und die Abreise feststand, spürte sie den Verlust ihrer Rolle in der Familie und ihres Platzes in der Analyse. Verwirrungsängste und Todesphantasien, in denen sie ermordet und durch die Schwester ersetzt wurde, tauchten auf. Schon in den ersten Sitzungen nach Vertragsabschluß versuchte sie ihre Abwehr aufzurüsten. Einige Wochen lang machte sie eine wahre „Flucht in die Realität" durch: Sie entwickelte einen großen Aktionismus, organisierte Pläne für die Zukunft, lernte intensiv und schaffte es, ein Examen befriedigend abzulegen.

Als sie an einem Punkt angelangt war, an dem ihre Sicherheitsbedürfnisse anscheinend befriedigt waren, und an dem es ihr gelang, eine Zielstadt unter mehreren möglichen auszuwählen – eine, in der es „nicht so kalt" sei – sagte sie dennoch bei einer Sitzung: „Wissen Sie, daß meinem Geburtshelfer eine Patientin weggestorben ist?"

Von diesem Moment an traten alle ihre Ängste mit voller Intensität wieder auf und die Trennung wurde erlebt als Kastration, Entwöhnung und Geburt – jedoch als eine das Leben gefährdende Geburt; die Migration sei für sie wie eine „katastrophenartige Geburt".

II

In den darauffolgenden Monaten kreisten ihre Phantasien um den Versuch, eine idealisierte Beziehung zu der Brust beziehungsweise zum Inneren der Mutter (in dem sich auch der

Penis befand) wiederherzustellen. Sie würde nicht mehr studieren. Im anderen Land wollte sie einen Sohn gebären, mit dem sie sich in einen Elfenbeinturm einschließen würde. Sie würde keine sexuellen Kontakte mehr nötig haben. Sie würde nicht mehr ausgehen und müßte daher auch nicht mehr in der anderen Sprache sprechen. Diese Phantasien erfüllten einen doppelten Zweck. Einerseits brachten sie ihre Feindseligkeit gegenüber dem Ehemann und gegenüber dem anderen Land zum Ausdruck, aber auch mir gegenüber, die sie als Verbündete ihres Mannes und als Eltern erlebte, die sie aus der Brust vertreiben möchten, um eine andere Tochter bekommen zu können. Andererseits implizierten sie auch die Verleugnung des Erlebnisses, aus dem „Inneren herausgezogen zu werden", was ein Synonym für Tod war. Sie hatte die Phantasie, im „anderen Land" einen Leib einzurichten.

Angesichts einer Verschärfung der Verfolgungsvorstellungen, flüchtete sie in eine manisch-regressive Situation, in der das Bild eines idealiserten inneren Objekts libidinös besetzt wurde.

Wir erinnern uns in diesem Zusammenhang an die Migration während ihrer Stillzeit, an die paranoide Haltung ihrer Mutter, die sie an der Brust hielt, um sie vor der „vergiftenden" Nahrung des „anderen Landes" zu schützen, und an ihre Entwöhnung von dieser Brust, weil die Mutter mit einem anderen Kind schwanger ging, das sie ersetzen würde – wodurch sie den Gefahren des anderen Landes ausgesetzt werden würde. Angesichts der Beklommenheit, nicht zu wissen, wie es im neuen Land sein würde, ahmte sie durch diese Phantasie ihre Mutter nach.

Sie erkannte selbst die ernsthaften Risiken dieser regressiven Phantasie. Bei dem Gedanken, ein anderes Kind zu bekommen, erinnerte sie sich an ihre Situation, als ihre Tochter Inês geboren wurde; und obwohl sie versuchte, ihre eigene Angst mit den Worten zu kaschieren: „Auch ohne Analyse wäre sie herausgekommen", fügte sie anschließend hinzu: „Manchmal erschrecke ich mich, wenn ich daran denke, wie es mir damals ging und bis zu welchem Grad ich mich außerhalb der Zeit fühlte. Ich glaube wirklich, daß ich ohne die Analyse nach der Entbindung verrückt geworden wäre."

Angesichts der Gefahr der Regression suchte sie einen Ausweg im Handeln, indem sie eine Beziehung zu jemandem einging, der ihrem Vater sehr ähnelte, und mit dem sie beabsichtigte, ein „fabelhaftes" Geschäft aufzubauen, mit Waren zweifelhafter Herkunft, in das sie all ihren Besitz investieren müßte – und sich damit erneut all dessen entleeren würde, was sie bisher erreicht hatte.

Sie ging eine als „Sexualgeschäft" erlebte Beziehung mit einem Mann ein, erschrak aber vor den auf mich bezogenen homosexuellen, sadistischen und regressiven Phantasien, die sich ihr in Träumen offenbarten. Sie träumte von einer Bande jugendlicher Delinquenten, die eine Frau töteten, die viele Flaschen besaß und mit der sie eingesperrt wurde.

Die Art und Weise, wie sie die Beziehung zu diesem Mann aufbaute, ist voller Bedeutungen und zeigt die Funktionsweise der projektiven Identifikation. Eine durch das Erlebnis der Entbehrung (Hunger-Migration) bedingte Verstärkung der Verfolgungsangst stellte einen zusätzlichen Faktor dar, der die introjektive Identifikation hemmte und die projektiven Mechanismen förderte.

In dieser Phase begann sie eine Sitzung mit den Worten: „Ich bin völlig wahnsinnig. Inês hatte gestern Hunger und das Dienstmädchen hatte das Essen noch nicht fertig. Ich bin mit dem Studium sehr beschäftigt und, wenn ich mich zu Hause nicht um alles kümmere, läuft überhaupt nichts. Dann fing Inês an zu wimmern. Ich habe mich sehr aufgeregt und zwei große Milchtropfen kamen aus meiner Brust heraus (Schweigen). Und da ist noch was: Ich habe an Z. gedacht. Eigentlich hat er schon alles erreicht, und dennoch sucht er nach einem Partner. Manchmal schaue ich ihn an, ich weiß nicht, nur so. Ich fragte mich, wie ich mich fühlen würde, wenn ich er wäre. Er hat meine Blicke bemerkt. Am Anfang schien er nervös und abweisend, dann aber beruhigte er sich. Ich schäme mich, etwas so Pubertäres zu erzählen."

Ihr Einblick in die eigene Angst vor der Einsamkeit und dem Ausgehungertsein hatte sie beeindruckt. Daher mußte sie auf die Allmacht ihrer Brüste und Brustwarzen zurückgreifen, die ihr die Tropfen Milch im Notfall schenkten. Aber sie suchte auch nach dem Besitz eines allmächtigen Penis, um über seine Ejakulation jederzeit verfügen zu können. Sie stellte sich vor, sie dringe in Z. ein („wenn ich er wäre"), und mit dem Blick versuchte sie, ihren hungrigen Teil in ihn zu verpflanzen („er sucht einen Partner").

Sie fuhr fort: „In Wirklichkeit ist er Papa sehr ähnlich. Das war das erste, was mir an ihm auffiel. Und er hat genauso helle Augen wie meine Tochter und Sie."

Auch wenn dies wie ein ödipales Ausagieren (acting-out) aussieht, trachtete sie auf einer anderen Ebene danach, durch ihn eine Selbstversorgungsphantasie zu verwirklichen. Dafür mußte sie allmächtige Brustwarzen haben, die ihr stets Milch spenden und ihr die geringste Frustration abnehmen würden, oder auch einen allmächtigen Penis, den sie dadurch zu erlangen versuchte, daß sie sich über eine projektive Identifikation in einen Mann versetzte. Die Intensität, mit der sie diesen Mechanismus anwandte, ließ sie die Erschütterung ihrer Identität spüren, und sie kam sich vor, als würde sie verrückt werden.

Mittels der Regression versuchte sie nicht nur die vergangene Zeit zu leugnen, sondern auch die zukünftige zu kontrollieren (zeitliche Bindung), um das unerträgliche Warten auf die Abreise auszumerzen: Z. war schon das „andere Land", das idealisiert wurde, damit sie es nicht zu fürchten brauchte („ein fabelhaftes Geschäft").

Die Beziehung zu Z. stellte (aufgrund bestimmter Merkmale, auf die ich hier nicht detailliert eingehen kann) ebenfalls einen Versuch dar, nochmals Jugendliche und Papas Kind zu sein. Darin manifestierte sich ihr Bedürfnis, noch vor der Abreise einen Teil ihres Lebens wiederzugewinnen, den sie mit ihrer übereilten und kontraphobischen Ehe übersprungen hatte. Damals war sie (klaustrophobisch) „vorwärts geflüchtet"; jetzt hatte sie sich vor den Folgen erschrocken, und wollte phobisch (agoraphobisch) „rückwärts fliehen".

Es überrascht nicht, daß sie genau in ihre Jugend zurück wollte, denn dies ist der Lebensabschnitt, in dem sich die größte Identitätskrise abspielt. Die Jugend impliziert Veränderungen des Körpers wie auch Veränderungen des Elternbildes aus der Kindheit.

Marisa hatte diese Phase nicht überwinden können. In der Jugend war erneut jenes Mädchen gegenwärtig, das mit der Bande die Mutter tötete, um sie vom Papa zu trennen. In diesem Sinne empfand sie die Abreise in ein anderes Land als Flucht vor mir, um den Vater zu heiraten und mich allein und partnerlos zurückzulassen.

Diese Regression in sadistische und perverse kindliche Spaltungssituationen erinnert an Träume aus der Entwöhnungszeit ihrer Tochter. In diesen Träumen zerstückelte eine Jugendbande das vereinte Paar auf der Dachkammer.

Wir sehen, daß angesichts der Angst vor der jetzigen Trennung die katastrophenartige Antwort auf die Entwöhnung als Modell fungiert. Sie regrediert auf sadistisch-orale Phantasien, die von mannigfaltigen, dissoziierten Teilen mobilisiert werden (die Bande von Delinquenten).

In diesem *acting-out*-Versuch hatten sich ihr infantiler weiblicher Anteil (das hungrige Mädchen) und ihr männlicher Anteil (der allmächtige Penis) von der Übertragungsbeziehung abgespalten.

III

Die weibliche Identität

Ihre weibliche Identität konnte auf der Basis dieser narzistischen und „hungrigen" Phantasien keinen Halt finden. Sie hinderten sie daran, sich einer normalen Lösung ihres positiven Ödipus zu nähern.

Die Situation der Migration weckte in ihr erneut den „Hunger" und sie stürzte in die Verwirrung der Geschlechter und in die Rivalität mit dem Ehemann und den Männern.

„Papa wollte mir unbedingt Geld geben. Aber jetzt behandelt er mich wie eine Ausgehaltene. Er will nicht, daß Ricardo es erfährt. Jetzt fehlt nur noch der Pelzmantel ... In letzter Zeit verstehe ich mich wieder nicht so gut mit Ricardo. Ich glaube, daß er die Kleine beeinflußt. Sie wacht nachts auf und schreit nach ihm, und sagt 'mein, mein'. Sie kann schon gut sprechen. Neulich sagte sie, daß Papa böse sei, weil er einen Bonbon nicht dort einstecken wollte, und zeigte auf die Vagina."

Weil die Mutter nicht als Modell für eine gute Identifikation mit ihrer reifen sexuellen Rolle fungiert hatte (da „alles, was von Mutter kommt, falsch ist"), und weil der Vater es vorzog, eine Art perverser Beziehung („die Ausgehaltene") oder ihre kindlichen masturbatorischen Neigungen („Das Studium als Ablenkung") zu fördern, wurden ihr die Möglichkeiten entzogen, ihre weibliche Identität und ihre Beziehungen zu jenen Realitätsaspekten, in denen sie als Frau fungieren mußte, zu konsolidieren.

Das Defizit an weiblicher Identität drängte sie zu der Phantasie vom Besitz eines allmächtigen Penis, der im Intellekt angesiedelt sei und mit dem sie den Vater kastrieren könnte. Dieselbe frühkindliche ödipale Frustration förderte die oral-sadistischen Impulse, die in einer hungrigen Vagina lokalisiert wurden, und die sich nach der Besitznahme des Objekts sehnte („mein, mein"), um es für sich behalten zu können.

Das Scheitern ihrer weiblichen Identität veranlaßte sie zur Aufrechterhaltung eines Typus kindlicher Sexualität mit perversen Eigenschaften, der jetzt ihre ödipalen Phantasien tränkte.

Als die Trennung für den Sommerurlaub näher rückte (für sie die Vorwegnahme der großen Trennung), wiederholte sich ein verzweifeltes Material: Ein Gefühl der Obdachlosigkeit, ein Gefühl, keinen Ort zu haben, an dem sie lernen könnte. Sie lief durch die Straßen, „alle Kneipen waren geschlossen, und es gab keinen Platz, wo man sich hinsetzen könnte". Unter anderem fühlte sie sich verloren und verlassen, denn die Nahrung der Analyse fehlte. Genau dieses Gefühl drückte ihre innere Unruhe aus, die mit der Trennung anläßlich der Abreise, mit ihrer Abhängigkeit von mir und ihrem Hunger nach mir – was sie nur schlecht tolerieren konnte – zusammenhing.

Die Trennung für den Urlaub bedeutete zu dieser Zeit logischerweise eine Begegnung mit all den Ängsten, die mit der Migration verbunden waren. Aber ich möchte hier vor allem die Art und Weise hervorheben, wie sie die unerträglichen Gefühle abzuwehren suchte: Abhängigkeit und Hunger. Deutlicher als sonst wehrte sie sich dagegen, ihre orale Abhängigkeit von der Analyse einzusehen. Die in der Wirklichkeit geschlossenen Kneipen (Urlaub von der Analyse) reflektierten diesmal etwas, das während der ganzen prä-migratorischen Phase eine innere psychische Realität gewesen war: die innere „geschlossene Kneipe“ trotz laufender Analyse – wegen ihrer Unfähigkeit, sich introjektiv mit einer Brust guter Milch zu identifizieren. Es fiel ihr sehr schwer, zu spüren, daß sie irgendeinen Wert für mich haben könnte, es sei denn, daß sie mich als von ihr abhängig betrachtete. Sie stellte sich vor, daß ich sie bei der Rückkehr nicht mehr erkennen würde, daß sie für mich nicht mehr existieren würde.

Das Erlebnis, daß man „ihr nichts gab“, bezog sich nicht darauf, daß ihr keine materiellen Sachen geschenkt worden wären, oder daß die Brust ihr keine Milch gegeben hätte, sondern darauf, daß sie keinen realen affektiven Kontakt erlebt hatte: „Bei Mutter scheint alles falsch“.

Und ich – mit dieser Muttervorstellung ausgestattet – erwarte sie nur „wegen des Geldes“, dieser allmächtigen Fäkalie, mit der man angreifen, erobern, beschwichtigen oder sich selbst versorgen könnte. Die Tatsache, daß ich mich ihrer Abreise nicht widersetzte, daß ich nicht versucht hatte, sie zurückzuhalten, erlebte sie als Zeichen dafür, daß ich sie nicht brauchte, und daß ihr Fortgehen mir nichts ausmache. Für sie bedeutete dies unter anderem „nicht zu existieren“ und die eigene Identität verloren zu haben. Sie glaubte, „nichts von Bedeutung zu sein“.

Meiner Meinung nach hatte sie auch das Bedürfnis, die Situation umzukehren und sich allmächtig zu fühlen, denn, immer dann, wenn sie viel brauchte und man ihr nichts gab, kam sie sich vor, als existiere sie nicht.

Bick (1965) sagt, daß, wenn ein Kind schreit und die Mutter nicht erscheint, es sich erniedrigt vorkommt und sich so erlebt, als würde es für die Mutter nicht existieren.

Als ich in Urlaub ging, griff sie erneut auf die pathologische Introjektion von „mächtigen Gestalten“ zurück. Aus diesen heraus versuchte sie ihre Objekte durch projektive Identifikation sadistisch und allmächtig zu kontrollieren. Was ging in ihr vor? In ihr vermischten sich diese Gestalten mit verschiedenen Aspekten ihrer totalen und partiellen Objekte. Dies stürzte sie in Verwirrung, sie konnte nicht mehr zwischen gut und böse unterscheiden. Ihre Identität wurde ernsthaft erschüttert (Wahnsinn) und es bestand die Gefahr, daß ihre gute Beziehung zu mir (Vater) verloren ging – aufgrund der Übergriffe des mit ihren bösen Objekten identifizierten Teils.

IV

Die „Fensterglas-Identität"

Nach den Ferien äußerte sich erneut ihre Spaltung auf unterschiedliche Weise, um die beiden simultanen Objekte – das neue, unbekannte „andere Land" und das Ursprungsland – unter Kontrolle bringen zu können, aber insbesondere durch Bezugnahme auf „die Kleine".

Die Situation offenbarte sich, als sie in einer Sitzung bemerkte, ihre Tochter habe entdeckt, daß man auf dem Fensterglas gleichzeitig sowohl die Möbel des Hauses wie auch die Straße sehen konnte, und daß dadurch der Stuhl sowohl „drinnen" wie auch „draußen" zu sein schien.

Auf der einen Seite enthüllte die Analyse dieses Materials ihren Wunsch, der Stuhl zu sein und damit zugleich „drinnen und draußen", das heißt zur gleichen Zeit an zwei Orten sein zu können. Damit versuchte sie, die Trennung, den Verlust und das Traumatische der Migration allmächtig zu leugnen. Andererseits identifizierte sie sich in ihrer Phantasie mit dem Fensterglas, auf dem sich die anderen Objekte widerspiegeln konnten.

Genauso sah sie die Rolle des Analytikers: Eine Projektionsfläche der Analysanden zu sein ohne eigene Existenz; Mutter und Vater, die erst dann existieren, wenn sie sich in ihnen widerspiegelt. Dies war jedoch noch keine vertrauenswürdige Leinwand, denn sie warf stets ein verworrenes Bild zurück: Ein Bild, das sich mit dem vermischte, was man durchscheinend sehen konnte. Es war eine durchlässige Leinwand-Brust, die ihr die Identität wegfraß.

Das Gefühl, Fensterglas zu sein, war letztlich Ausdruck eines Identitätsmangels und des Gefühls, nichts zu besitzen.

„Jedesmal, wenn ich etwas sagen will, kommt es mir vor, als wäre es von Ricardo ausgeliehen, als entspräche es seinem Interesse oder als wäre es von Ihnen beeinflußt. Dann fühle ich mich völlig leer. Ich könnte irgend jemand sein. Ich könnte auch die „Ehefrau des XX" sein. Ich erinnere mich an den Film ‚*La Señora y sus maridos*'*. Ich fühle mich, als wäre ich nichts."

Das Material von „*La Señora y sus maridos*" enthüllte die Art und Weise, wie sie ihre Objekte gebrauchte, nämlich als Ablage für die Dinge, die sie nicht ertragen konnte, in die sie aber auch alles deponierte, was ihr wertvoll war – wodurch sie sich entleerte. Dafür splitterte sie ihre Objekte auf (viele Ehemänner), als wolle sie dadurch die Gefährlichkeit des Projizierten verstreuen und die Gefahr der Introjektion verringern.

Der verleugnete Aspekt dieses Materials besteht darin, daß die „Señora" im Film all ihren Ehemännern dasselbe Schicksal bereitet: sie macht sie reich („sie brachte ihnen Glück") und dann sterben sie. In der Tat hatte Marisa das Gefühl, daß sie mich bereichert habe (wie auch den Ehemann). Die Angst, mich zu töten, war jedoch so groß, daß sie keine Verantwortung für das übernehmen konnte, was in ihrer Beziehung zu mir geschah. Alles passierte „mit Papas Geld", dabei war sie – wie die Mutter – nur Mittlerin: Ein „Fensterglas", auf dem keine Spur des Reflektierten zurückbleibt.

In dem Maße wie der Abreisetag näher rückte, verstärkten sich ihre depressiven Ängste, und zwar in einem solchen unerträglichen Ausmaß, daß sich bei ihr das Bedürfnis intensivierte, erneut auf die Spaltung und die projektive Identifikation zurückzugreifen.

Diese letzte Phase der Analyse war sehr wichtig, weil sie den Wendepunkt sowohl in ihrer Regression als auch in ihren Versuchen setzte, diese Reise als Wiederholung der früheren Migration zu betrachten – in denen sie ein passives, unterworfenes, mitgenommenes Element gewesen war, und in denen sie sich weder für das Fortgehen noch für das Bleiben entschieden hatte.

Dies äußerte sich, als es darum ging, konkrete Maßnahmen

---

* dt.: „Die Frau und ihre Ehemänner" (Anm. d. Üb.)

hinsichtlich der Reise zu ergreifen, das heißt sich selbst bewegen und einen gewissen Grad an Verantwortung für die eigenen Bewegungen zu übernehmen.

Wir konnten feststellen, daß für sie das Sich-Bewegen mit Darmbewegungen eng assoziiert war; es bedeutete „fortzugehen“ von der chronischen Verstopfung und von einem Aspekt ihrer inneren Lähmung. Es implizierte aber auch das Risiko, die eigenen Fäkalien „in Bewegung zu setzen“, die – erlebt als konkrete Aspekte ihres Selbst – verstreut „herausfallen“ und sie erneut der Entleerung aussetzen könnten. Und sie wollte nichts entgegentreten, was ihr Schmerzen zufügen könnte.

Wegen der Abreise mußte ihr Haus entweder verkauft oder vermietet werden. Aber sie weigerte sich, es den Leuten, die zur Besichtigung kommen sollten, zu zeigen, um nicht zu leiden. Sie verließ immer das Haus und überließ dem Ehemann die Aufgabe, es den Leuten vorzuführen.

Die Interpretation dieses Materials zeigte ihr, daß dies ihre Haltung gegenüber der eigenen inneren Situation war: Um nicht an dem zu leiden, was sie verlassen sollte, wollte sie nicht die Dinge sehen, die sie besaß. Und sie projizierte auf den Ehemann und auf die Gegenstände im Haus alles, was in ihr geleugnet wurde: der Besitz dieser Gegenstände, ihr Fortgang, um noch andere Gegenstände zu erwerben, und das Leid darüber, daß sie fortgeht und dabei Verluste erleidet.

Indem sie dem Ehemann die Vorführung des Hauses überließ, dissoziierte und projizierte sie auf ihn das Leid, als sei er nun der kleine Bruder, der aus dem Haus gewiesen werden würde – was darauf zurückgehen mag, daß sie wahrscheinlich anläßlich der Geburt ihrer Schwester entwöhnt wurde. Sie versuchte nun, manisch fortzugehen und hinterließ in der Figur eines Bruders den Teil, der sich ausgestoßen fühlte, wie auch den Teil, der nun die klaustrophobischen Ängste erleiden sollte.

Diese Geschwisterrolle bekamen auch jene zugeschrieben, die nach ihrer Abreise ihren Platz in der Analyse besetzen würden. Sie hatte erfahren, daß einige ihrer Bekannten um eine Analyse bei mir gebeten hatten – Gesuche, die ich nicht erfüllen konnte. Meine Ablehnung hat ihr großes Vergnügen bereitet, weil sie dadurch Objekte bekam, auf die sie ihr Erlebnis, verstoßen worden zu sein, projizieren konnte. Und indem sie mir

Vorschläge machte, wen ich annehmen sollte, schützte sie sich gegen die Eifersucht auf die Person, die ihren Termin bei mir übernehmen würde. Sie konnte jedoch die starken Neidgefühle angesichts des Gedankes nicht verhehlen, daß ich andere Kinder bekommen könnte, und daß sie dann bei mir ihren „eigenen“ Wert verlieren würde.

V

In dieser Zeit kreiste die Analyse um einige sehr aufschlußreiche Schlüsselträume, auf die ich leider nicht detailliert eingehen kann, die sich aber auf ihre Unfähigkeit zum Handeln bezogen: „Da zu sitzen, ohne etwas zu tun und über alles bis zu den letzten Konsequenzen nachzudenken“, machte sie verrückt. Es war eine Art mit Gedanken zu masturbieren, mit der Phantasie, „für alle denken“ zu müssen. Ihr mangelndes Identitätsgefühl verdeckte eine Allmachtsphantasie, in der sie glaubte, „alle zu sein“.

Ihre größten Anstrengungen zielten darauf, die Realität „nicht zu sehen“: nicht zu sehen, wer sie war und wer die anderen waren. In einem dieser Träume erschien ich ihr in der Rolle einer Lehrerin, die die Fensterscheiben ihres Hauses putzen wollte, wogegen sie sich verzweifelt wehrte. In diesen Tagen verlor sie außerdem ihr Adressbuch, mit den Namen und den Adressen „aller Welt“, und träumte wiederholt davon, daß sie in meinem Inneren verbleiben würde.

Sie schwankte zwischen ihrem Bedürfnis, nicht geboren zu werden, „nicht hinauszugehen“ – und identifizierte sich dabei mit der Schwester, die in der Mutter zurückbleiben würde -, und dem Bedürfnis, wieder auf die Spaltungsmechanismen und die projektive Identifikation zurückzugreifen, mittels derer sie sich auf zahlreiche Objekte projizierte. Wenn sie aber hinausgehen mußte, dann „zerstückelt“: bei jeder Veränderung entleerte sie sich.

Um sich jedoch nicht vollkommen in den Objekten zu verlieren, versuchte sie eine zwanghafte Handhabung ihrer Spaltung aufrechtzuerhalten. Sie wies jedem Objekt eine Rolle zu und behielt bei sich einen einzigen Teil, durch den sie sich selbst definierte: „Das Einzige, was ich als meins erkenne, sind die Streitereien". Die einzige Rolle, die sie in diesem Moment zuließ, war der „streitende" Anteil, ein Teilaspekt ihrer Identität.

Sie begann die anderen danach zu fragen, wie sie sie sehen würden, und verwickelte den Ehemann in Gespräche, damit er sich über sie äußere: Ein verzweifelter Rekurs, um zu erfahren, welche Rolle sie in seinen Augen spielte und in welchem Zustand sich ihre Teile befänden, die sie auf andere projiziert hatte.

Sie war dabei, ihre verstreuten Anteile zu suchen, und sie begann diese in die Sitzungen einzubringen. Sie konnte sie allerdings nicht behalten, sie konnte sie nicht reintrojizieren – obgleich sie sie schätzte –, weil sie ihr unbekannt waren, und weil sie zudem fürchtete, ihre Anteile würden sich in ihr vermischen. Aufgrund früheren Materials könnte man aber auch vermuten, daß sie diese Anteile deswegen fürchtete, weil sie ihr als fremder, gestohlener Besitz vorkamen.

„Ricardo hat mir etwas gesagt, das mich völlig verwirrte. Er sagte, ich sei leidenschaftlich. Erstaunt fragte ich ihn, wann dies so gewesen sei. Er sagte: 'Immer, seit den ersten Zeiten'. Ich verstehe es nicht. Eine Freundin von mir sagte, ich sei sehr zärtlich. Daß man mir das sagt, rührt mich sehr und ich spüre, daß es mit mir zu tun hat. Aber dann ärgere ich mich, denn, wenn er es gewußt hat, warum hat er es mir nicht vorher gesagt?"

Sie spürte ihre Wut gegenüber ihren leidenschaftlichen und zärtlichen Teilen, die zu ihr zurückkommen wollten; zu lange waren sie außerhalb ihrer selbst gewesen, sie waren ihr fremd geworden. Ihre Wut richtete sich auch gegen ihre Objekte, die von diesen Teilen gewußt, ihr aber nichts davon erzählt hatten; als hätte man ihr diese Teile die ganze Zeit vorenthalten, als hätte sie diesen Objekten etwas gegeben, ohne sich dessen bewußt gewesen zu sein.

Gleichzeitig konnten wir feststellen, daß einige Aspekte leichter reintrojiziert werden konnten als andere. Sie konnte leichter zugestehen, zärtlich zu sein als leidenschaftlich, und stellte damit eine Konkurrenz zwischen den projizierten Teilen her, die wieder aufgenommen werden sollten.

Das, was wir zusammen mit der Patientin den „Spiegel-Traum“ genannt haben, zeigt den Zustand ihrer Identität in dieser Phase.

Der Spiegel-Traum

„Ich ging in ein Hotel in Begleitung eines Mannes, ich weiß es nicht mehr so genau; es war ein zweifelhaftes Hotel. So ein Hotel für Paare, stundenweise vermietete Zimmer, wie das Hotel gleich hier um die Ecke. Aus der Portiersloge blickte einen der Portier starr an und schätzte einen ab. Es waren auch respektable Leute und seltsame Paare dort. Einer war Lehrer. Meine Onkel, Leute aus meiner Familie... Der Portier fragte mich, ob ich das Hotel für einen ‚Suppennapf‘ hielte, und ich verneinte es, ich sagte, mir käme es wie ein Hotel für Paare vor. Ich wollte, daß sie merkten, daß ich ein anständiger Mensch sei. Später bin ich nochmals mit einigen Freundinnen in das Hotel gegangen. In der Portiersloge waren jetzt Spiegel angebracht, in denen man sich selbst sehen konnte. Und zwischen den Spiegeln sah man eine Reihe von Frauen, als wären sie Telephonistinnen. Auf dem Spiegel hatte ich die Haare so kurz, wie vor einigen Monaten, und es stand mir besser. Ich glaube, ich werde sie nochmals schneiden lassen.“

Aus diesem Traum, der für diese Phase der Analyse wichtig war, werde ich nur die Aspekte herausstellen, die sich auf ihre Bemühungen beziehen, die verschiedenen Aspekte ihrer Identität kennenzulernen und zu integrieren (räumliche, zeitliche und soziale Integration).

Das Hotel stellte die Analyse dar, in der sich zu jeder Stunde ein anderes Analytiker-Patient-Paar befindet. Außerdem stellten die verschiedenen Paare jene Paare dar, die sie mit mir rollenweise bildete. Sie fühlte, daß ich sie jedesmal, wenn sie kam, scharf beobachtete, um „einschätzen“ zu können, in welcher Rolle sie jeweils gekommen war, und wie dann ihre Beziehung zu mir sein würde. Sie projizierte auf mich ihren forschenden Blick, der auf ihre Neugier und ihr Bedürfnis, alles unter Kontrolle zu haben, zurückging.

Einer der wichtigsten Aspekte des Traums entsprach jedoch ihrem Versuch, die zahlreichen introjizierten Gestalten voneinander zu unterscheiden, um die verschiedenen Aspekte ihrer Identität kennenzulernen: die anständigen Gestalten und die „seltsamen", die Nicht-Angenommenen, die Fremden.

Die Aufteilung des Traums in zwei Teile stellte zwei verschiedene Momente ihrer Analyse dar. Im ersten Teil war sie im Hotel in der Analyse angekommen, sie wußte nicht mehr so genau ob allein oder in Begleitung eines männlichen Anteils, der – wie wir gesehen haben – in ihrer allmächtigen Haarknoten-Penis-Brustwarze enthalten war.

Im zweiten Teil waren jetzt am selben Schalter, wo sich zuvor ein ausforschender Portier befand, dem sie die Wahrheit verheimlichen mußte, Spiegel angebracht, in denen sie sich anschauen konnte. Die Spiegel-Brust gibt das eigene Bild wieder und frißt es nicht auf, wie es vorher die Fensterglas-Brust in ihrer Durchsichtigkeit tat.

Aber der Spiegel ist noch fragmentiert; es sind viele Spiegel. Sie ist sie selbst und zugleich viele Freundinnen; und ich bin viele Telephonistinnen. Aber die Telephonistinnen sind zwischen den Spiegeln plaziert und versuchen den einen mit dem anderen in Verbindung zu bringen. Sie antwortete damit auf ihr Bedürfnis, daß ein Teil von mir ihr jeden ihrer Teile widerspiegele, während ein anderer Teil die verschiedenen Aspekte integriere.

Die Haare schneiden zu lassen bedeutete, die allmächtige Phantasie, das Paar zu „sein", aufzugeben und sich als Frau schöner zu erfahren. Das heißt, die Existenz des anderen Geschlechts und ihr Bedürfnis nach ihm anzuerkennen – eine Situation, die sich in der Regel im Laufe der Adoleszenz herausbildet.

VI

Ein anderes Beispiel für ihre Schwierigkeiten, die eigenen Erfolge anzunehmen, kann in folgendem Material gesehen werden:

„Montag war es witzig. Mir taten die Backenzähne weh und ich dachte, sie wären entzündet. Ich habe Ihnen aber nichts davon erzählt. Statt dessen habe ich davon gesprochen, daß ich einen Arzt aufsuchen wollte, wegen der Massagen und wegen dieser Pillen. Und Sie haben meine Geschlechtsbeziehung wie etwas Eßbares interpretiert. Ich habe nichts gesagt. Ich weiß nicht warum, aber ich habe die beiden Sachverhalte nicht miteinander in Verbindung gebracht; sie kamen mir vor, als hingen sie in keiner Weise miteinander zusammen. Und dann bin ich zum Zahnarzt gegangen, und prompt sagte er, daß die Weisheitszähne herauskommen."

Sie versteckte ihr Wachstum, um die Phantasie, krank zu sein, zu befriedigen. Sie erzählte nichts davon, weil sie glaubte, ihr Wachstum würde sie von mir trennen und krank zu sein ein Weg sein, sich mit mir zu verbinden – wie sie es früher mit der Mutter tat. Um akzeptiert zu werden, mußte sie anscheinend das Kind ohne Zähne und ohne eigenes Urteilsvermögen bleiben.

An diesem Material erkennen wir, daß ihre Schwierigkeit, Erfolge und Eigentum als eigene anzunehmen, mit der Schwierigkeit einherging, neue Rollen zu übernehmen, weil dies zugleich die Aufhebung der Bindung an die Mutter implizierte. All das ist in der Phantasie beheimatet, daß Erfolge, Wachstum und neue Rollen, die die Identität festigen, den „Weisheitszähnen" entsprechen, mit denen man die Mutter zerstückeln kann, ohne sie jemals wiederbekommen zu können.

Aufgrund ihrer Schwierigkeiten, eigene Teile und die Angst vor diesen Teilen anzunehmen und zu behalten, bat sie mich, daß ich sie für sie sammle und aufbewahre. Dabei drückte sie in verschiedenen Formen ihre Angst vor dem Zerfall aus, der unserer Trennung folgen könnte – eine Angst, die der Phantasie ihres Baby-Teils entsprach: daß die Mutter die sie haltenden Arme ausbreite, sie fallen und in Stücke zerschellen lasse.

VII

Es war nun der letzte Monat vor ihrer Abreise. Der Ehemann hatte schon einen festen Termin für den Abflug, aber sie hatte sich entscheiden können – und dies bedrückte sie sehr –, solange zu bleiben, bis sie ihr Studium beendet hatte.

Dies war aus vielen Gründen wichtig: 1. Für sich selbst zu entscheiden, „wann" sie gehen würde, bedeutete ebenfalls anzuerkennen, daß sie sich für das Fortgehen entschied, und das heißt auch, einen Teil ihrer Identität als „Frau in der Partnerschaft" anzunehmen. 2. Indem sie sich dafür entschieden hatte, erst nach Abschluß ihres Studiums zu fahren, entschied sie auch darüber, „wie" sie fortgehen würde, das heißt sie nahm damit einen anderen Teil ihrer Identität als „Frau mit eigenen beruflichen Interessen" an.

Nach Ricardos' Abreise suchte sie einen ihr bekannten Notar auf, um ihre Angelegenheiten zu regeln, statt die Beziehungen des Vaters in Anspruch zu nehmen. Überrascht stellte sie fest, daß sie sich nie darum gekümmert hatte, unter wessen Namen das Haus eigentlich eingetragen war. Außerdem schaffte sie es noch, einiges zu regeln, das der Ehemann vor der Abreise in Händen weniger verantwortungsvoller Personen gelassen hatte.

Endlich legte sie die letzte Prüfung ihres Studiums ab und graduierte. Sie kam mit strahlendem Gesicht herein und sagte: „Ich habe mein Diplom! Ich wollte Sie anrufen und es telephonisch erzählen, aber ich ließ es sein. Ich fühlte mich, als würde ich Sie belästigen."

Ich machte sie darauf aufmerksam, wie wenig der Ton ihrer Stimme mit dem, was sie erzählte und ausdrückte, übereinstimmte.

„Papa holte mich vom Examen ab; ich hatte es nicht erwartet. Am Anfang war er sehr froh darüber, aber nachher begann er meinen Erfolg abzuwerten. Er sagte, wenn ich intelligent wäre, sollte ich nie wieder ein Buch anfassen. Ich bat die Telephonistin um eine Verbindung mit Ricardo und Papa wurde gleich nervös. Danach kam noch mein Onkel und erzählte meinem Vater, daß es Probleme gäbe, und daß sie deswegen viel Geld würden zahlen müssen. Daraufhin benahm sich Vater, als wäre jemand gestorben."

Ich interpretierte ihr, daß sie eifersüchtig auf Papas Geld sei, denn diese allmächtigen Fäkalien schienen für Vater wertvoller zu sein als das, was sie erbringen konnte; daß sie glaubte, ihr Diplom hätte den Verlust dieses für Papa wertvollen Geldes verursacht oder einen wertvollen Menschen getötet.

„Außerdem wollte ich mit dem Assistenten sprechen, der mir bei der Durcharbeitung dieser Materie geholfen hatte; aber weil Papa da war, konnte ich es nicht."

Ich sagte ihr, daß ihr Teil, der Papa unterworfen war und sich ihm gegenüber schuldig fühlte, sie daran hinderte, sowohl mit ihrem Teil zu kommunizieren, der sich aufgrund des Diploms wertvoll fühlte, als auch mit dem zu sprechen, der ihr geholfen hatte, diesen Erfolg zu erzielen. Und er hinderte sie auch daran, mir zu erzählen, daß sie sich freute. Denn mir hatte sie nur gesagt, daß noch eine Bürde erledigt worden sei. Genausowenig kommunizierte sie mit der Mutter, die im Ganzen gar nicht auftauchte.

„Ja, ich weiß nicht, warum ich Mama nicht erwähnt habe. Noch gestern rief sie mich an, und erzählte, daß sie über Dritte erfahren habe, daß es Vater gut gehe, und daß er ihr dies verschwiegen hatte. Nachdem sie so viele Jahre das Chaos mitgetragen habe und nun die ganze Sache anfange, Früchte zu tragen, habe er ihr nichts erzählt."

Genau wie der Vater die Mutter ausgeschlossen hatte, hatte sie mich ebenfalls ausgeschlossen. Sie hat mir nicht erzählen können, daß es ihr gut ging. Sie fürchtete, daß ich verärgert sei, weil sie ausgerechnet jetzt fortgehe, wo die Analyse anfinge, Früchte zu tragen.

„Die Wahrheit ist, daß Mama sich sehr verändert hat. Früher hatte sie mich verspottet und mir gesagt, daß das Einzige, worin ich graduieren könnte, das Mutter-Sein wäre; aber danach hat sie mir sehr viel mit dem Kind geholfen, damit ich studieren konnte. Ohne sie hätte ich das Diplom gar nicht machen können.

Gestern spürte ich, daß ich weder mit dem Assistenten sprechen, noch mich bei Mama bedanken, noch Sie anrufen konnte. Ich sehe, daß ich gerade diejenigen ausließ, denen es am wichtigsten war, daß ich das Diplom schaffe. Es ist seltsam, aber ich kann meine Dankbarkeit nicht ausdrücken: als würde der Erfolg mir dann nicht mehr gehören" (als befürchtete sie erneut eine Entleerung).

Sie sagte, ihr Bild von mir habe sich sehr verändert; daß ich ihr mit dem Studium und dem Diplom geholfen habe; daß sie aber hoffte, daß ich ihre Unfähigkeit, sich zu bedanken, verstehen und akzeptieren könnte; daß das Erkennen dieser Unfähigkeit aber in sich den Wunsch zum Danken trage; und dies sei das Maximum, was sie mir jetzt geben könne.

Die Tatsache, daß mein Bild als Mutter sich in ihr verändert hatte, hinderte sie daran, auf eine totale Verleugnung ihrer Erfolge zurückzugreifen, obwohl ihre Verfolgungs- und depressiven Ängste sich nicht genug verringert hatten, um sich bedanken zu können, ohne das Gefühl, ihre Erfolge dadurch zu verlieren.

In den letzten Sitzungen wechselten Zukunftspläne und -phantasien mit der Trennungsangst ab.

„Es ist unglaublich; man hat mir ein von meinem Mann unabhängiges Visum angeboten, damit ich arbeiten kann – und nicht so ein Familienvisum. Ich habe es angenommen. Auf dem Formular wurde nach meinem Beruf gefragt, und zum erstenmal habe ich ihn aufgeschrieben; ich war sehr bewegt! Jetzt, da ich das Diplom habe, habe ich auch mehr Lust zu arbeiten, etwas zu tun und nicht immer nur eine Studentin zu sein. Aber dieses Gefühl hält nicht die ganze Zeit an.

Manchmal denke ich, daß die Trennung von Ihnen zu überraschend kam, und ich klage mich an, daß ich nicht so viel aus der Analyse gemacht habe; bei anderen Gelegenheiten denke ich, daß ich doch sehr viel gewonnen habe, und daß die Trennung nicht so fürchterlich ist."

Zusammenfassung

Wie wir schon gesagt haben, ist die Migration eine vielfach traumatische Situation. Sie beinhaltet zahlreiche Veränderungen in der äußeren Wirklichkeit mit entsprechendem Widerhall in der inneren Wirklichkeit.

Das Vorhandensein einer guten Bindung zu einem „guten, fest verankerten inneren Objekt" befähigt das Ich, diese äußeren und inneren Veränderungen zu ertragen und zu verarbeiten und sogar aus diesen Veränderungen reicher hervorzugehen.

Wir wissen, daß dies nicht Marisas' Situation war. In ihrer Kindheit war sie traumatischen Veränderungserfahrungen ausgesetzt gewesen. Ihre Geschichte zeigt Beziehungen mit wenig stabilen Objekten auf, denen sie schwer vertrauen konnte.

Der so oft wiederholte Spruch „Fortgehen heißt ein wenig sterben" erreichte dramatische Töne bei Marisa, wenn sie sagte: „Es ist, als würde man dem eigenen Tod beiwohnen. Alle sprechen über die Zukunft und machen Pläne, in denen man nicht mehr vorkommt." Und wenn sie sich auf das „andere Land" bezog, sagte sie: „Niemand wird mich dort kennen; dort werde ich niemand sein."

Dieses Gefühl, „niemand zu sein", reaktivierte das, was sie gegenüber der Brust erlebt hatte.

Die Migration führte Marisa erneut eine Geburtssituation vor, die für sie unbewußt mit dem Tod gleichgesetzt war: sie würde aufhören zu sein. Das heißt im „anderen Land" würde sie nichts sein, und sie stünde damit wieder vor einer Brust, die sie ignorierte. Die Geburtsphantasie war besetzt mit all den Erfahrungen aus der verspäteten Entwöhnung und dem unterdrückten Gebrauch ihrer Zähne, aus dem verspäteten Nahrungswechsel und den darauffolgenden Zerstückelungsphantasien bezüglich der Brust, des Penis und des mütterlichen Inneren – aufgrund der Frustration in der frühgenitalen Phase. Diese Geburt bedeutete für sie jetzt eine Entleerung all ihrer Inhalte. Meiner Meinung nach liegt diese unbewußte Phantasie der Entleerung der Angst vor dem Verlust der Identität zugrunde.

Die Phantasie der Entleerung stammte aus verschiedenen Quellen: 1. Aus den Zerfallsphantasien (ihrer Teile) durch projektive Identifikationen in Situationen der Trennung: Geburt, Entwöhnung, Reise. 2. Aus der Schwierigkeit, diese Teile zu reintrojizieren, einerseits weil sie ihr gefährlich vorkamen, und andererseits weil Marisa dieser Brust nicht zutrauen konnte, daß sie die Gefahr verringern würde. 3. Aus der Introjektion und der darauffolgenden projektiven Identifikation mit einer bis zur Erschöpfung entleerten Brust. 4. Aus dem Wirksamwerden derselben Mechanismen in bezug auf ein Mutterbild, das durch feindselige Phantasien entleert wurde. Diese Phantasien wurden durch den Neid und die Eifersucht der frühödipalen Phase mobilisiert. 5. Aus Phantasien, in denen die sich rächende Mutter sie absichtlich entleerte: Phantasien, die an realen traumatischen Erfahrungen Bestätigung fanden. 6. Aus Phantasien, in denen der Penis im Sexualverkehr sie entleeren würde.

All das entsprach der Phantasie einer katastrophenartigen Geburt, die den extremen Verfolgungscharakter der Erfahrung der Migration bestimmte.

Ob das Ereignis, das eigene Land zu verlassen, den Charakter einer „depressiven" und nicht einer „katastrophenartigen Geburt" erhält, hängt im jeweiligen Fall von all dem ab, was dem Individuum im Lauf seiner Entwicklung ermöglicht hat, sich als „reich und erfüllt" zu erfahren. Das heißt ausreichend über ein inneres, durch introjektive Identifikation erlangtes Eigentum zu verfügen, ein stabiles und gesichertes inneres Objekt und folglich ein festverankertes Identitätsgefühl zu haben, um den erschütternden Verlusten begegnen zu können, die mit einer Migration verbunden sind, und die immer das Individuum dem Risiko einer „katastrophenartigen Geburt" aussetzen.

6. Fortgehen?

Was nährt den Wunsch fortzugehen? Der Wunsch fortzugehen kann manchmal das Individuum selbst „überraschen", wie ein Gedanke, der einem möglicherweise schon seit langem durch den Kopf geht, ohne jemals ins Bewußtsein gedrungen zu sein. Zu einem bestimmten Zeitpunkt und ohne sich der Gründe bewußt zu sein, läßt das Individuum ihn plötzlich zu und macht sich für ihn empfänglich.

Bei anderen Menschen kann das Projekt einer Migration schon Ergebnis eines lang ersehnten Wunsches sein, der möglicherweise für nicht realisierbar gehalten und daher lediglich in vielfältigen Phantasien befriedigt wurde.

Sowohl in dem einen wie in dem anderen Fall können äußere Gründe diesen Wunsch rechtfertigen beziehungsweise nähren. So können beispielsweise wirtschaftliche Gründe die Notwendigkeit erklären, in eine Umgebung zu wandern, die günstigere Bedingungen für die eigene Entwicklung beziehungsweise für die Entwicklung der Kinder bietet, wie zum Beispiel im Fall der Familien, die ihre Dörfer verlassen, um in die großen Städte zu ziehen. Oder auch die Möglichkeit, eine Ausbildung oder einen Beruf zu erhalten beziehungsweise zu vervollkommnen, kann viele Menschen veranlassen, in andere Länder zu ziehen, in denen bessere Aussichten für die Erreichung solcher Ziele bestehen.

Obschon diese Gründe vorhanden sein mögen, können sie – auf einer tieferen Ebene – Rationalisierungen darstellen, um andere – mehr oder weniger konfliktreiche – innere Bedürfnisse zu befriedigen.

Manchmal kann es sich um die Suche nach neuen Horizonten und Erfahrungen, nach anderen Kulturformen und Lebensphilosophien handeln. Das entspricht dann dem Streben nach Erkenntnis und dem Wunsch, das Ferne, das Unbekannte, vielleicht sogar das Verbotene und das Idealisierte zu entdecken, wie wir es in dem Kapitel über Mythen dargelegt haben.

In anderen Fällen kann der Wunsch fortzugehen das Ergebnis einer Verfolgungserfahrung sein. In diesem Fall handelt es sich nicht um ein „Hinzubewegen auf“ das Unbekannte hin, das als gut und besser erträumt wird, sondern um ein „Flüchten vor“ dem Bekannten, das als böse oder schädigend erlebt wird.

Nicht immer werden diese Wünsche im Rahmen einer Migration konkretisiert; nicht nur wegen der äußeren Schwierigkeiten, mit denen das Individuum konfrontiert wird, sondern auch weil sie in Konflikt mit der Neigung stehen, am Familiären und Sicheren festzuhalten, die mehr oder weniger bei jedem Individuum vorhanden ist.

Die „philobatischen“ und „oknophilen“ Haltungen, die wir in einem früheren Kapitel angesprochen haben, sind in unterschiedlichem Ausmaß bei jedem Individuum vorhanden und liegen den Ambivalenzkonflikten zugrunde, die der Wunsch, fortzugehen, verursacht.

Wenn die Angst vor Veränderung überwiegt, kann diese nicht nur Folge der inneren Konflikte des Individuums sein, sondern auch in engem Verhältnis zur äußeren Welt stehen. Im allgemeinen hat das Individuum das Gefühl, daß etwas in ihm konstant bleibt, gleich welche Veränderungen um ihm stattfinden. Es gibt jedoch in der Tat Umstände, angesichts derer das Individuum die Veränderungen seiner Umwelt nicht ertragen kann. Dies kann zu einer Erschütterung seiner Wahrnehmung der äußeren Welt führen und – als Begleiterscheinung – zu einer Erschütterung der Identität seines Selbst.

Die Folge könnte die Entwicklung einer Angst vor Veränderungen sein, die das Bedürfnis bedingt, sich wiederholt zu vergewissern, daß alles unverändert bleibt. Unter der Wirkung dieser Angst werden einige Individuen vermeiden, sich in eine Welt neuer Realitäten hineinzubegeben, denn der damit verbundene Wechsel würde unvermeidlicherweise auch bedeuten, sich auf das Unbekannte, auf unvorhersehbare Ereignisse einzulassen und deren Konsequenzen zu begegnen.

Dies verursacht unerbittlich Zustände der Angst und der Depression, das Bedürfnis, am bereits Bekannten festzuhalten – wie wir schon erwähnt haben – und die Notwendigkeit, auf alle möglichen Arten von Rechtfertigungen zurückzugreifen, um die Veränderung zu verhindern.

Das Individuum tritt Ur-Ängsten gegenüber: Angst vor dem Verlust der schon etablierten Strukturen und vor dem Verlust seiner Anpassung an Normen, die vom sozialen Umfeld vorgegeben sind. Dies bringt starke Unsicherheitsgefühle hervor, es steigert die Isolation und das Erleben der Einsamkeit und schwächt grundlegend das Zugehörigkeitsgefühl zu einer etablierten sozialen Gruppe.

Die Menschen, die in der Lage sind, die Veränderungen, die mit einer Migration einhergehen, auszuhalten, und die ausreichend innere und äußere Gründe haben, um die Migration auch zu vollziehen, machen auf jedem Fall einen schwierigen Elaborierungsprozeß durch, an dessen Ende – nach unvermeidlichen Schwankungen – der Entschluß zum Fortgehen getroffen wird.

Während dieses Prozesses wird der Verantwortliche für die Familie die Last einer Entscheidung tragen müssen, die gleichermaßen andere Menschen seiner Umgebung betrifft. Die von ihm abhängigen Personen können ihm gegenüber Bewunderung und Dankbarkeit für die Übernahme der Verantwortung für eine Entscheidung empfinden, die den latenten Wünschen jedes einzelnen entsprechen kann; somit macht er sich zum Bewahrer und Vollzieher der Phantasien der familiären Gruppe.

Derjenige, der die Entscheidung trifft, wird aber auch den Angriffen und Klagen derjenigen ausgesetzt sein, die ihn begleiten werden, für den Fall, daß Unannehmlichkeiten oder Enttäuschungen unvermutet eintreten. Gelegentlich wird er Ziel von – latenten oder manifesten – Feindseligkeiten seitens derjenigen sein, die von ihm abhängen, da seine Entscheidung sie alle in ihren Lebensentwürfen, in ihrer Vergangenheit, in ihrer Gegenwart und in ihrer Zukunft betrifft.

Die abhängigen Personen können Depression und Gefühle der Ohnmacht, der Wut oder Rache erleben. Hier ist Material aus der Analyse eines jungen Mädchens, dessen Vater sich aus beruflichen Gründen für die Migration der Familie entschied:

„Ach... ich habe solche Wut... und so etwas... Meine Eltern haben entschieden, daß wir am Ende des Jahres das Land verlassen werden. Ich bin so sauer auf Papa! Alles dreht sich nur um ihn. Wir anderen zählen überhaupt nicht!... Mama ist auch traurig. Sie hat hier doch ihre sichere Stellung und dort wird sie wieder alles neu anfangen müssen. Und dennoch verteidigt sie Papa. Sie sagt, daß er leidet, daß er Kopfschmerzen hat, und so dürfen wir nicht einmal protestieren. (...) Es könnte auch etwas Gutes daran sein; ich würde zum Beispiel Briefe von N. aus England bekommen. Das wäre ein Trost, so etwas wie eine ‚Umkehrung der Fremde' (...) Aber diese Idee, fortzugehen! Ich werde Papa niemals verzeihen! In zwei Jahren werde ich volljährig, und wenn sie nicht zurückkommen, dann komme ich allein zurück! Sie wollen das Haus vermieten. Stellen Sie sich vor, was es heißt, zurückzukommen und zu sehen, wie andere Leute in deinem Haus wohnen!"

Der Trost, daß etwas Gutes am Ausland sei, war zu prekär angesichts der massiven Erfahrung vom Verlust ihrer Sachen, ihres Hauses und ihres Platzes in der Analyse, der an „andere" vermietet werden würde.

„Ach (...) und ich habe solche Träume gehabt! (...) Ich war mit D., S. und J. (Freunden) zusammen. Sie unterhielten sich. Und ich sagte ihnen: Ist es euch klar, daß ich weggehe? Sie aber achteten gar nicht auf mich; sie bejahten und unterhielten sich weiter über ihre Sachen."

Sie erlebte es, als wäre sie für die anderen und für ihre Analytikerin tot und als sähe sie das Leben weiter gehen, ohne daß sie im geringsten von jemandem vermißt würde. Sie kam sich wie ein Geist vor, der alles sieht und hört, der aber weder gesehen noch wahrgenommen wird. Und sie verzweifelte darüber, daß keiner die Intensität ihres Schmerzes verstehen konnte.

Zu der darauffolgenden Sitzung kam sie stark erkältet. Sie erzählte, es habe einen Schneesturm in der Stadt gegeben, in der sich ihr Vater zur Zeit befand. Hier zeigt sich, daß sie sich mit demjenigen identifiziert, den sie als Aggressor erlebt und von dem ihr Schicksal abhängt. Jetzt ist sie diejenige, die Kopfschmerzen hat, als wäre sie, und nicht ihr Vater, der Kälte in der weit entfernten Stadt ausgesetzt (wir sehen hier von den anderen Bedeutungen von Kälte und Sturm ab). Als ich sie darauf aufmerksam machte, antwortete sie: „Ah, ja, ist wahr. Bah!, ich möchte nicht mein Vater sein, aber gestern habe ich etwas getan, das er immer macht. Danach habe ich davon geträumt. Ich hatte Himbeermarmelade gekauft, aber da alle zu Hause sie gern essen und sie an einem einzigen Tag weg ist, habe ich sie zwischen dem Gemüse versteckt, damit sie nicht so leicht zu sehen ist. Und dann träumte ich, daß ich den Kühlschrank zuhause öffnete, und daß mein Vater darin die Schokolade in Büchsen versteckt hatte, damit man sie nicht bemerke." Der Vater wurde erlebt als derjenige, der ihr all die Sachen entzog, die sie würde verlassen müssen – die Analyse, das Geburtsland, das Essen, die Süßigkeiten, die leckeren Sachen –, und der sie alle für sich selbst behielt.

Sie fühlte, daß etwas in ihrer Kommunikation mit den Menschen zerbrochen war: Sie war schon in einer „anderen" Welt. Sie konnte nicht mehr an deren Gefühlen teilhaben. Es kam ihr vor, als wären ihre Schmerzen den anderen gleichgültig. Würden die anderen jedoch ihr Bedauern äußern, verschlöße sie sich. „Wenn ich zurückkomme, dann werden sich alle verändert haben. Sie werden nicht bis zu meiner Rückkehr wie versteinert bleiben, ohne sich weder zu bewegen noch sich zu verändern, damit ich dann alles wie vorher vorfinde." Sie stellte die Unvermeidbarkeit der Verluste fest, die trotz ihrer Absicht, zurückzukehren, eintreten würden. „Freundschaft entsteht aus Dingen, die man miteinander teilt. Alle werden hier weiterhin Dinge ohne mich miteinander teilen. Dort werde ich ‚in der Schwebe' leben, bis ich dann zurückkomme. (...) Ich fühle, was vor sich geht, und dennoch bin ich wie ein Stein; besonders fällt dies mir auf, wenn ich merke, daß die anderen zu weich werden; meine Freundinnen weinen und ich bin verhärtet."

Wer sich zur Auswanderung entschließt, benötigt Unterstützung, um diese Entscheidung zu verwirklichen, und um dem Zorn und der Kritik der Zurückbleibenden – das heißt der Objekte, die verlassen werden – standzuhalten: Freunde, Nachbarn, Kollegen und Verwandte. Tatsächlich beginnt die Umwelt, sich zu teilen, und zwar je nachdem, welche Haltung die anderen gegenüber der Absicht zur Auswanderung einnehmen: diejenigen, die Beifall und Ermutigung spenden (einschließlich derjenigen, die den Emigranten beneiden), diejenigen, die sich dagegen wenden und die Migration abwerten und diejenigen, die in Depression und Angst verfallen.

In der Regel beginnt sich die Umgebung in verschiedenen Farben zu tönen: der Ort, den man verlassen soll, kann angeschwärzt werden, seine Schwächen werden betont herausgestellt, als unterstützende Rechtfertigung für das Fortgehen, und das Schöne des neuen Landes wird übertrieben.

Aber solche Emotionen und Phantasien können sich sehr schnell umkehren, denn diese Phase erweist sich als eine Situation, in der das Individuum „auf des Messers Schneide" (Grinberg, 1978) steht und sehr leicht und plötzlich zwischen widersprüchlichen Gefühlen wechseln kann.

Ein Ausschnitt aus dem klinischen Material eines Patienten kann dies verdeutlichen. Es handelt sich um einen Mann, der Rom für die schönste Stadt der Welt hielt: Eine Stadt unter blauem Himmel, mit einer jahrtausendealten Kultur, mit künstlerischen Schätzen unvorstellbaren Wertes und bevölkert von den nettesten und zuvorkommendsten Menschen. Selbstverständlich wurde seine Geburtsstadt als schmutzig erlebt, mit einem ewig grauen Himmel, in der es aufgrund der Luftverschmutzung unmöglich war, einen einzigen Sonnenstrahl zu erblicken. Als er jedoch aus einer Vorbereitungsreise zurückkam, wechselten diese Gefühle gefährlich ab, so daß sie ihn in Bestürzung versetzten.

Er sagte: „Als ich allein in Rom war, fühlte ich mich beängstigt, furchtvoll, in mich selbst geschlossen. Ich ging nur für das Allernotwendigste aus und traf mich nur mit den Menschen, die ich unbedingt sehen mußte. Bevor ich in eine Cafeteria hineinging, erwägte ich sogar im voraus, ob der Kellner mich nicht mit einem bösen Gesicht anstarren würde. Seltsam! Die Stadt, die ich so sehr liebte, erschien mir häßlich und dunkel, und die Menschen, die ich immer als nett empfand, erlebte ich jetzt als feindselig. Es war für mich überraschend, als ich in meine Stadt zurückkehrte, daß sie mir nicht mehr so dunkel vorkam, wie ich sie in Erinnerung hatte, und ich mußte feststellen, daß die Luftverschmutzung doch nicht so stark war, wie ich es dachte. Die frische Luft und der sonnige blaue Himmel überraschten mich. (...) Die Beziehung zu meinen Freunden hat sich verändert und die Trennungslinie verläuft nun zwischen Akzeptanz oder Nicht-Akzeptanz unserer Auswanderung. Einige ärgern sich darüber, daß wir weggehen, und sagen, daß wir leichtsinnig sind. Andere meinen, es sei gut für uns, daß wir fortgehen, aber sie ziehen das Bleiben vor. Und dies verursacht Zweifel in uns:

Wenn das Land für sie gut ist, warum nicht für uns? Die einzigen, mit denen wir uns wohl fühlen, sind diejenigen, die entweder auch fortgehen werden oder es sich zumindest wünschen."

Bisher haben wir zwei Modellsituationen beschrieben: die Situation derjenigen, die sich entscheiden, auszuwandern und die Verantwortung für die Emigration der gesamten Familie übernehmen und die Situation derjenigen, die – wie das junge Mädchen – keine Entscheidungsfreiheit haben und „gezwungen" sind, zu emigrieren, trotz des eigenen Widerwillens.

Die Gefühle, die das Fortgehen hervorruft, unterscheiden sich wesentlich voneinander, je nachdem ob die Möglichkeit zur Rückkehr besteht oder nicht, wie wir später noch sehen werden. Dies bedingt große Unterschiede zwischen den erwünschten und den erzwungenen Migrationen, den vorübergehenden, das heißt mit festem Termin für die Rückkehr oder mit unbestimmter Dauer und denen, die als „endgültig" eingestuft werden.

Trotz all dieser Schattierungen und möglichen Variationen, selbst fortzugehen – oder andere fortgehen zu sehen – schmerzt, manchmal sehr stark. Manchmal wird der Schmerz überdeckt von momentanen Beschäftigungen, von bürokratischen oder zufälligen Sorgen, von der Aufregung und den Illusionen hinsichtlich des Umzugs; manchmal werden sie jedoch akut erlebt.

Eine Patientin drückte ihre Erinnerung an ihre Abreise so aus: „Fortgehen war fürchterlich. Sehr hart. Ein äußerst schmerzliches Ausreißen. Alles hinter sich zu lassen und sich in eine Zukunft zu begeben, die nur Gott, wenn es Ihn gibt, kennt. (...) Ich konnte die Gesichter der Verwandten und Freunde am Flughafen aus meinen Augen nicht löschen, wie sie uns hinter einer Glaswand nachschauten, von wo aus wir uns nicht mehr hören und berühren konnten. Ich konnte sie sehen, wie auf einem Foto oder auf einer Filmleinwand, aber ich würde sie lange Zeit nicht mehr umarmen können, und ich wußte, daß nach allen Seiten hin die Zukunft unsicher war. Ich mußte alle meine Kräfte sammeln, um nicht in Weinkrämpfen zu versinken. Ich fühlte mich, als würde mein Herz bluten, da ich dabei war, all das zu verlassen, was meine Vergangenheit war: mein ganzes Leben, die geliebten Menschen und mein Haus, das jahrelang mein ganzer Stolz war und nun sich in eine Wüste zu verwandeln schien.“

Wenn der psychische Schmerz nicht wie ein depressives Leid toleriert wird, kann er sich sogar in eine Verfolgungsvorstellung verwandeln, die die Abreise zutiefst prägt, als wäre man „vom Ort vertrieben“ und „nicht geliebt“ worden – auch wenn das Fortgehen auf die eigene Initiative zurückgeht.

So erging es einer jungen Frau, die mit ihrem Mann und ihren Kindern auswanderte. Sie klagte erbittert ihre Eltern an, daß sie nicht versucht hätten, mit allen Mitteln ihr Fortgehen zu verhindern; ihr kam es jetzt vor, als würden sie sich sogar darüber freuen. Die Verfolgungsvorstellung schien sich besonders auf die Mutter und auf die Schwestern zu beziehen, denn diese hätten nun die Rivalin ausgeschaltet und würden in der Nähe des Vaters bleiben.

Eine andere Form, den Schmerz der Loslösung wettzumachen, ist, ihn manisch zu erleben, das Leid zu verleugnen und Überlegenheitsgefühle gegenüber den Verbliebenen zu entwikkeln: Diese werden dann als Begrenzte, Unfähige erlebt oder als solche, die Gefahren und Entbehrungen ausgesetzt sind. Eine solche manische Abwehr taucht auf, wenn zum Schmerz der Trennung auch noch starke Schuldgefühle hinzukommen, weil man die Zurückbleibenden verlassen hat, unter denen sich manchmal auch schon verstorbene oder notleidende beziehungsweise pflegebedürftige Verwandte befinden.

Wir haben den psychischen Schmerz schon angesprochen. Es ist aber in diesem Zusammenhang auch zu erwähnen, daß es Menschen gibt, die, obwohl sie ihn erleben, ihn dennoch nicht spüren beziehungsweise erleiden können, vor allem in den spezifischen Situationen der Trennung und der Störung des Gleichgewichts. Bion (1970) hob hervor, daß manche Individuen eine solche Intoleranz gegenüber Schmerz und Frustration aufweisen, daß sie auch nicht in der Lage sind, Lust zu empfinden.

Die Natur eines solchen Schmerzes ist schwer zu beschreiben. Obwohl er mit Verlustgefühlen zusammenhängt, kann er nicht als Depression oder Seelenangst bezeichnet werden, auch wenn er Elemente der Angst enthält. Die Menschen erfahren diesen Schmerz als etwas fast physisches, er ist jedoch weder hypochondrisch noch psychosomatisch. Er befindet sich sozusagen an der Grenze zwischen dem Seelischen und dem Physischen. Was wir hier hervorheben möchten, ist, daß der von diesen Menschen empfundene Schmerz – wenn sie fortgehen, um eine Migration zu verwirklichen – nicht dem psychischen Schmerz entspricht, der für die depressive Haltung typisch ist, in der man diesen nicht als Sorge und Verantwortung für den Objektverlust erlebt. Die Natur dieses Schmerzes ist ursprünglicher und weniger bewußt, weil er den Rückgriff auf Mechanismen einer früheren Phase – der paranoid-schizoiden Phase – impliziert. Mit anderen Worten: „Die Erfahrung dieses Schmerzes ist noch keine Angst, obwohl in ihr der Samen enthalten ist, der auf die Erfahrung der Angst angelegt ist" (Betty Joseph, 1978).

In dem Maße wie der Emigrant nach und nach die Erfahrung seiner Migration verarbeiten und die verleugneten und dissoziierten Gefühle und Aspekte integrieren kann, wird er „wachsen" und seinen Schmerz „erleiden" können. Dies entspräche dem, was in der Umgangsprache „Wachstumsschmerz" genannt wird. Er wird auch ein größeres Wissen aus seinen Erfahrungen erlangen. Dies wird nicht nur ein intellektuelles Wissen sein (Bindung K), sondern ein viel lebendigeres („das O werden", wie Bion es nannte). Er wird nicht nur wissen, daß er ausgewandert ist, sondern er wird auch ein Emigrant „sein".

Bion erfaßt den Begriff der „Bindung" (link) als eine emotionale Erfahrung, in der zwei Menschen oder zwei Teile eines Menschen miteinander in Beziehung stehen (Bion, 1962). Es gibt grundlegende Emotionen, die stets präsent sind, wenn wir von einer „Bindung" sprechen. Aus der Menge dieser Emotionen beziehungsweise emotionalen Regungen wählt Bion drei von ihnen aus – Liebe (*love:* L), Haß (*hate:* H) und Wissen (*knowledge:* K) – als die wesentlichsten in der Beziehung zwischen zwei Objekten. Die Bindung K bezieht sich auf das Subjekt, das auf die Erkenntnis eines Objekts zielt und auf das Objekt, das sich zur Erkenntnis anbietet. Sie kann sich auch auf das Individuum beziehen, das durch Introspektion versucht, die Wahrheit über sich selbst zu erfahren. Diese spezifische Färbung drückt sich im Schmerz aus, der in der Frage selbst enthalten ist: „Wie kann X (das Subjekt) irgend etwas wissen?“ Man muß unterscheiden zwischen dem „Erwerb von Wissen“ als Ergebnis einer Verwandlung des Schmerzes (in diesem Fall wird das erworbene Wissen (K) für neue Erfahrungen dienlich sein) und dem „Besitz von Wissen“, der dazu gebraucht wird, um eine schmerzvolle Erfahrung zu vermeiden. Letztere Situation ist häufig bei Menschen zu beobachten, bei denen manische Abwehr und Allmachtsvorstellungen vorherrschen, und bei denen wirkliches Lernen durch emotionale Erfahrung ausgeschlossen bleibt. Die Vermeidung des Schmerzes kann dem dienen, was „–K Bindung“ (minus K) genannt werden kann: *Nicht-Wissen.* Darin herrschen Verleugnung, Neid und Gier vor. In diesem Fall wird keine Entdeckung, kein Lernen und keine Entwicklung möglich sein.

Für Bion (1970) ist die „Transformation in O“ mit der Veränderung, mit dem Wachstum und der Suche nach Wahrheit, mit dem Erlangen der Einsicht (*insight*) verbunden. „O“ stellt die letzte, nicht erkennbare Realität, die Unendlichkeit, die in jedem Objekt enthaltene und ihm eigene absolute Wahrheit dar. Diese psychische Realität ist nicht erkennbar: Sie kann nur „geworden“ sein. (Es sollte eine transitive Form des Verbs „Sein“ geben, um sie ausdrücklich in bezug auf die besagte Realität anwenden zu können.) Dies nennt er „O werden“. Es bedeutet, noch über das „Wissen“ um eine Realität hinaus zu gelangen.

Die Transformation in „O“ ist etwas wie „zu werden, was man ist“, oder „seine eigene Wahrheit werden“. Eben gerade deswegen wird diese Transformation so sehr befürchtet und abgewehrt.

Ein Emigrant zu „sein“ ist etwas ganz anderes als „wissen, daß man emigriert“. Es impliziert, die volle Wahrheit und die absolute Verantwortung dieses Status zu übernehmen. Solche Leistungen entspringen jedoch einem geistigen und emotionalen Zustand, der schwer zu verkraften ist. Dies erklärt das Bedürfnis vieler Menschen, auf vielfältige Abwehr-Operationen zurückzugreifen, um nicht über das „Wissen“ hinaus in das Emigrant-„Sein“ übergehen zu müssen.

7. Die Zurückbleibenden

Die Reaktionen derer, die zurückbleiben, und die Natur ihrer Gefühle hängen von Qualität und Intensität ihrer Beziehungen zu den Emigrierenden ab.

Sehr nahe Verwandte werden zwangsläufig Gefühle von Verlust und Verlassenheit erfahren. Sie werden von Kummer und Depression überfallen, die gewisse Feindseligkeiten gegenüber dem Fortgegangenen nicht ausschließen, denn dieser hat ihnen Leid zugefügt. Manchmal wird die Trennung als Tod erlebt, wenn die Umstände, unter denen der Emigrant fortgeht, die Vorstellung einer baldigen Rückkehr nicht zulassen beziehungsweise, wenn die Trennung von vorneherein als endgültig feststeht. Mehr oder weniger trifft immer etwas von dem zu, was die Volksweisheit in den bekannten Spruch faßte: „Fortgehen ist ein bißchen sterben". Es trifft sowohl für die Emigranten als auch für die Zurückbleibenden zu. Die Trauer, mit der sie auf die Trennung antworten, kann verglichen werden mit der Trauer um den Tod eines geliebten Menschen. Diese unbewußte Gleichsetzung von Fortgehen und Sterben kann sehr intensiv sein. Wir haben es schon bei dem jungen Mädchen im vorherigen Kapitel gesehen: Es kam sich vor, als würde es mit seinem Fortgang für die anderen sterben.

Wir hatten auch Gelegenheit, ein anderes Mädchen zu beobachten, das im Geburtsland blieb als sein Bruder in ein weit entferntes Land auswanderte, ohne die Absicht zu haben, jemals zurückzukommen. Nachdem es nach der Abreise des Bruders Tage und Nächte lang geweint hatte, war es völlig verblüfft, als es seinen ersten Brief bekam. In seiner Verzweiflung hatte es jegliche Kommunikation mit ihm für unmöglich gehalten, als wäre er tatsächlich in eine „andere Welt" gegangen.

Der Begriff der Trauer impliziert einen komplexen, dynamischen Prozeß, der die gesamte Persönlichkeit des Individuums und – bewußt oder unbewußt – alle Ich-Funktionen, sein Verhalten, seine Abwehrmechanismen und vor allem seine Beziehung zu den anderen Menschen erfaßt.

Im Spanischen ist das Wort „duelo“ (= Trauer) etymologisch mit dem Wort „dolor“ (= Schmerz) verbunden. Es bedeutet aber auch „Duell“ als Herausforderung oder Kampf zwischen zwei Menschen. Beide Deutungen können demnach herangezogen und übertragen werden 1. auf das Leid, das durch den Verlust des Objekts und von Teilen des Selbst verursacht wird, die auf das Objekt projiziert waren, 2. auf die enorme psychische Anstrengung, die erforderlich ist, um den Kontakt zur Realität wiederzugewinnen, und 3. auf das psychische „Ringen“ um die Loslösung von den verfolgenden, strafenden Aspekten des verlorenen Objekts und um die Assimilierung der positiven und guten Aspekte. Beide Verwendungen des Wortes „duelo“ sind besonders übertragbar auf Emigranten, da sie nicht nur Schmerz um das Zurückgelassene erfahren, sondern auch die Herausforderung hinsichtlich dessen spüren, was auf sie zukommt.

Die Schmerzen und Schuldgefühle über den Verlust von objektbezogenen Teilen des Selbst können die Verarbeitung der Trauer stören oder erschweren (León Grinberg, 1963). Ob der Verlauf der Trauer normal oder pathologisch verläuft, wird unserer Meinung nach durch das Vorhandensein einer von zwei Arten von Schuld bedingt: einer depressiven oder einer strafenden Schuld. Die strafende Schuld bestimmt die Entfaltung der pathologischen Trauer, die in der Regel entweder zu Somatisierungen führt oder in melancholische Bilder und andere Formen von Psychosen mündet. Im Gegensatz dazu äußert sich die depressive Schuld als Kummer, Leid und als eine authentische Wiedergutmachungsneigung, die eine bessere Verarbeitung der Trauer gestattet.

Die Eltern eines Emigranten können beispielsweise nicht nur den Verlust des Sohnes als dessen Tod erleben, sondern zusätzlich befürchten, daß sie selber sterben bevor sie Gelegenheit haben, den Sohn wiederzusehen. Diese Situationen können sehr pathetisch und herzzerreißend sein, denn in ihnen vermischen sich depressive und Verfolgungsängste. In der Phantasie machen sie den Sohn verantwortlich für den ihnen zugefügten Schmerz, für das Ausbleiben der erwarteten Gratifikationen und für den Entzug von Lebenszeit. Diese Gefühle ändern sich jedoch, wenn die Migration des Sohnes eine erzwungene ist, zum Beispiel aus politisch-ideologischen Gründen, und wenn es darum geht, daß er das Land schnellstens verläßt, um seine Freiheit und sogar sein Leben zu retten. Unter diesen Umständen wird der Schmerz der Trennung weitgehend kompensiert von der Erleichterung, den Sohn fern von Verfolgung und Gefährdung zu wissen. In anderen Fällen jedoch können die Eltern den Fortgang auf sehr ambivalente Weise erleben, je nachdem ob andere Konflikte bestehen, wie beispielsweise Generationsrivalitäten oder aus anderen Quellen stammende Feindseligkeiten.

Die Mitglieder der Zugehörigkeitsgruppe des Emigranten erleben verschiedene emotionale Zustände, die sich ganz unterschiedlich entfalten können, je nachdem, welche Gründe für die Abreise ausschlaggebend waren, welchen Umständen und Zusammenhängen die Zurückbleibenden unterworfen sind, und welche affektive Bindung sie eint.

Ein Patient erzählte von der heftigen Reaktion eines ihm nahestehenden Freundes, als er ihm seine Entscheidung mitteilte, für einige Jahre ins Ausland zu gehen, da er ein Stipendium für eine Weiterbildung in seinem Beruf erhalten hatte. Der Freund sei bleich geworden, und mit einer Stimme voller Schmerz und Angst habe er gesagt: „Was für ein Bruch!" So faßte der Freund die Gefühle der Leere und des Verlusts zusammen, die die unerwartete Nachricht verursachte. Er berichtete außerdem von den manifesten oder verdeckten Neid- und Feindseligkeitsreaktionen seitens anderer Kollegen als er diese von seinem Vorhaben in Kenntnis setzte. Einer von ihnen sagte offen: „Wenn ich könnte, würde ich auch fortgehen."

Nicht selten wird der Emigrant Träger der unterschiedlichsten Phantasien seiner Gruppe, die auf ihn projiziert werden. Der Inhalt dieser Phantasien entspricht gelegentlich dem Wunsch der anderen, ebenfalls zu emigrieren. Dieser Wunsch wird dann durch die projektive Identifikation mit dem Emigranten befriedigt. Oft hört man: „Es ist gut, daß wenigstens einer von uns gehen kann" oder „Wir werden alle davon profitieren".

Der Emigrant kann aber auch als „Sündenbock" erlebt werden, der mit allem, was erwünscht und beängstigend ist, beladen wird. Er wird Träger der Schuld aller anderen, die er stellvertretend mit den Verlusten büßt, die mit dem Fortgehen verbunden sind. Die Zurückbleibenden sind dann entlastet und können weiterhin ihre Habe genießen.

Wir sprechen also von einer latenten Zufriedenheit, die die Gruppe aufgrund der Übertragung der kollektiven Verantwortung auf den Emigranten erleben kann. Diese Zufriedenheit kann allerdings auch erlebt werden, wenn mit der Abreise des Emigranten die Gruppenmitglieder sich von einem Rivalen befreien, gegenüber dem sie starke Konkurrenz empfanden, und der ihnen jetzt freies Feld überläßt.

Ähnlich wie derjenige, der fortgeht, greifen auch die Zurückbleibenden, die unter der Abreise des Emigranten leiden, auf verschiedene Abwehrmechanismen zurück, um dem sie erfassenden Schmerz entgegenzuwirken.

Diese Abwehr kann manischer Art sein, indem das Ausmaß der Trennung geleugnet oder unterschätzt wird. Dies äußert sich in Redensarten wie „Wir bleiben in Kontakt", „Wir werden uns bald wiedersehen", „Wir werden uns oft schreiben", „Im Zeitalter des Jets ist alles näher gerückt" usw.

Gelegentlich erhält die Abwehr einen paranoiden Charakter. Die Zurückbleibenden kommen sich vor, als wären sie vom Emigranten verraten worden und reagieren mit Groll oder Wut. Sie bezichtigen den Emigranten der Leichtsinnigkeit, der Verantwortungs- und Rücksichtslosigkeit gegenüber denen, die mit ihm so viele Erfahrungen geteilt haben.

Es kann aber auch eine melancholische Reaktion erfolgen, in der die Zurückbleibenden sich selbst Vorwürfe machen, die Schuld und die Verantwortung für den Verlust des Emigranten sich selbst zuschreiben. Die melancholische Identifikation mit dem Abwesenden ist derjenigen ähnlich, die in der Trauer um den Tod eines ambivalent geliebten Menschen stattfindet.

Die hypochondrischen Symptome und die Somatisierungen, die kurz nach der Abreise eines für das Subjekt wertvollen Menschen auftreten (zum Beispiel der Vater, der einen Herzinfarkt erleidet, nachdem der Sohn abgereist ist), können eine Form der Abwehr darstellen, um die Kontrolle über das abwesende Objekt im eigenen Körper aufrechtzuerhalten.

Aus dem, was wir bisher erörtert haben, wird ersichtlich, daß die Entscheidung auszuwandern kein isoliertes Ereignis ist, das nur denjenigen betrifft, der sich dafür entschließt. Wie wir gesehen haben, findet eine Interaktion statt, die eine Reihe von Konsequenzen für das Individuum und seine Umgebung mit sich bringt.

Die Migration kann unserer Meinung nach eine „katastrophenartige Veränderung" darstellen in dem Maß als aufgrund der Veränderungen einige Strukturen sich in andere verwandeln und Phasen der Desorganisation, des Schmerzes und der Frustration durchlebt werden. Werden sie verarbeitet und überwunden, stellen sie für das Individuum die Möglichkeit eines Wachstums und einer Entwicklung der Persönlichkeit dar.

Die Dinge verlaufen jedoch nicht immer wie geschildert. Es kann durchaus vorkommen, daß die Migration nicht die schmerzhafte, aber dennoch evolutive „katastrophenartige" Veränderung wird, sondern daß sie in eine tatsächliche Katastrophe nicht nur für den Emigranten, sondern auch für die Zurückbleibenden mündet.

Es gibt unter den Zurückbleibenden einige, die aufgrund einer speziellen und engen Bindung zu den Emigranten einen Sonderfall darstellen. Es sind die Kinder, die nicht mit den Eltern fortgehen, sondern vorübergehend, manchmal jedoch für viele Jahre, in der Obhut von Verwandten im Heimatland bleiben und auf die Rückkehr der Eltern warten.

Diese Situation kommt häufig in Ländern mit hohen Auswanderungsquoten vor, wie zum Beispiel Spanien. Wegen der Armut sind die Eltern gegangen, wie man sagt, um „Amerika zu machen" und später als „reiche Onkel" zurückzukehren. Viele schaffen es jedoch nicht und kehren nie wieder zurück, um dem Scheitern ihrer Illusionen nicht ins Auge sehen zu müssen. In den letzten Jahrzehnten üben die Länder in Europa zunehmende Anziehungskraft, denen es wirtschaftlich besser geht, wie beispielsweise die Bundesrepublik Deutschland und die Schweiz.

Einige Kinder, die von den Eltern im Heimatland zurückgelassen werden, entwickeln Symptome, die mit dieser Situation zusammenhängen. In einigen Fällen äußern sich die Symptome schon kurz nach der Abreise der Eltern, in anderen jedoch treten sie erst anläßlich ihrer Rückkehr auf. Obwohl es paradox erscheint, erinnert dieses Verhalten an Kinder, die während der

Abwesenheit der Eltern wehklagen, jedoch erst dann weinen, wenn diese zurück sind, als eine Art des Tadels, des Vorwurfs: Die Eltern erscheinen als die Objekte, an die das Weinen gerichtet ist.

Dies ist der Fall von Javier, dessen Eltern (Spanier) in Deutschland arbeiteten als die Mutter schwanger wurde. Die unerwünschte Geburt des Kindes durchkreuzte die Pläne der Eltern. Die Mutter kehrte vorübergehend nach Spanien zurück, nur um das Kind zur Welt zu bringen und ließ es in der Obhut der Großeltern.

Zwei Jahre später kehrten die Eltern endgültig nach Spanien zurück, wegen einer erneuten Schwangerschaft, bei der ein Mädchen geboren wurde, und Javier erhielt wieder seinen Platz.

Aber Javier integrierte sich nicht in die Familie. Sein Ressentiment wegen des Verlassen-Worden-Seins und der Neid auf die Schwester, die dies nicht erleiden mußte, zeigten sich auf verschiedene Weise. Er klagte seine Mutter mit Bauchschmerzen, Erbrechen, Halsschmerzen und Schmerzen in einem Bein an: Schmerzen, die mit gängigen Mitteln und Placebos gelindert wurden. Seit der Rückkehr der Eltern hatte er außerdem schwere Alpträume gehabt. Er träumte von einem Drakula oder einem Wolfsmenschen, der ihn beißen wollte, oder davon, daß er Polizist sei und Diebe erschieße.

Seine Symptome zeigen, daß aufgrund der Frustration und der affektiven Entbehrung, die er durch die Abwesenheit der Eltern erleiden mußte, diese als strafende und schädliche Objekte verinnerlicht worden waren, die sein Inneres überfallen und darin Schmerz und Leere verursachen. Außerdem hatten die Eltern, seiner Empfindung nach, ihn der unmittelbaren Pflege und elterlichen Fürsorge der ersten Jahre beraubt, auf die er ein Recht zu haben glaubte. Sie waren weder Mitgestalter noch Zeuge seiner ersten Erfolge (Essen, Laufen, Sprechen) gewesen. Diese Erfolge wurden gleich nach der Rückkehr der Eltern von seinem eigenen Groll und seinen Rachegefühlen überfallen: Seine Nahrungsaufnahme war plötzlich gestört (Bauchschmerzen, Erbrechen und Gewichtsverlust), seine Fortbewegung war eingeschränkt (Schmerzen im Bein) und seine Schulleistungen (Sprechen, Lernen) ließen nach. In seinen Alpträumen war er nicht nur ein Polizist, der sich vor Dieben, dem

Werwolf und einem beißenden Drakula schützte; durch die Projektion stellten diese Figuren auf einer anderen Ebene auch seine unersättlichen Wünsche dar, die als Folge der erlittenen Frustration zu einer Steigerung seines oralen Sadismus führten.

Als er sieben Jahre alt war, und nachdem fünf Jahre fruchtloser Suche vergangen waren, überwiesen ihn die Kinderärzte zu einem psychologischem Gespräch.

Seine Zeichnungen, in denen seine Familie abgebildet ist, sprechen für sich. Auf diese Zeichnungen sind viele Verwandte zu sehen: Großeltern, Onkel, Vettern, Großmütter mit großen Busen und auch die Schwester, die mit Tässchen spielt. Er selbst spielt mit einem Ball, erscheint jedoch als das kleinste Kind in der Familie. Die Eltern hatte er vergessen. Als er sie später noch hinzufügte, wurden sie nur ganz klein in einer Ecke und „mit der Arbeit beschäftigt“ dargestellt. Auf einigen Zeichnungen erscheint ein Hund, von dem er sagte, der Hund sei zwar schon tot, sei aber derjenige gewesen, der ihn immer verteidigt habe.

Er sagte, daß ihm die Familie „nicht so gut gelungen“ wäre, der Vater „etwas krumm“ stehe und er „noch viel mehr“ habe, „sie passen aber nicht hinein“.

In anderen Zeichnungen erscheinen die Eltern ohne Gesicht. Erst als er sich selbst als ein kleines Kind, das am Rock der Mutter festhält, darstellt, gibt er den Eltern Gesichtszüge.

Wichtig ist auch die Art und Weise wie er wiederholt sich und seine Schwester darstellt: Er spielt immer mit einem Ball, hat jedoch immer ein Bein vom Körper abgetrennt, wie das „Glied“, das vom Familien-Körper getrennt ist; der aus der Gruppe „Ausgegliederte“. Seine Schwester spielt „Mutter“ mit einer Puppe, aber die Puppe ist nur an ihrer Brust angelehnt; die Arme der Schwester hängen seitlich am Körper herunter, ohne die Puppe zu halten, genauso wie er von der Mutter nicht gehalten worden war. Die gleichgültige Haltung und der Mangel an Stütze fallen verblüffend auf.

An den Zeichnungen ist die manische Abwehr als Versuch erkennbar, die Abwesenheit der Eltern wettzumachen. Als Ersatz für die Eltern erscheinen unzählige Verwandte: Die Großmütter, die ihn aufgezogen haben, haben große Brüste, die mit den kleinen Tässchen-Brüsten der Schwester, die von der Mutter ernährt worden war, kontrastieren. Es ist einleuchtend, daß er zunächst vergaß, die Eltern zu zeichnen, so wie sie „vergessen" haben, ihn mitzunehmen. Und als er sie zeichnete, verringerte er sie in der Größe: Er versuchte, sie zu entwerten und leugnete dadurch, wie wichtig sie in seinem Leben waren.

Mit den gesichtslosen Abbildungen der Eltern zeigt er, daß die Eltern für ihn lange Zeit kein Gesicht gehabt haben. Genauere Züge erhalten sie erst, als er sich selbst als kleines Kind, das sich an der Mutter festhalten kann, in die Szene setzt.

Mit seinem Kommentar, daß in der Zeichnung ihm „die Familie nicht gut gelungen" sei, oder daß „der Vater krumm" stehe, drückte er in rührender Weise sein Gefühl aus, daß seine Eltern nicht die Aufgaben erfüllten, die sie ihm gegenüber hätten erfüllen sollen.

Auf derselben Linie steht der Verweis auf den Hund, der „schon tot ist, der mich aber immer verteidigt hat". Er kann auf einen Aspekt seines Selbst, auf seine erlöschte (tote) Selbstverteidigungsfähigkeit anspielen, die auf das Fehlen der elterlichen Zuwendung zurückgeht. Diese Erfahrung erscheint erneut in der Zeichnung des „abgetrennten Glieds" (das schmerzende Bein), das wir als das Gefühl interpretierten, der „Abgetrennte" der Familie zu sein – was auf pathetische Weise in der Darstellung der Schwester bestätigt wird: Sie spielt „Mutter" mit einer Puppe, die nur oberflächlich an ihrem Körper „haftet" und von ihr „nicht gehalten" wird.

8. Ankommen

Um eine Vorstellung dessen zu vermitteln, wie stürmisch und unruhig die Pubertät – dieser große Übergang von der Kindheit zum Erwachsenenalter – verlaufen kann, hat man sie mit der Situation von Emigranten verglichen, die in einem von Stürmen geschüttelten Boot langsam ihren Weg in die Neue Welt zurücklegen.

Die Emigranten in dem Boot haben die ihnen bekannte Welt hinter sich gelassen und bewegen sich auf eine andere Welt zu, die sie noch nicht realistisch einschätzen können. Fern von jeder Küste leben sie in einem irrealen Zustand, der nur von den Reisegenossen nachvollzogen werden kann. Wie wir an anderer Stelle erörtert haben, können diese Reisegenossen sich in eine neue Familie verwandeln. Der bekannte Ausdruck „Bootsbrüder" hat sich bewährt. Dieser Ausdruck hat in seinem tieferen Sinne nichts an Geltung verloren, selbst wenn man heutzutage auch im Flugzeug emigrieren kann.

Die Emigranten, die in einem Boot oder Flugzeug auf eine ihnen noch irreal vorkommende Welt zusteuern, wissen noch nicht – solange sie es nicht erlebt haben –, daß es längerer Zeit bedürfen wird (und zwar auch nachdem sie festes Land betreten haben), bis sie dieses Land als „wirklich fest" erleben können. Die „Seekrankheit" der Reise wird nicht so schnell verschwinden.

Die Migration ist ein so weitreichender Prozeß, daß er wahrscheinlich niemals enden wird, genau wie man nie den Akzent der Heimatsprache verliert.

Eine Patientin entdeckte erst nach vielen Jahren Analyse, wie schmerzhaft die in der Jugend mit Lust und Laune vollführte Migration gewesen war. „Hätte ich all das Schmerzhafte damals vorhergesehen, hätte ich sie (die Migration) entweder nicht vollführen können oder ich wäre zugrunde gegangen."

Anläßlich des Kaufs einiger Möbel konnten wir ebenfalls in der Analyse dieser Patientin die Bedeutung mancher Begebenheiten erkennen, die ihr früher nicht aufgefallen waren. Bis dahin hatte sie, anscheinend aus wirtschaftlichen Gründen und weil es Mode war, ihre ganze Wohnung im neuen Land mit einem Übermaß an Kissen, Tüchern, Matratzen, die auf dem Boden lagen, Wandteppichen usw. eingerichtet. Die Beschreibung erinnerte an ein Beduinenzelt, das reichlich ausgeschmückt und ausstaffiert sein kann, das aber aus Elementen besteht, die leicht zu transportieren sind und die einem Nomaden- oder Zigeunerleben entsprechen.

Die Erfahrung der Migration verwandelte sie in ein kleines und unsicheres Mädchen, dem alles nur vorübergehend vorkam, da ihm nichts die Sicherheit geben konnte, daß es nicht nochmals aufbrechen müßte; deswegen mußte alles leicht transportierbar sein. Die Kissen waren die weichen, lockeren und warmen Brüste der anderen, mit denen sie sich umgeben mußte, um der Erfahrung des Waisenkindes und der Verlassenheit standhalten zu können. Erst viel später, als sie mit Hilfe der Analyse in ihrer inneren und äußeren Umwelt eine stabilere Stütze gefunden hatte, konnte sie sich auch festere und schwerere Möbel kaufen: Bett und Stühle, die sie auf eine solidere und dauerhafte Weise bergen konnten.

Die Unsicherheitsgefühle, die Neuankömmlinge erleben, werden nicht nur von den Ungewißheiten und Ängsten angesichts des Unbekannten bestimmt, sondern auch von der unvermeidlichen Regression, die von diesen Ängsten mitgetragen wird. Es ist diese Regression, die in ihnen das Gefühl der Hilflosigkeit hervorruft und sie manchmal daran hindert, sich effektiv der Ressourcen zu bedienen, über die sie verfügen und die Teil ihres „Reisegepäcks“ sind.

Kafka beschreibt diese Situation auf sehr eloquente und rührende Weise in seiner Erzählung *Amerika* (1977). Er beschreibt die große Aufregung, die Karl, die junge Hauptfigur, erfaßt, als das Schiff, in dem er als Emigrant reist, in den Hafen von New York einläuft und er sich darauf vorbereitet, mit seinem Koffer auf den Schultern hinunter zu gehen: Als das Schiff „... in den Hafen von New York einfuhr, erblickte er die schon längst beobachtete Statue der Freiheitsgöttin wie in einem plötzlich stärker gewordenen Sonnenlicht.“ Aber bald verwandelt sich seine Euphorie in Unbehagen, als er einige Minuten später feststellt, daß sein Koffer, den er vorher unter der Obhut eines

Unbekannten gelassen hatte, verschwunden war, während er auf der Suche nach seinem Regenschirm war, den er im Durcheinander der Ausschiffung vergessen hatte; „... und er konnte jetzt wirklich nicht einsehen, warum er den Koffer während der Fahrt so aufmerksam bewacht hatte, daß ihm die Wache fast den Schlaf gekostet hatte, wenn er jetzt diesen gleichen Koffer so leicht sich hatte wegnehmen lassen."*

Auf einer bestimmten Ebene faßt der Verlust des Koffers symbolisch die ganze Reihe von Verlusten zusammen, die mit der Migration erlitten werden: den Verlust von Teilen der wertvollsten Besitztümer. Auf einer anderen Ebene, wie wir schon erwähnt haben, stellt er den vorübergehenden Verlust seiner Ich-Fähigkeiten und seiner eigenen Identität dar, der mit dem Schock der Ankunft verbunden ist.

Von einer ähnlichen Erfahrung berichtete ein junger Patient. Als er im neuen Land angekommen war, in dem er beabsichtigte, seinen Beruf auszuüben, hatte er gerade sein Diplom – das, was ihn in seinem Beruf akkreditierte und seinen wertvollsten Besitz darstellte – in einem Taxi vergessen. (Er hat es jedoch einige Tage später zurückerhalten.)

Unter diesen Umständen braucht das Individuum unbedingt jemanden in der neuen Umwelt (eine Person oder Gruppe), der oder die „mütterliche" und „stützende" Funktionen übernimmt, die ihm das Überleben und das Sich-Reorganisieren ermöglichen.

Der „Unbekannte", der bei Kafka den Koffer des Emigranten stahl, steht für das gesamte „Unbekannte", das den Neuankömmling verwirrt und desorganisiert; er steht für das, was ihn „schizophrenisiert". Angesichts dieses „Unbekannten" ist daher ein „Bekannter" notwendig beziehungsweise einer, der sich schnellstens „bekannt" macht.

Miguel Delibes erfaßt in seinem *Diario de un emigrante*** – ein literarisches Zeugnis, das einen Markenstein in der zeitgenössischen spanischen Stilistik setzte – diese nachhaltige und erdrückende Erfahrung der Begegnung mit dem Neuen und

* Zitiert nach Kafka, F. Amerika. Frankfurt a. M.: Fischer 1963, S. 5 und 9 (Anm. d. Üb.).

** „Tagebuch eines Emigranten" (Anm. d. Üb.)

Unbekannten. Die Hauptfigur, Lorenzo, der von Spanien nach Chile emigriert, sagt: „Wir stiegen in Buenos Aires aus dem Schiff, um mit dem Zug nach Santiago weiterzureisen. (...) Ich fühlte mich schon etwas gedrückt und ich dachte, als ich auf den Straßen so viele Menschen sah, wie ich zuvor noch nie gesehen hatte, daß fünf Millionen Gesichter vor meiner Nase vorbeilaufen könnten, ohne daß ich eine einzige bekannte Schnauze finden würde; und dann dachte ich, daß dies schlimmer sei als in der Wüste zu sein; und ich spürte so etwas wie einen alles erfassenden Schmerz, den ich nicht aufhalten konnte. Ich fing an, mich an zu Hause zu erinnern, an die Kumpel, an das Gehöft, und ich fragte Anita, was die Alten jetzt wohl gerade tun würden, und wie spät es drüben jetzt sei ..."

Schon einige Seiten davor finden wir eine leichte Anspielung auf die Wahrnehmung der Regression, die umso stärker wird, je näher die Menschen dem Zielort kommen. Während der Überfahrt mußten sie ihre Uhren immer wieder neu einstellen, je nachdem welchen Längengrad sie gerade passierten. Kurz vor der Ankunft kommentiert Lorenzo: „Wir haben unsere Uhren um noch eine halbe Stunde zurückgedreht; ich sage mir, wenn es so weiter geht, werde ich mich bald in Windeln wiederfinden."

Das Bedürfnis nach einer vertrauten Figur, die die Ängste und Befürchtungen des Immigranten angesichts des Neuen und Unbekannten aufwiegt beziehungsweise neutralisiert, kann verglichen werden mit der verzweifelten Suche nach dem bekannten Gesicht der Mutter oder eines Stellvertreters, wenn das Kind allein ist.

Ein Modell, das sich dem nähert, was wir darzulegen versuchen, ist das von Ethologen gelieferte Modell der Prägung. Es erklärt die Neigung jedes Neugeborenen, sich einem anderen lebenden Wesen zu nähern, das potentiell „Kontakt" und Schutz geben könnte. In der Tat scheinen sich Neugeborene auf den ersten zu fixieren, dem sie begegnen, auch wenn er einer anderen Spezies angehört, wenn er nur die Möglichkeit in Aussicht stellt, diese Bedürfnisse zu befriedigen.

Bowlby (1960) stützte sich auf dieses ethologische Modell, um seine Theorie der „Anhänglichkeit" zu entwickeln; darin untersucht er die Bindung des Kindes zu Vertrauenspersonen, die seine Trennungsangst mildern.

In der Theorie der Objekt-Beziehungen steht diese Figur immer für eine innere Mutter, die mit schützenden Eigenschaften diese Ängste mildert, indem sie „Tuchfühlung“ und Geborgenheit spendet.

Durch die Trennung von bekannten Situationen und durch den Schock der Begegnung mit dem Neuen entstehen beim Immigranten Ängste, die die guten inneren Objekte vorübergehend lähmen. Deshalb braucht der Immigrant Menschen in der äußeren Welt, die diese Figuren repräsentieren: etwa einen „Paten“ oder Ersatzeltern, um die guten inneren Objekte wieder in ihren schützenden Funktionen reaktivieren zu können.

Die Verwundbarkeit des Neuankömmlings ist, wie die des Neugeborenen, sehr groß. Das Bedürfnis, sich angenommen zu fühlen, ist so groß, daß jede Person, die sich für ihn interessiert, sich ihm gegenüber liebenswürdig oder empathisch verhält, wie auch jegliche Angelegenheit, die sich günstig entwickelt, ihm das Gefühl vermittelt, geliebt zu werden. So wie ihn jede Unannehmlichkeit vom neuen Ort scheinbar verstößt.

Wir beziehen uns hier auf die ersten Eindrücke des Immigranten, die auf ihn auf einzigartige Weise wirken. Seine Reaktionen werden einen mehr oder weniger verfolgenden Inhalt haben, je nach Art der früheren Objektbeziehungen. Diese verinnerlichten Objektbeziehungen bestimmen die paranoide Intensität seiner Reaktionen gegenüber den unvermeidlichen Frustrationen. Sind seine inneren Objektbindungen vorwiegend konfliktbehaftet, dann wird sehr wahrscheinlich eine tiefere Regression stattfinden, die den Rückgriff auf ursprünglichere Mechanismen und Abwehrhaltungen paranoid-schizoider Art fördert: verstärkte Dissoziationen, Leugnung unerfreulicher Situationen, ausgleichende Idealisierung bestimmter Teilaspekte, häufiger und massiver Gebrauch projektiver Identifikationen.

Die Dissoziation hat den Zweck, sowohl die Verfolgungs- wie auch die depressiven Ängste wettzumachen, und die drohende Verwirrung zu vermeiden, die dadurch entsteht, daß das Individuum zunächst nicht gut zwischen dem Alten und dem Neuen unterscheiden kann.

Anfangs zeigt sich meistens die Neigung, das neue Land durch Hervorhebung seiner positiven Eigenschaften zu idealisieren und das Zurückgelassene abzuwerten. Eine solche Idealisierung führt zu hypomanischen Zuständen und zu psychischem und physischem Wohlergehen, das sich aber als flüchtig und vorübergehend erweist.

Dies ist beispielsweise der Fall, wenn Patienten berichten, daß sie „sich seit langem nicht so wohl gefühlt" hätten, „wie jetzt", und daß sie „seit Jahren nicht so gut geschlafen" hätten. Dieses „so gut schlafen" könnte eine Abwehr gegen den Verdruß angesichts schwieriger Umstände sein, wobei der Schlaf eine Zuflucht ist. Manchmal spiegelt der ausgedehnte Schlaf eine Depression wider, in der sich eine tiefe Phantasie der Flucht vor dem Leben ausdrückt. Ein anderes Mal versagt dieser Mechanismus und dieselben unbewußten Phantasien drücken sich genau umgekehrt aus und bedingen Schlafstörungen, Schlaflosigkeit oder aufgewühlte Verfolgungsträume.

Wie Achard und Galeano hervorheben, sind dem Neuankömmling die neuen Kommunikationscodices, die er erst aufnehmen muß, bei seinen ersten Kontakten unbekannt oder er versteht sie schlecht. Dies erhöht das Niveau der Ambiguität und der Widersprüche, die in den Informationen enthalten sind, die er aufnimmt. Eine der möglichen Folgen wäre, daß der Immigrant sich von den anscheinend „chaotischen Botschaften" überflutet oder von einer unbekannten und feindseligen Welt „aufgefressen" fühlt.

In dieser Regression auf ursprüngliche Ebenen mentaler Aktivität drücken sich die Emotionen in Zusammenhang mit so Grundlegendem wie dem Essen aus, das dann eine spezifische Bedeutung erhält; denn das Essen symbolisiert die früheste strukturierende Bindung, die man mit der Mutter beziehungsweise ihrer Brust gehabt hat. Es kann vorkommen, daß der Immigrant dann eine besondere Abneigung gegen die typischen Gerichte des neuen Landes hegt und sehnsüchtig nach anderen sucht, die Merkmale der Gerichte seines Herkunftslandes aufweisen.

Eine Argentinierin, die in die Vereinigten Staaten emigriert war, bestand in den ersten Zeiten ihrer Migration darauf, nur

„empanadas“ und „churrascos“* zu essen, um so ihre Identität nicht zu verlieren.

Analog dazu weigerte sich ein Immigrantenkind in Argentinien systematisch, Fleisch – das in diesem Land meist konsumierte Produkt – zu essen, und beschränkte seine Diät ausschließlich auf Milch und Eier, die Basis seiner Ernährung im Geburtsland; und es forderte außerdem, daß diese von dort importiert seien. Hier werden die Ablehnung der unbekannten, strafenden und für schlecht gehaltenen Brust (Fleisch) und die Suche nach der bekannten und idealisierten Brust (Milch und Eier „aus seinem Land“) deutlich.

In anderen Fällen nimmt der Immigrant Zuflucht zum Essen, um die innere Unruhe zu beschwichtigen: damit erschafft er sich eine großzügige, unerschöpfliche „idealisierte Brust“, mit der er versucht, die Leere zu füllen, die durch die in der Migration erlittenen Verluste bedingt wird. Oft werden diese Mahlzeiten zusammen mit Landsleuten zelebriert wie eine Art Erinnerungsritual. Die Mahlzeiten werden aber auch allein gegessen und nehmen die Gestalt eines „kompulsiven Essens“ an: als rasender Versuch, die verlorenen Objekte wiederzugewinnen.

In den ersten Zeiten seiner Übersiedlung beschäftigt sich der Immigrant eher mit den Leuten und Orten, die er verlassen hat; dies wird oft begleitet von Sehnsüchten und Wiedersehenswünschen. Nach und nach und in dem Maße, wie er sich auf seine neue Lebensform und die ihn umgebenden Menschen einläßt, beginnt er Abstand von den Erinnerungen an seine Verwandten und alten Freunde zu gewinnen. Die Zahl der Briefe, die manche Immigranten in den ersten Zeiten nach der Ankunft in die neue Welt tonnenweise in ihre alte Welt schreiben und von dort erhalten, wird langsam kleiner: ein Indiz für die gegenseitige Distanzierung.

Die Menschen verändern sich allmählich: sowohl diejenigen, die fortgegangen sind, wie auch diejenigen, die zurückbleiben; ebenso verändern sich die Gewohnheiten, die Lebensformen und die Redeweise, auch wenn es sich um dieselbe Sprache handelt. Was sich nicht verändert – und dies ist wichtig, wegen

* „empanadas“: argentinische Fleischpastete; „churrasco“: ein typisches argentinisches Gericht, bei dem verschiedene Fleischsorten am Spieß gegrillt werden. (Anm. d. Üb.)

des Einflusses und andauernden Widerhalls – ist die nicht-menschliche Umwelt, die dann zu einem bedeutenden Teil des Identitätsgefühls wird. Diese nicht-menschliche Umwelt (insbesondere was die natürliche und spezifische Umgebung des Individuums betrifft), die mit einem intensiven emotionalen Inhalt versehen worden ist, bleibt unverändert als Objekt der Sehnsucht und Symbol des Eigenen bestehen.

John Denford (1981) zitiert Searls, der die „nicht-menschliche" Welt für „einen Ort zum Experimentieren und Entspannen" hielt. Er erwähnt das Winnicottsche Konzept vom „transitionalen Raum" (Übergangsraum), der so weit reichen kann, daß er die „nicht-menschliche" Welt einschließt, und der dem Ort entspricht, in dem das Spiel mit den ersten „Nicht-Ich"- und „Nicht-Mutter"-Objekten beginnt. Für Denford spielen Verlust und Entbehrung dieser nicht-menschlichen Umwelt und der materiellen Objekte, die in der alten Umwelt besonders geschätzt wurden, eine äußerst wichtige Rolle in der Entwicklung der Immigranten. Er hält sie für so wichtig wie den Verlust und die Entbehrung geliebter Personen.

Dies erklärt, warum viele Emigranten versuchen, ihre gesamte Habe unabhängig von deren Nützlichkeit mitzunehmen: alte Möbel, die beim Transport auseinander fallen, Kleidungsstücke, die nicht mehr getragen werden oder Geräte, die nicht mehr funktionieren. Auch kleine Schmuckstücke oder Gefäße von geringem Wert, die jedoch auf der emotionalen Ebene stark besetzt sind, können diese höchst bedeutende Funktion für das Identitätsgefühl erfüllen.

Eine Patientin erzählte, wie heftig und radikal die Veränderung für sie war, als ihre Möbel nachgeliefert wurden. Zu Beginn einer Sitzung sagte sie: „Seitdem ich angekommen bin, waren meine Träume völlig verstört, als wären sie gar nicht meine Träume; ich habe sie nicht mehr erkannt. Ich hatte noch nie solche Träume, als wäre ich nicht mehr ich selbst ... Aber seit einigen Tagen habe ich wieder Träume wie früher. Ich glaube, seit dem Tag, an dem meine Möbel geliefert wurden: jetzt fühle ich mich wieder bei 'meinen' Sachen; die Wiederbegegnung rührte mich sehr. Jedes Objekt brachte die Erinnerung an eine Situation, an einen Augenblick, an eine Vergangenheit. Ich fühle mich wieder als ich selbst."

9. Die Aufnehmenden

Ein äußerst wichtiger Faktor für das Schicksal einer Migration ist die Reaktion der Mitglieder der aufnehmenden Gemeinschaft auf die Ankunft des Immigranten. Die Qualität dieser Reaktionen beeinflußt die Entwicklung seiner Niederlassung und seiner Eingliederung auf unterschiedliche Weise.

Diese Tatsache wurde schon immer anerkannt, bisher kaum berücksichtigt wurde jedoch, daß auch die alteingesessene Gemeinschaft den Schock erleidet, der mit der Ankunft des Immigranten verbunden ist: Mit seiner Anwesenheit verändert sich die Struktur der Gruppe; einige ihrer Richtlinien für moralisches, religiöses, politisches oder wissenschaftliches Verhalten werden in Frage gestellt, die bislang existierende Organisation könnte möglicherweise destabilisiert werden. Deswegen ist es auch für die Einheimischen eine schwere Aufgabe, die Anwesenheit des Fremdlings zu „metabolisieren" und in sich aufzunehmen.

Nicht nur der Emigrant sieht seine eigene Identität in Gefahr: Wenn auch in unterschiedlichem Ausmaß, kann sich die aufnehmende Gemeinschaft in ihrer kulturellen Identität, der Reinheit ihrer Sprache, ihrem Glauben und, allgemeiner, in ihrem Gefühl gemeinschaftlicher Identität ebenfalls bedroht fühlen.

Es erscheint uns in diesem Zusammenhang angebracht, eingehender auf das zuvor nur kurz erwähnte Modell von Bion (1970) über die Beziehung „Behälter-Beinhaltetes" (♀ ↔ ♂) einzugehen. Denn es veranschaulicht unserer Meinung nach die unterschiedlichen Wechselverhältnisse, die sich in der Interaktion zwischen Immigrant und aufnehmender Gruppe häufig ergeben. Dieses Modell ist gleichermaßen übertragbar auf die Gesamtheit der emotionalen Reaktionen, die zwischen dem Individuum, das sich zur Emigration entschließt, und den im Herkunftsland Verbleibenden entsteht. Wir haben uns in einem vorherigen Kapitel mit ihnen beschäftigt.

Ursprünglich verwendete Bion dieses Modell, um die verschiedenen Entwicklungen aufzuzeigen, die sich aus der Begegnung zwischen einer neuen Idee beziehungsweise dem sie vertretenden Individuum und der etablierten, sie aufnehmenden Gruppe (*establishment*) ergeben können.

Diese dynamische Interaktion zwischen dem Individuum beziehungsweise der neuen Idee (dem Immigranten) und der Umgebung (dem aufnehmenden Land) stellt – nach Bion – einen „katastrophenhaften Wandel" dar. Dieser besitzt eine potentielle Zerreißkraft, die in größerem oder kleinerem Ausmaß die Struktur der Gruppe beziehungsweise ihrer Mitglieder aufbrechen kann.

Mit anderen Worten, der Immigrant stellt mit all seinem Gepäck und seinen spezifischen Merkmalen die Komponente „Neue Idee-Beinhaltetes" (♂) dar; diese findet in der Komponente „Aufnehmende Gruppe-Behälter" (♀) unterschiedliche Tendenzen vor, die sich als Antwort auf diese neue Idee richten. Extremhaltungen wären die enthusiastische Aufnahme und die absolute Ablehnung.

Bevor wir das Erörterte detaillierter darlegen, wollen wir noch klarstellen, daß der Ausdruck „katastrophenhafter Wandel" sich auf ein Bündel von Vorkommnissen bezieht, die untereinander durch eine „konstante Konjunktion"* verbunden sind. Unter diesen Vorkommnissen können wir benennen: die Gewalt, den Umsturz des Systems und die Unveränderbarkeit. Letztere bezieht sich auf das, was in der neuen Struktur Aspekte der vorherigen erkennen läßt.

Die Migration bildet einen „katastrophenhaften Wandel" in dem Maße, wie sich bestimmte Strukturen aufgrund der Veränderungen in andere verwandeln: über die Zustände des Schmerzes, der Desorganisierung und der Frustration. Erst die Überwindung und die Verarbeitung dieser Zustände ermöglichen ein wahrhaftes Wachstum und eine bereichernde Entwicklung der Persönlichkeit.

Die Migration kann jedoch auch Konsequenzen haben, die

---

* Die konstante Konjunktion ist ein Begriff von Hume und bezieht sich auf die Tatsache, daß bestimmte Beobachtungsdaten regelmässig in Verbindung miteinander erscheinen.

nicht dem „katastrophenhaften Wandel", sondern einer tatsächlichen Katastrophe entsprechen. Ob die eine oder die andere dieser Unwägbarkeiten eintritt, wird größtenteils davon abhängen, wie sich die Interaktion zwischen „Beinhaltetem" und „Behälter" gestaltet.

Das „Beinhaltete" kann aufgrund seiner Zerreißkraft dem „Behälter" bedrohlich erscheinen. Letzterer kann aus übermäßiger Starrheit oder übertriebener Angst das „Beinhaltete" ersticken und seine Entwicklung behindern.

Die dritte Möglichkeit – zweifellos die fruchtbarste – besteht darin, daß beide mit ausreichender Flexibilität gemeinsam wirken können, so daß der „Behälter" ein nicht-destruktives „Beinhaltetes" aufnehmen kann, und beiden eine Integration und Evolution mit gegenseitigem Nutzen ermöglicht wird.

Wir haben schon Gelegenheit gehabt, die verschiedenen Reaktionen seitens des Immigranten im neuen Land darzulegen: manische, depressive, paranoide, konfusionale Reaktionen.

Sehen wir uns nun an, was in der aufnehmenden Gruppe geschehen kann. Zunächst ist von Bedeutung, ob die aufnehmende Gruppe in irgendeiner Weise an der Ankunft des Immigranten beteiligt war: sei es, daß sie ihn aktiv eingeladen hat, sei es, daß sie von seiner Ankunft benachrichtigt worden ist und damit einverstanden war. In diesem Fall wird die Aufnahme positiv sein, zumindest wird es keine offene Feindseligkeit geben. Wenn der Neuankömmling jedoch ohne vorherige Benachrichtigung hereinplatzt, kann er eine anfängliche „Hab-Acht-Reaktion" hervorrufen; so als bereite man sich vor, jeglichen möglichen Übergriff zurückzuschlagen, bis man dessen Absichten erfährt. Dies trifft besonders dann zu, wenn man den Neuankömmling für aggressiv oder bedrohlich gegenüber der Gruppe hält.

Gleich am Anfang können die Haltung, die Persönlichkeit und das Verhalten des Immigranten diese Erwartungen und die ersten Eindrücke bekräftigen oder verändern. Dies hängt von seiner Vorgeschichte wie auch von seinen Möglichkeiten ab, die guten Bindungen zu seinen inneren Objekten auf die Umwelt zu projizieren.

Man darf aber nicht vergessen, daß in manchen Fällen die Anwesenheit des Immigranten die paranoiden Ängste der aufnehmenden Gruppe bestärkt: der Neuankömmling kann als Verfolger erlebt werden, als Eindringling, der die Einheimischen ihres legitimen Rechts berauben will, ihre Arbeit, ihren Besitz und ihre Habe zu genießen. In Extremfällen kann es zu intensiven fremdenfeindlichen Reaktionen mit betonter Feindseligkeit kommen.

Der Immigrant wird sich den anderen nähern können, wenn diese Respekt für seine Würde und für die Authentizität seiner Existenz zeigen. Umgekehrt, wenn man dem Immigranten die Anerkennung verweigert und seine Anwesenheit zurückweist, wird er die Einheimischen als unversöhnliche Feinde erleben.

Kafka beschreibt in seiner Erzählung *Das Schloß* die Abneigung der Bewohner eines Dorfes angesichts der Ankunft des Protagonisten, eines Landvermessers, der angeblich unter Vertrag genommen wurde, um im Schloß zu arbeiten. Selbst diejenigen, die ihn schützen und ihm helfen wollen, sagen ihm: „Sie sind nicht aus dem Schloß, Sie sind nicht aus dem Dorf, Sie sind nichts. Leider aber sind Sie doch etwas, ein Fremder, einer, der überzählig und überall im Weg ist, einer, wegen dessen man immerfort Scherereien hat…"*

Erstaunlich in diesem wiedergegebenen Fragment ist der Angriff auf die Identität des Neuankömmlings: Die Dörfler reagieren ihm gegenüber – der kein Einheimischer ist -, indem sie ihn für ein „Nichts" erklären, das nicht existiert; auch wenn sie bald zugeben, daß er doch „etwas" ist: „Ein Fremder, der im Weg ist". Das Verfolgungserlebnis der Dörfler ist so stark, daß sie den Immigranten entmenschlichen und verdinglichen müssen. Sie leugnen sein Mensch-Sein (sie verwandeln „jemanden" in „etwas"), nachdem sie versucht haben, seine Existenz selbst zu annullieren.

„…daß Sie hinsichtlich der hiesigen Verhältnisse entsetzlich unwissend sind, der Kopf schwirrt einem, wenn man Ihnen zuhört, und wenn man das, was Sie sagen und meinen, in Gedanken mit der wirklichen Lage vergleicht. Zu verbessern ist diese Unwissenheit nicht mit einem Male und vielleicht gar

* Zitiert aus Kafka, F. Das Schloß, Frankfurt a. M.: Fischer, 1987 (1968), S. 50 (Anm. d. Üb.).

nicht."* „Sie sind ein paar Tage im Ort, und schon wollen Sie alles besser kennen als die Eingeborenen..."**

Oft verstärken sich die Rivalitäts-, Eifersuchts- und Neidphantasien angesichts der Macht und der Fähigkeiten, die dem „Eindringling" zugeschrieben werden. Dies kann zu komplexen Teufelskreisen führen; Verfolgungswahn und Groll können sich beim Immigranten verstärken, da er die erhoffte und benötigte Aufnahme nicht findet.

Manchmal manifestiert sich die Feindseligkeit in subtilen Formen. Beispielsweise indem weder der Versuch gemacht wird, den Fremden zu verstehen, noch sich ihm verständlich zu machen; stattdessen werden die sprachlichen Unterschiede betont, als wolle man bestätigt haben, daß es ihm unmöglich ist, die Umgebung zu verstehen. Diese Gesprächspartner benutzen die Sprache als Schutz gegen das Neue, indem regionale Redewendungen oder äußerst feine und kultivierte Ausdrücke verwendet werden: beide unerreichbar für den Immigranten.

Manchmal beziehen sie sich in ihren Unterhaltungen und ohne Aufklärung auf Ereignisse und Personen, die Bestandteil ihrer eigenen Geschichte und Tradition sind, und aus denen der Fremde höchstwahrscheinlich ausgeschlossen ist.

Nicht selten begegnet man verächtlichen und entwertenden Bezeichnungen für die Fremden oder spöttischen Glossen, die sich manchmal über Generationen hinweg verewigen. In ihnen verschmelzen der auf Überschätzung beruhende Neid und die Geringschätzung, die erforderlich ist, um sich vor diesem Neid und dieser Überschätzung zu schützen.

In anderen Fällen reagiert die aufnehmende Gruppe positiv gegenüber der Ankunft des Immigranten, dem sie unbewußt ein allmächtiges und idealisiertes Bild zugeschrieben hat. Der Immigrant wäre demnach derjenige, der vielleicht die verwickelten, mehr oder weniger schwerwiegenden Probleme der Gemeinschaft lösen oder lösen helfen könnte.

In diesen Fällen hält man ihn für eine Art messianischen Führer und man behandelt ihn mit Wohlwollen und größter Herzlichkeit, indem man ihm jegliche Unterstützung für seine

* op. cit., S. 56 (Anm. d. Üb.)
** op. cit., S. 52 (Anm. d. Üb.)

Einrichtung in der neuen Umwelt anbietet. Aber da der Neuankömmling niemals in der Lage ist, solche Erwartungen zu erfüllen, kann die Gruppe mit Enttäuschung und Feindseligkeit reagieren und ihm nachträglich Schwierigkeiten bereiten: Sie kommt sich betrogen vor.

Manche Länder sind aufgrund ihrer sozio-ökonomischen Bedingungen an der Immigration besonders interessiert. Sie sind sich dessen bewußt, wie wichtig die Befriedigung der Bedürfnisse derjenigen ist, die in einem neuen Land ankommen, und achten genau darauf, gute Bedingungen für ihr Bleiben zu schaffen.

In Israel beispielsweise hat man die Aufnahmefunktionen in den Zentren für die Aufnahme von Immigranten institutionalisiert. Dort leben die Neuankömmlinge Monate lang mit anderen Menschen zusammen, die sich in derselben Situation befinden. Sie lernen die neue Sprache und stehen solange in der Obhut von „Tutoren", bis sie die neuen Sprachcodes, Gesetze und Regeln gelernt haben, die sie in Zukunft handhaben sollen.

In anderen Fällen können Einzelpersonen oder Gruppen von Landsleuten, die im neuen Land schon etabliert sind, die Empfangs- und Aufnahmefunktionen erfüllen.

Diese Hilfe ist unschätzbar, wenn man all das berücksichtigt, was wir über die Regression der Immigranten und ihre vorübergehenden Bedürfnisse nach mütterlichen beziehungsweise elterlichen Figuren gesagt haben: Figuren, die sie in ihren Herkunftsländern schon nicht mehr benötigten.

Nichtsdestoweniger ist es für den Neuankömmling nicht immer leicht, diese Hilfe anzunehmen: Es ist schmerzhaft, solche Bedürftigkeit zuzugeben. Für manche wird es unerträglich, die eigene Regression zu akzeptieren. Diese wird erlebt wie eine demütigende Infantilisierung. Ebenfalls demütigend scheint die Inanspruchnahme eines „Moratoriums" zu sein, das die Gesellschaft einem gewähren könnte, bevor man unter den neuen Bedingungen seine Arbeit vollständig wieder aufnimmt.

Wir hatten die Gelegenheit, in einer kurzen Psychotherapie einen erwachsenen Mann zu behandeln, dessen Leid sich pathetisch ausdrückte. In seinem Land war er ein angesehener Architekt gewesen. Seine Schwierigkeiten hinsichtlich Sprache und Umstellung auf die neue Situation brachten ihn dazu, eine minderwertige Arbeit anzunehmen, die mit seiner früheren beruflichen und sozialen Situation wie auch mit seinen intellektuellen Fähigkeiten stark kontrastierte. Dies alles entfesselte eine tiefe Depression, die Anlaß für die Beratung war. Als erreicht werden konnte, daß er seinen regressiven Zustand verstand und tolerierte – wie ein notwendiges Moratorium, um den Wandel in seinem Leben verarbeiten zu können -, konnte er den akuten Zustand seiner depressiven Krise überwinden und die Situation mit einer günstigeren inneren Disposition angehen. Dies ermöglichte ihm außerdem, in der Umwelt mehr Verständnis zu finden und einen passenderen „Platz“ in der neuen Gesellschaft zu finden.

Zuletzt kann die Interaktion zwischen Neuankömmling und ortsansässiger Gruppe durchaus genügend ausgeglichen sein, ohne den Extremen der Idealisierung oder der Bedrohung zu verfallen. Damit kann ein Prozeß des gegenseitigen Kennenlernens stattfinden, der eine allmähliche Integration beider begünstigt; diese wird daher umso fester und sicherer sein.

10. Entwicklung des migratorischen Prozesses: Integration in die Umwelt

Die Ängste, die in der Anfangsphase einer Migration auftauchen können, sind Verfolgungs-, konfusionale und depressive Ängste. Diese Ängste treten in jedem migratorischen Prozeß auf; sie unterscheiden sich jedoch in ihrer Intensität, ihrer Dauer und in ihrem Verlauf beträchtlich.

Aufgrund der Intensität, mit der der Immigrant sie angesichts der zermürbenden Anforderungen erlebt, denen er sich stellen muß – Einsamkeit, Unkenntnis der Sprache, Arbeitssuche, Wohnungssuche usw. – können die paranoiden Ängste in Panik umschlagen. Manche Menschen sind nicht in der Lage, diese Anforderungen zu erfüllen, oder haben Angst zu scheitern. Aus diesen Gründen entscheiden sie sich in dieser Phase für eine übereilte Rückkehr, wenn die Umstände es ihnen gestatten.

Die konfusionale Angst entsteht aus der Schwierigkeit, die Gefühle zu differenzieren, die auf die beiden wichtigsten Interessen- und Konfliktpole gerichtet sind: das Land und die Menschen, die verlassen wurden, und der neue Umkreis, in dem man gerade angekommen ist.

Gelegentlich kann die Migration die ödipale Dreieckssituation wiederbeleben – als stellten die beiden Länder symbolisch beide Elternteile dar. Angesichts der zwei Pole entstehen erneut Ambivalenz- und Loyalitätskonflikte. Manchmal können beide Länder wie geschiedene Eltern erlebt werden und man phantasiert, man hätte sich mit einem Elternteil gegen den anderen verbündet. Es gibt Augenblicke, in denen sich die Verwirrung zuspitzt, weil sich die Kulturen, die Sprachen, die Orte, die Bezugspunkte, die Erinnerungen und die aktuellen Erlebnisse überlagern und vermengen.

Angesichts des Unbekannten können diese Verwirrungszustände auch als Abwehrreaktionen gegen die bedrohlichen Ängste entstehen. Dies ist beispielsweise in leichter Form der Fall, wenn man das Unbekannte in etwas längst Bekanntes zu verwandeln sucht: den Straßen einer neuen Stadt wird Ähnlichkeit mit den Straßen der Geburtsstadt zuerkannt; die Distanzen werden abgemessen und bekannte, in der Vergangenheit verwendete Wege werden als Maßeinheit beziehungsweise Vergleichsgröße herangezogen; es werden vertraute Gesichter bei den unbekannten Vorbeigehenden gesucht oder vermutet usw.

Wenn der Emigrant in ein Land auswandert, das ähnliche Merkmale besitzt wie das Herkunftsland, oder wenn dieselbe Sprache gesprochen wird, können diese Abwehrreaktionen verstärkt auftreten. Die Ähnlichkeit der Merkmale verleitet zur Leugnung, daß es sich um ein anderes Land handelt. Solche Phantasien, die eine Anpassung auf der Basis des Vertrauten scheinbar erleichtern, können paradoxerweise eine Rückwendung zum Bedrohlichen hervorrufen, so daß Menschen und Dinge „unheimlich“ erscheinen: sie sind nicht, was sie zu sein scheinen – wie „lebende Tote“.

Die depressiven Ängste werden bestimmt von den massiven Verlusterfahrungen bezüglich all dessen, was verlassen worden ist, wie auch von der damit verbundenen Befürchtung, es niemals wiedererlangen zu können. Dies zwingt, wie wir schon dargelegt haben, zu einer Trauerarbeit, die immer schwierig ist, und die manchmal pathologische Züge annimmt – besonders wenn das Individuum nicht in der Lage ist, die Trauer zu erkennen, zu spüren, auszudrücken und zu verarbeiten.

In Fällen mit pathologischem Verlauf können die verschiedenen Ängste psychotische Zustände auslösen. In der Paranoia mit klarem Verfolgungswahn erscheint die gesamte Umgebung als feindselig und gefährlich, so, als nehme jeder und alles an Verschwörungen teil; das Subjekt glaubt, daß ihm persönlich Schaden zugefügt oder daß es gezielt benachteiligt werden soll. Die konfusionale Psychose kann nicht nur zum Verlust des Identitätsgefühls führen, sondern auch zur Verwirrung in Zeit und Raum; diese bezieht sich insbesondere auf das Vorher und Nachher und auf das Hier und Dort. Bei stationär behandelten Immigranten war dies das am häufigsten registrierte psychiatrische Krankheitsbild. Bei den tiefen Melancholien schalten sich Erfahrungen von „Ausplünderung“ und Entleerung aller Inhalte, Besitztümer und Fähigkeiten in ein intensives Gefühl von Ich-Verarmung ein.

Bisher haben wir extreme Situationen beschrieben; diese sollen jedoch nicht generalisiert werden, sondern wir wollen betonen, daß die Situation einer Migration den Ausbruch einer latenten Pathologie begünstigen kann, oder der potentielle Ausgangspunkt für mehr oder weniger ausgeprägte psychische Störungen sein kann – besonders bei labilen Persönlichkeiten. Wie Garza-Guerrero (1974) hervorhebt, muß man zwischen der pathologischen Verarbeitung der Migration mit ihrer ungelösten Identitätskrise, ihrer Depressivität und ihrer chronischen sozialen Entfremdung einerseits und der gesunden Verarbeitung der Identitätskrisen, die vom kulturellen Schock herrühren, andererseits unterscheiden. Mit Tichos (1971) Worten: „Der kulturelle Schock ist eine sich selbst limitierende Krise".

Einige Individuen reagieren mit einer manischen Überanpassung; sie identifizieren sich schnell mit den Gewohnheiten und Funktionsweisen der Menschen im neuen Land, suchen das Eigene zugunsten eines angeblichen „Realismus" zu vergessen. Andere dagegen halten sich eisern an den eigenen Gewohnheiten und der bisherigen Sprache fest, suchen Umgang ausschließlich mit den eigenen Landsleuten und begründen damit geschlossene Gruppen, die wie wahrhaftige Ghettos funktionieren.

José Donoso spricht in seinem Roman *El jardín de al lado** (1981) von einer Kreuzung, an der sich zahlreiche Krisen ereignen: die Entwurzelung als Lateinamerikaner, der in Spanien lebt; die Schwierigkeiten mit dem Ehepartner, mit sich selbst, mit seiner schöpferischen Fähigkeit und die Ungewißheit seiner Lebenssituation. Er beschreibt eine Szene, in der eine Gruppe von Exilanten den rituellen Braten am Strand des Mittelmeeres vorbereitet. Mit einer Flasche Wein in der Hand und dem musikalischen Hintergrund von *carnevalitos* und *chamamés*** wird in bitterem und burleskem Ton überlegt, daß man Länder nicht ernst nehmen könne, die „nicht richtig liegen", in denen man niemals den Sonnenuntergang so hinter dem Meer sieht, „wie es sich gehört" (wie in Chile). Diejenigen, die sich nicht einrichten können und die über den „Zaun" flüchten, hinter

* „Der Garten nebenan" (Anm. d. Üb.)
** Chilenische Rhythmen (Anm. d. Üb.)

dem ihre Erinnerungen und fernen Lieben zurückbleiben, scheinen dazu verurteilt zu sein, das Leben als einen „Garten nebenan" zu sehen: man schaut zu, ohne an ihm teilhaben zu können.

Zweifellos muß der Immigrant zumindest vorübergehend auf einen Teil seiner Individualität verzichten, um sich in die Umgebung zu integrieren, die ihn aufnimmt. Je größer die Unterschiede zwischen der neuen Gruppe und der Ursprungsgruppe sind, desto größer wird seine Entsagung sein. Solche Verzichte oder Verluste erzeugen zwangsläufig schmerzhafte Konflikte; denn sie laufen dem Bemühen jedes Menschen, seine individuelle Einzigartigkeit zu sichern, das heißt seine Wesenszüge zu bewahren, zuwider. Man kann sich gut die Qual vorstellen, die auch das partielle Loslösen von Symbolen bedeutet, die die Herkunftsgruppe charakterisieren, wie u. a. Sprache und Kultur. Dies kann wie eine psychische Kastration erlebt werden.

Die eigene Sprache, die Mutter-Sprache, wird niemals so stark libidinös besetzt, als wenn man in einem Land lebt, in dem eine andere Sprache gesprochen wird. All die Kindheitserfahrungen, die Erinnerungen und Gefühle hinsichtlich der ersten Objektbeziehungen sind an Sprache gebunden und durchtränken sie mit besonderen Bedeutungen. Dies erscheint uns so fundamental, daß wir diesem Thema ein besonderes Kapitel gewidmet haben. Im Kapitel 11 werden wir uns ihm ausführlicher zuwenden.

Ein anderes großes Problem ist für den Immigranten die Schwierigkeit, „seinen Platz", „seinen Standort" innerhalb der neuen Gesellschaft zu finden und seine soziale Stellung und seinen beruflichen Status, über die er im Herkunftsland verfügte, wiederzuerlangen. Kein Mensch kennt ihn; sich als anonyme Person zu erfahren, erhöht seine innere Unsicherheit. Das schwer zu durchdringende Thema des „Standortes" taucht in zahlreichen Träumen von Immigranten auf.

Seine Gefühle von Einsamkeit und Isolation verstärken die aus seinen Verlusten resultierende Depression, da er nicht auf die Unterstützung der gewohnten soziofamiliären Umgebung zählen kann, die ihm in seiner Trauer hätte beistehen können. Im Gegenteil, sagt Calvo (1977): „Der Immigrant muß einen aufreibenden Kraftaufwand leisten, um die verheerenden Gefühle, den Schmerz um das Verlorene unversehrt ertragen zu können; gleichzeitig wird von ihm ein anderer, ebenso intensiver Kraftaufwand gefordert, um weiterhin den gegenwärtigen Anforderungen des Lebens angemessen zu entsprechen".

Der Traum einer Patientin kurz nach ihrer Migration zeigt das Verlusterlebnis bezüglich äußerer Objekte und Teilen des Selbst. Der Inhalt ist deutlich depressiv. Sie träumte, sie sollte eine ihrer Tanten (die dem idealisierten Teil ihrer Familie zugehörte und in Beziehung zu den Motiven der Migration stand) treffen. Auf dem Weg dorthin ließ sie ihre Tasche und ihren Mantel in einer Baracke und dachte, sie würde sie auf dem Rückweg holen. Alles schien zuerst sehr leicht und angenehm. Dennoch wurde bald alles nur noch schwierig: Sie konnte die Tante nicht finden, es waren viel zu viele Menschen auf der Straße; bald sah sie die Tante zwar, aber nur von weitem; und diese unterhielt sich mit anderen Menschen und schloß die Patientin aus. Plötzlich fiel ihr ein, daß der Ort, wo sie ihre Sachen hinterlassen hatte, nicht auf ihrem Rückweg lag. Sie eilte hin, um die Sachen zu holen, aber die Baracke war schon geschlossen, und ihre Sachen waren verschwunden. Endlich, ohne jedoch genau zu wissen wie, schaffte sie es, ihre Tasche wieder zu bekommen, aber nicht den Mantel. Sie fühlte sich erleichtert, weil sich in der Tasche ihr Ausweis befand.

Das Szenario des Traums besaß Elemente der Stadt, aus der sie stammte, wie auch der Stadt, in der sie jetzt wohnte. Die idealisierte Tante, die die Patientin treffen sollte, stellt das idealisierte Land dar, in dem sie gerade angekommen war. Auf dem migratorischen Weg läßt sie unbesorgt ihren Besitz zurück. Da die manischen Mechanismen überwiegen, mißt sie den Sachen, die sie zurückläßt, anfangs wenig Bedeutung bei, und alles kommt ihr leicht und angenehm vor. Und doch taucht bald ein Gefühl der Frustration auf: sie fühlt sich von der Tante, auf die sie so viele Erwartungen gesetzt hatte, nicht gut aufgenommen (idealisiertes Land-Muttterersatz). Sie kommt sich ausgeschlossen vor. Das depressive Gefühl wegen des Verlustes ihres Besitzes, den sie wiederzugewinnen versucht, bricht auf. Ihr gelingt es jedoch nur, das bedrohte und schwankende Identitätsgefühl wiederzuerhalten; obwohl sie sich verlassen und schutzlos fühlt, ist sie erleichtert, weil wieder „zu wissen, wer man ist", der Angst vor einem depressiven Kollaps Ausgleich verschafft. Diese Angst war schon im Material der dem Traum vorausgehenden Sitzung zum Ausdruck gekommen. (Wir haben die Übertragungsimplikationen hier unberücksichtigt gelassen, weil sie außerhalb des Kontextes stehen.)

Während des Trauerprozesses sehen sich die Personen mit ihren strafenden und depressiven Schuldgefühlen konfrontiert.

In der Analyse einer anderen Frau einige Zeit nach ihrer Emigration konnte das Schwanken zwischen beiden Schuldarten im folgenden Traum klar beobachtet werden: Sie befand sich zusammen mit ihrem Mann und ihren Kindern in einem Haus, das ihnen im Herkunftsland gehört hatte. Sie wußte, daß es verkauft worden war, als sie emigrierten. Den alten Schlüssel hatten sie jedoch behalten, und so konnten sie in das Haus hineingehen. Die jetzigen Besitzer waren nicht anwesend. Sie stellten den Tisch in den Garten, genau wie sie es früher im Sommer machten; und während sie im Bassin schwammen und das Essen vorbereiteten, kamen die neuen Besitzer nach Hause. Diese nahmen es als ganz natürlich hin, daß die früheren Besitzer anwesend waren; und sie speisten gemeinsam.

Was die Analysandin im Traum jedoch tief beeindruckte, war, daß in der Mitte des Parks, der das Haus umgab, ein mit einem Tuch bedeckter Sarg auf zwei Böcken stand; darin befand sich die Leiche ihres seit Jahren verstorbenen Vaters.

Im Traum fragte sich die Patientin, ob sie die Leiche begraben sollte oder ob dies Sache der neuen Besitzer wäre. Sie wunderte sich darüber, daß die Leute das Haus mit „dem Sarg im Garten“ gekauft hätten. Und sie wollte nicht, daß die Kinder das Tuch hochheben, um in den Sarg hineinzusehen. Sie schwankte zwischen dem Gedanken, daß es keinen Grund für sie gebe, sich des Begräbnisses anzunehmen – denn das Haus besaßen sie ja nicht mehr – und dem Gedanken, daß der Tote ihr gehörte und sein Begräbnis ihre Angelegenheit wäre. Sie konnte sich auch nicht entscheiden, ob sie einen Leichenwagen bestellen sollte, oder ob der Sarg in ihr eigenes Auto passen würde. Sie glaubte, sich schließlich dafür entschieden zu haben, ihn im eigenen Auto mitzunehmen.

Aus ihren Assoziationen konnte geschlossen werden, daß der Traum ihre Absicht zum Ausdruck brachte, die mit der Migration erlittenen Verluste zu verarbeiten. Sie begnügte sich nicht mit der Einsicht, daß dieses mit gelebter Geschichte und Emotionen durchtränkte Haus ihr nicht mehr gehörte. Im Traum wollte sie es wiedergewinnen, auch wenn sie es dafür mit den neuen Besitzern teilen müßte.

Daß der Sarg mit der Leiche des Vaters im Park im Traum auftauchte, zeigt, daß die Migration die Trauer um seinen Tod reaktiviert hatte: In ihr verdichteten sich alle anderen Verluste, die jetzt das Zentrum ihrer Sorge bildeten.

Eine strafende Schuld plagte sie, weil sie sowohl das Land wie auch den toten Vater verlassen hatte. Diese Schuld drängte sie dazu, ihre Verantwortung für ihren Toten zu leugnen: Weil die Trauer noch nicht zu Ende verarbeitet war, hatte er auch noch nicht begraben werden können. Die Verantwortung projizierte sie auf die neuen Bewohner des Hauses.

Die neuen Bewohner besaßen jetzt etwas, das ihr so lieb und teuer gewesen war. Das irrationale Ressentiment, das sie deswegen ihnen gegenüber hegte, fungierte als Rechtfertigung für die Übertragung der besagten Verantwortung. Sie drückte es so aus: „Wenn sie schon das Haus haben, sollen sie auch die Toten behalten."

Trotz der Komplexität und Vermischung ihrer Gefühle, spürte sie, daß sie diejenige war, die die Verantwortung für das Begräbnis „ihres Toten" übernehmen müßte – auch wenn sie an ihrer Fähigkeit (dem inneren Raum) zweifelte, dem gewachsen zu sein. Die Idee, einen „speziellen Wagen" mit größerem Raum zu nehmen, stellte eine implizite Bitte an den Analytiker dar, ihr zu helfen, den Toten mitzutragen.

Mit jedem Objektverlust gehen gleichzeitig Anteile des Selbst verloren. Dadurch kommt ein Trauerprozeß um das Selbst in Gang, der die Trauer um die verlorenen Objekte begleitet. Jede Sorge um den Zustand des Ich impliziert automatisch eine Sorge um das Identitätsgefühl. Im Laufe der Entwicklung treten zahlreiche Situationen auf, die die Integrität des Selbst bedrohen und es Schmerz-, Schadens- und partiellen Verlusterfahrungen aussetzen. Diese rufen ihrerseits depressive Antworten hervor. Dieselben Abwehrmechanismen des Ich gegen die Angst verwandeln sich manchmal in Faktoren, die die Strukturen und die Integration des Ich hemmen und es schwächen. Der

Drang, sich durch die Wiedergewinnung der für verloren gehaltenen Aspekte zu vervollständigen, stellt eines der Definitionsmerkmale der Trauer um sich selbst dar.

Ein Patient drückte es spontan so aus: „Wieviel Zeit brauchen doch die Übergänge! Ich gehe gerade von der Sorglosigkeit in die Sorgfalt über, von der Unordnung zur Ordnung, von der Migration zur Seßhaftigkeit. Mein Bruder kommt mich besuchen. Ich weiß nicht, was er mir von meinen Sachen mitbringen soll, die bei ihm geblieben sind, als ich wegging. Ich weiß nicht einmal, ob sie noch alle da sind: einige sind meinen Schwestern oder Freunden gegeben worden. Ich habe das Gefühl, daß ich durch das Leben mit einem geöffneten Koffer gelaufen bin, alles verschwendend... Jetzt möchte ich sie alle wieder einsammeln, soweit es möglich ist..."

Wir möchten noch ein eigentümliches Symptom hervorheben, das wir bei vielen der Immigranten feststellen konnten, denen es gelingt, sich schnell den Eigenarten, Gewohnheiten und Anforderungen des neuen Wohnortes kurz nach ihrer Ankunft anzupassen. Schon in den ersten zwei oder drei Jahren ihres Aufenthalts finden sie eine Arbeit, erlernen die neue Sprache, richten ihr Heim zusammen mit ihrer Familie ein und erreichen Erfolge in ihren beruflichen und gesellschaftlichen Beziehungen, und zwar in einem Zustand scheinbaren psychischen und physischen Gleichgewichts. Wenn es dann soweit ist, daß sie die Früchte ihrer Anstrengungen genießen könnten, fallen sie paradoxerweise in einen Zustand tiefer Traurigkeit und Apathie, der sie manchmal dazu bringt, ihre Arbeit und die Verbindungen zur Außenwelt abzubrechen.

Wir nannten dieses Bild das Syndrom der „übergangenen Trauer": Sie scheint erst dann aufzukommen, wenn jegliche manische Abwehr erschöpft ist, die während der ganzen Zeit verwendet wurde, um die erzwungene Anpassung durchzusetzen und aufrechtzuerhalten. Gelegentlich kann die „übergangene Trauer" ersetzt werden durch eine somatische Äußerung wie beispielsweise Herzinfarkt, Magengeschwür usw. Dies sind häufige Symptome des zweiten oder dritten Migrationsjahres.

Ein anderes Phänomen, das häufig unter Immigranten beobachtet werden kann, könnte man „Geldhypochondrie" nennen: Es zeigt sich als Angst vor Verarmung und Verlassenheit. Dieses Symptom ist eng verbunden mit der Situation der Migration und wir haben es häufig bei Menschen feststellen können, die sich in ihren Herkunftsländern wenig Sorgen um Geld machen mußten, bei denen aber der Wechsel starke Erlebnisse innerer Unsicherheit und Instabilität auslöste.

Manchmal, wie gesagt, bezahlt man die Anstrengung für die Überwindungen auf emotionaler Ebene mit der Konfliktverlagerung auf die körperliche Ebene. Psychosomatische Störungen verschiedenster Art können auftreten: Verdauungsstörungen (man kann die migratorische Erfahrung, das „neue Mahl" nicht „verdauen"), Atemstörungen (die neue Umwelt „erstickt" einen), Kreislaufstörungen (die Umgebung und ihre Anforderungen „erdrücken" die Arterien und das Herz) etc. Es kann zu einer „Unfallneigung" (verdeckte Suizidversuche) kommen. In anderen Fällen können statt der somatischen Symptome hypochondrische Phantasien und Befürchtungen auftreten.

Das Ausmaß dieser durch die Migration ausgelösten Störungen wird zu einem gutem Teil von der Tatsache abhängen, ob der Emigrant allein auswandert oder in Begleitung seines Ehepartners beziehungsweise seiner Familie. Die Migrationen junger Menschen, die ohne ihre Familie auswandern, werden manchmal in Gruppen organisiert und von einer Institution geleitet; die Betreuer wissen aus Erfahrung, wie sehr es erleichtert, die schlechten Zeiten mit anderen teilen zu können – und zwar trotz der Spannungen, die in Gruppen auftreten können.

Die festen und stabilen Ehe- oder Familienbindungen schaffen bessere Bedingungen, den Herausforderungen der Veränderung zu begegnen und den dadurch entstehenden Kummer zu verarbeiten. Wenn dagegen diese Bindungen schon im voraus sehr konfliktbehaftet sind, werden durch die Migration die Konflikte zugespitzt und es kann zu Ehescheidungen oder Problemen zwischen Eltern und Kindern kommen.

Eine der häufigsten Begleiterscheinungen dieser Art von Konflikten ist das Auseinanderklaffen von Annahme und Ablehnung des neuen Landes seitens der verschiedenen Familienmitglieder: Einige richten sich leichter ein als andere, sind erfolgreicher, schließen Freundschaften, während andere voller Ressentiments bleiben, sich entwertet fühlen und sich nach der Rückkehr in das Herkunftsland sehnen.

In jeder Migration vollziehen sich andererseits Brüche in den weitläufigeren Verwandschaftslinien, zwar – je nach Familienstruktur – mit unterschiedlichen Auswirkungen, aber sie kommen immer vor.

Berenstein (1981) behauptet, daß die Menschen als Komponenten eines familiären Systems – ohne es zu wissen – durch eine unbewußte Struktur miteinander verbunden sind, in der das komplexe Verhältnis zwischen den Eheleuten mit ihren Kindern und der Herkunftsfamilie als Bedeutungsmatrix fungiert. Gelegentlich finden wir Menschen, die sich aufgrund bestimmter Eigenschaften gegen die familiären oder sozialen Strukturen auf verschiedene Weisen auflehnen. Wenn die Entscheidung zur Auswanderung mit dieser Auflehnung funktionell zusammenhängt und gegen die Wünsche und Interessen der familiären Struktur getroffen wird, kann diese Motivation die weitere Entwicklung beeinflussen. Eine solche, ausdrücklich auf Befreiung gerichtete Entscheidung kann – latent – den Sinn haben, das Subjekt in den Vermittler zwischen der eigenen Familie und der Abstammungsfamilie zu verwandeln.

Möglicherweise trachtet derjenige, der sich zur Emigration entschließt, danach, auf einer tieferen Ebene die väterliche Funktion, einen neuen Kontext zu etablieren, an sich zu reißen. Sein Ziel wäre demnach, ein neues, von der Herkunftsfamilie verschiedenes System zu gründen, das ihm erlauben würde, seine Exogamie deutlicher zu betonen.

Seine Migration könnte er als „Heldentat" erleben, die für ihn die Eroberung seiner Unabhängigkeit bedeuten würde, und sie könnte ein Gefühl des Triumphes über die auslösen, die er verlassen hat: Vater und Mutter; es könnte jedoch auch die Verwirklichung einer Verwaisungsphantasie bedeuten. In beiden Extremsituationen werden Komplikationen im Entwicklungsprozeß der Migration auftreten: im ersten Fall aufgrund der Schuldgefühle, im zweiten Fall aufgrund der intensiven Verlassenheitserlebnisse.

Wir möchten hier die enorme Wichtigkeit der Arbeit als organisierenden und stabilisierenden Faktor im psychischen Leben hervorheben, insbesondere wenn es sich um eine Arbeit handelt, zu der das Subjekt befähigt ist und die es befriedigt. Sie sichert dem Immigranten am unmittelbarsten und ausdrücklichsten immer wieder seine Selbstachtung, indem sie ihm gestattet, nach der regressiven Phase der Ankunft für die eigenen Ausgaben selber aufzukommen und eine seiner „Erwachsenenfunktionen" wiederaufzunehmen. Auf der anderen Seite gibt sie ihm das Gefühl, einen „Platz" in der neuen Gesellschaft zu haben. Schließlich bedeutet Arbeiten auch, die eigenen schöpferischen Fähigkeiten anzuwenden, was Wiedergutmachung sowohl gegenüber dem Selbst wie auch gegenüber den verlassenen oder verlorenen Objekten beinhaltet.

Im allgemeinen, wenn die prämigratorische Persönlichkeit des Immigranten ausreichend gesund, die Beweggründe für die Auswanderung rational (auch wenn es immer gleichzeitig irrationelle Motivationen geben wird) und die Bedingungen ihrer Realisierung angemessen waren und die neue Umwelt einigermaßen aufnahmefreundlich ist, wird sich das Individuum allmählich in seiner neuen Lebensweise zurechtfinden. Wenn ihm seine emotionale Situation gestattet, Realist zu sein und die eigenen Grenzen zu akzeptieren, ohne auf extreme Leugnungen oder Abspaltungen zurückzugreifen, wird er in der Lage sein, das Neue zu erfahren und die positiven Aspekte des neuen Landes zu schätzen. Dies wird ihn psychologisch bereichern und eine wirkliche Einpassung in die Umwelt ermöglichen.

Die Trauerarbeit ist ein langer Prozeß, der im Augenblick des Verlusts beginnt, und in dem dem Ich eine fundamentale Rolle zukommt. Darin sind die verschiedenen Aspekte enthalten, die wir erwähnt haben: die Trauer um die Objekte und die Trauer um die verlorenen Anteile des Selbst. Diese Prozesse vollziehen sich unseres Erachtens gleichzeitig. Mit dem Bewußtwerden des massiven Verlusts wertvoller Objekte erleidet das Subjekt eine jähe Gleichgewichtsstörung und als Folge davon einen Schock. Schon mit den ersten Reaktionen auf diesen Schock trachtet das Ich danach, sich durch die langsame Verarbeitung solcher Verluste zu reorganisieren.

Der Verarbeitungsprozeß ist das dynamische Ergebnis einer dialektischen Bewegung zwischen Regression und Progression. Es handelt sich übrigens um eine nützliche Regression, wie Winnicott (1955) sie beschrieb, mit dem Ziel, das „falsche Selbst" durch das wahre Selbst zu ersetzen. Diese Regression wird begünstigt, wenn das Individuum diesen Zustand als vorübergehend akzeptieren kann. Die Verarbeitung erfaßt die gesamte Persönlichkeit, einschließlich seiner Ich-Funktionen, und sie leistet mit gewaltiger psychischer Anstrengung die Annahme der Verluste, die Wiedergewinnung der affektiven Bezüge zur Realität, die Überwindung der Leugnungen und der Auswirkungen zahlreicher notwendiger Abwehrmechanismen.

Die Traumarbeit erfolgt anhand der Produktion von Träumen, die in der ersten Phase „evakuative Träume" (Grinberg et. al., 1967) sind; wie bei den traumatischen Neurosen wiederholen sich diese Träume mit dem Zweck, Angst und Schuld zu entladen. Bald beginnen die Träume sich zu verwandeln und erhalten allmählich eine mehr und mehr verarbeitende Qualität: Sie enthalten dann Elemente, die Erinnerungen aus der Vergangenheit und aus Beziehungen zu geliebten Objekten darstellen. All dies führt zu einer größeren Reintegration des Ich.

Wenn der Verarbeitungsprozeß in normalen Bahnen verläuft, wird er zu einer Steigerung der kreativen Fähigkeit und der synthetischen Funktion des Ich führen. Wenn das Ich seine Depression positiv verarbeiten kann und konstruktive und Wiedergutmachungsimpulse spürt, wird es besser in der Lage sein zu experimentieren und seine Wiedergutmachungsneigungen auch auf Objekte richten können. Auf diese Weise ist der Prozeß der simultanen Integration verständlicher: Er findet sowohl in der Sphäre des totalen Objekts wie auch in der Sphäre des totalen Selbst statt. In letzter Instanz wird es wohl dieser Integrationsprozeß des Selbst sein, der – auf der Basis einer gelungenen Verarbeitung des Kummers über sich selbst und über seine Objekte – eine fortschreitende Verfestigung des eigenen Identitätsgefühls gestattet, wie wir später sehen werden.

Nach und nach und in dem Maße, wie das Individuum die in der Migration implizierte Trauer hat verarbeiten können, wird es sich als Teil der neuen Umwelt fühlen: Seine persönlichen Merkmale, wie Sprache, Gewohnheiten und Kultur, wird es als seine eigenen erleben können, und wird eine positive und stabile Beziehung zu seinem früheren Land, seiner Kultur und seiner Sprache aufrechterhalten können; es wird sie nicht zurückweisen müssen, um das Neue akzeptieren und vom Neuen akzeptiert werden zu können. Die Integration, stets langsam und mühevoll, wird das Ergebnis aufeinanderfolgender und sich ergänzender Schritte sein.

Zusammenfassend, und ohne damit zu meinen, daß dieser Prozeß immer in denselben Bahnen verläuft, können wir sagen, daß der migratorische Prozeß verschiedene Phasen durchschreitet:

1. Intensiver Schmerz dominiert in der ersten Phase: Schmerz um das Verlassene oder Verlorene, Angst vor dem Unbekannten, tiefe Erfahrungen der Einsamkeit, Entbehrung und Schutzlosigkeit. Die paranoiden, konfusionalen und depressiven Ängste beherrschen abwechselnd die Szene und erzeugen Momente wahrhaftiger Desorientierung.

Dieser ersten Phase kann ein manischer Zustand folgen, in dem der Immigrant die Tragweite der Veränderung, die sich in seinem Leben ereignet, verharmlost oder – im Gegenteil – die Vorteile des Wechsels überbewertet.

2. Nach einer unterschiedlich langen Zeit erwachen Nostalgie und Kummer über die verlorene Welt. Der Immigrant beginnt, sich abgespaltener oder verleugneter Gefühle zu erinnern, die zu unerträglich waren; er beginnt, seinen Schmerz „erdulden" zu können (Wachstumsschmerzen) und wird somit gleichzeitig zugänglicher für die langsame und fortschreitende Einverleibung der Elemente der neuen Kultur. Die Interaktion zwischen seiner inneren und seiner äußeren Welt wird fließender.

3. Der Immigrant gewinnt die Lust am Denken, am Wünschen und die Fähigkeit, Zukunftsprojekte zu ersinnen, zurück. Hierbei wird die Vergangenheit nunmehr als „Vergangenheit" und nicht als das „verlorene Paradies" erlebt, zu dem man fortwährend zurückkehren möchte; die Vergangenheit nimmt einem nicht mehr die Möglichkeit, vollständig die Gegenwart zu leben.

In dieser Phase kann man die Trauer um das Herkunftsland für soweit verarbeitet halten, wie es nur möglich ist; dieser Prozeß wird womöglich niemals vollständig abgeschlossen sein. Die Verarbeitung erleichtert die Integration der Herkunftskultur in die neue Kultur, ohne daß auf eine von beiden verzichtet werden müßte. Sie fördert eine Bereicherung des Ich, die mit der Konsolidierung eines „umgeformten Identitätsgefühls" einhergeht.

11. Migration und Sprache

Weil der Wechsel der Sprache eines der wichtigsten Probleme ist, mit denen der Immigrant konfrontiert ist, verdient er unsere besondere Aufmerksamkeit. Daher werden wir in diesem Kapitel versuchen, einige allgemeine Betrachtungen anzustellen über das Wesen der Sprache und ihren entscheidenden Einfluß auf die Entwicklung des Menschen von seiner frühesten Kindheit an, auf die Entwicklung seines Identitätsgefühls und insbesondere auf seine kommunikativen Bezüge zu seinen Mitmenschen.

Unter Sprache verstehen wir ein fortwährendes, einheitliches Produkt aus Zeichen und Bedeutungen, das eine reale Funktion in der menschlichen Rede erfül[illegible] Merkmale der Sprache enthalten eine bestimmte *Weltanschauung**, die die Art und Weise, wie wir die Realität wahrnehmen, bestimmt. Die Sprache „erzeugt“ das Bild, das wir uns von der Realität machen, und zwingt es uns gleichzeitig auf. Für Schaff (1969) handelt es sich um ein gesellschaftliches Produkt, das genetisch und funktional im Gesamtzusammenhang der praktischen Tätigkeiten des Menschen in der Gesellschaft steht. Es handelt sich für ihn um eines der traditionellsten Elemente der Kultur: *das widerstandsfähigste gegenüber Mutationen.*

Nach unserem Verständnis würde dies die enormen Schwierigkeiten des Immigranten erklären, seine Sprache zu „mutieren“: das Produkt der Kultur, die er „einsaugte“, und das ihm als kleines Kind dazu diente, das Bild der ihn umgebenden Welt zu „erschaffen“ und zu assimilieren. In der neuen Umwelt, in der er angekommen ist, soll er mit viel Mühe eine neue Sprache lernen, die ihm hilft, die spezifische ihn umgebende Realität wahrzunehmen und mit den Wesen zu kommunizieren, die Bestandteile dieser Realität sind.

Benviste (1969) meinte, daß alle Sprachen gewisse expressive

---

* Im Original deutsch (Anm. d. Üb.).

Kategorien gemeinsam haben, die sich einem invariablen Modell anzupassen scheinen. Unter ihnen gibt es zwei fundamentale Kategorien, die sich in der Rede notwendigerweise zusammen abheben: Es sind die Kategorien der Person und der Zeit. Jedes menschliche Wesen bestimmt sich in seiner Individualität als „ich selbst" in Bezug auf „du" und „er". Der Sprechende bezieht sich immer auf sich selbst – als denjenigen, der spricht – über denselben Indikator: „ich". Dieser Akt der Rede, der das „Ich" offenbart, wird dem Zuhörenden bei jeder Wiederholung als ein und derselbe Akt erscheinen; für denjenigen, der es ausspricht, handelt es sich jedoch immer wieder um einen neuen Akt: In diesem Akt findet die Einfügung des Sprechenden in einen neuen Augenblick der Zeit und in eine unterschiedliche Textur von Umständen und Diskursen statt. Immer wenn das Pronomen „ich" in einer Aussage erscheint, aus der – ausdrücklich oder nicht – das Pronomen „du" evoziert wird, erneuert sich eine menschliche Erfahrung und das sprachliche Instrumentarium offenbart sich.

Angenommen der Immigrant befindet sich in einem Land, in dem seine Sprache gesprochen wird (die jedoch niemals die gleiche sein kann) – auch dann findet sein Diskurs in einem Augenblick statt, der sich sonderbar von seiner Zeit unterscheidet, und in einer bezeichnend anderen Textur der Umstände. Die Erfahrung des Menschen – Ergebnis des Dialoges zwischen seinem „Ich" und dem unbekannten „Du" – weist Eigenschaften auf, die dem Individuum neu und bis zu einem gewissen Grad fremd sind und die sich in eine Bedrohung für sein Identitätsgefühl verwandeln können. Diese Bedrohung kann sich stärker verdichten, wenn sein vertrautes linguistisches Instrumentarium durch ein anderes, fremdes ersetzt werden muß, damit er die neue, ihn umgebende Realität erfassen und mit ihren Bewohnern kommunizieren kann.

Die Beobachtung der verschiedenen Bedingungen, unter denen menschliche Kommunikation stattfindet, ist an sich schon sehr interessant. Um so interessanter ist es, wenn diese Kommunikation zwischen einem Immigranten und einem Einheimischen stattfindet. Wir sprechen nicht über den isolierten Kommunikationsakt, der sich in einem bestimmten Moment entwikkeln kann, sondern vom gesamten Kommunikationsprozeß (mit seinen unvermeidlichen Verwechslungen und Verdrehungen, die nicht immer der Unvollkommenheit in der Handhabung der neuen Sprache zuzuschreiben sind, sondern auch dem emotionalen Zustand derjenigen, die kommunizieren), der sich langsam in der Kontaktaufnahme zwischen beiden Parteien entwickelt.

Wenn wir den Ursprung des Wissensdrangs in der ersten Lebensphase berücksichtigen, können wir feststellen, wie sich das kleine Kind durch viele Fragen und Probleme bedrückt fühlt, für deren Lösung sein Intellekt noch nicht befähigt ist. Der typische Vorwurf, den das Kind seiner Mutter macht, ist vor allem der, daß sie „diese Fragen nicht beantwortet"; das heißt, daß sie in der gleichen Weise, wie sie seine oralen Wünsche nicht befriedigt hat, auch sein Wissensbedürfnis nicht befriedigt. Diese „Vorwürfe" spielen eine wichtige Rolle sowohl in der Charakterentwicklung des Kindes wie auch in der Entwicklung seines Wissensdrangs. Wieweit diese Anklage gehen kann, kann man anhand eines anderen Vorwurfs sehen, der mit dem ersten eng verbunden ist, und den das Kind öfters erhebt: daß es „die Worte oder das, was die Erwachsenen sagten, nicht verstehen konnte." Diese zweite Klage muß sich wohl auf eine Zeit beziehen, die der Erlangung der Sprache vorausgeht.

Außerdem verbindet das Kind eine außerordentliche Anzahl von Affekten mit diesen beiden Vorwürfen, gleichgültig ob sie einzeln oder zusammen auftauchen. Wenn das Ressentiment sehr heftig ist, könnte dies bei einer eventuellen Migration zu Schwierigkeiten in der Kommunikation mit den Einheimischen führen. Der Immigrant könnte dann so sprechen, daß man ihn nicht versteht, und gleichzeitig, mit der Wut reagieren, die er ursprünglich spürte, als er die damals an ihn gerichteten Worte nicht verstehen konnte. Er wird weder in der Lage sein, die Fragen, die er stellen möchte, in artikulierte Sprache zu verwandeln noch fähig sein, eine Antwort, die man für ihn in Worte faßt, zu verstehen.

Die Enttäuschung, zu der das Erwachen des Wissensdrangs in den früheren Entwicklungsstadien verurteilt ist, stellt für das Streben nach Wissen unserer Meinung nach die tiefste Störungsquelle dar.

Der Haß, den man Menschen entgegenbringen kann, die eine

andere Sprache sprechen, und die Schwierigkeiten, die man beim Erlernen einer fremden Sprache erfährt, scheinen sich von der Intensität dieser ersten Enttäuschung abzuleiten, wie Melanie Klein (1932) zeigte.

In diesen Fällen scheint es nützlich zu sein, die Erkenntnisse der Linguistik, insbesondere die der Kommunikationstheorie, hinsichtlich der *Feed-back*-Prozesse im Kreislauf der kommunikativen Interaktion heranzuziehen. Anhand dieser Erkenntnisse können die gegenseitigen oder reziproken Modifikationen beobachtet werden, die zwischen dem Sender und dem Empfänger der ausgetauschten Botschaften stattfinden.

Unter den Psychoanalytikern hat sich vor allem Liberman (1971) der Erforschung der menschlichen Kommunikation und der Beziehungen zwischen den Personen, die eine Botschaft senden („Quelle") und den Personen, die sie empfangen („Ziel"), und sich dadurch im kommunikativen Kreislauf gewissen Risiken aussetzen, gewidmet. Gestützt auf die Ideen der modernen Linguistik, entwickelte er ein operatives Modell, mit dessen Hilfe eine Dialogsituation (der psychoanalytische Dialog) ausgewertet werden kann. Das Ziel war, eine Strategie der Komplementarität zwischen dem Therapeuten und dem Patienten zu entwerfen.

Das Thema dieses Buchs erlaubt uns nicht, auf diese Punkte ausführlich einzugehen. Trotzdem glauben wir, daß eine knappe Zusammenfassung der wichtigsten Konzepte, die von verschiedenen Autoren ausgearbeitet wurden – wie beispielsweise Morris, Jakobson, Prieto, Chomsky und Ruesch –, und auf die sich Liberman stützte, um seine Theorien zu entwickeln, von Interesse sein könnte. In seinen Überlegungen hat er auch das Freudsche Konzept des „psychischen Apparats" aus der Sicht der Kommunikations- und Symbolisationsfunktionen berücksichtigt.

Nach Morris (1962) ist die Semiotik die Wissenschaft, die sich mit der Theorie der Zeichen beschäftigt. Er unterscheidet drei Bereiche: Semantik, Syntax und Pragmatik. Die Semantik untersucht die Beziehungen zwischen den Signifikanten und den Signifikaten, die Sender und Empfänger austauschen oder jeweils einander zuschreiben. Die Regeln, auf die Sender und Empfänger bei der Selektion und Strukturierung bestimmter

Zeichen aus dem verbalen Code zurückgreifen, um die verbalen Bestandteile der Botschaften zu übermitteln, bilden das Feld der Syntax. Dies geschieht „wenn und nur wenn" ein Erfahrungsfeld vorhanden ist, das beiden Dialogteilnehmern gemeinsam ist. Die Pragmatik untersucht die Beziehung, die Empfänger und Sender entfalten; dieser Beziehung liegen einerseits die empfangenen Zeichen, andererseits die Botschaften zugrunde, die mit Hilfe von ausgesendeten Zeichen vermittelt wurden. Kurz gesagt: Die individuelle Art und Weise, wie jeder einem Gesprächspartner Informationen vermittelt, bildet die Syntax; der Boden der besagten Information ist die Semantik, und das Verhalten, das diese Information begleitet, ist die Pragmatik.

Die Semiologie ist die Wissenschaft, die sich mit den Zeichen- (oder Symbol-) Systemen beschäftigt, dank derer die Menschen untereinander kommunizieren. Die Semiotik ist das Ergebnis der Anwendung der Semiologie auf einen spezifischen Zeichentypus in einem bestimmten Bereich. Prieto (1967), der sich speziell mit der Semiotik beschäftigt hat, machte deutlich, daß durch die Übermittlung einer Botschaft eine der sozialen Beziehungen hergestellt wird, die „Information", „Interrogation" und „Befehl" genannt werden: Der Sender ist derjenige, der ein Signal liefert; das heißt derjenige, der es erzeugt, und dadurch einen „semischen Akt" verwirklicht.

Der Begriff der Struktur tauchte in der Linguistik auf, nachdem de Saussure (1961) zwischen Sprache als logischem System und Rede als Praxis innerhalb der Grenzen der Sprache unterschied.

Aus der strukturalistischen Linguistik entwickelte sich die strukturalistische Semiologie, die das Verhalten der Zeichen untersucht. Es empfiehlt sich vielleicht, einige der verwendeten Begriffe zu erläutern: Signal, Signifikant, Signifikat, Botschaft, Zeichen und Struktur.

Wir verwenden das von Prieto dargelegte Beispiel der Ampel, wie sie vom Fußgänger gesehen wird, weil es uns sehr anschaulich erscheint. Wenn der Fußgänger die rote Ampel erblickt, sagen wir, daß er ein Signal wahrnimmt. Wenn er das rote Licht, das er gesehen hat, mit anderen, woanders und zu anderen Gelegenheiten gesehenen roten Lichtern vergleicht, greift der Fußgänger auf die rote Farbe als Signifikanten als „Bezeichnendes“ (eine Kategorie von Signalen) zurück. Wenn er den Begriff „rotes Licht“ mit dem Begriff „Gefahr“ in Verbindung bringt, dann haben wir das Signifikat, das „Bezeichnete“, die Bedeutung (Kategorie von Botschaften). Wenn er ein Auto mit hoher Geschwindigkeit sich nähern sieht, empfängt er die Botschaft des Signals als eine konkrete Gefahr. So gesehen ist das Zeichen eine psychische Zwei-Phasen-Einheit, die von einem Signifikanten (der roten Farbe in dem erwähnten Beispiel) und einem Signifikat (Gefahr) gebildet wird.

$$\frac{S}{s} = \text{Zeichen} \quad \frac{\text{Rot}}{\text{Gefahr}} \quad \begin{matrix}\text{konkretes Signal}\\ \text{konkrete Botschaft}\end{matrix}$$

Um eine Struktur zu erhalten, müssen wir mindestens zwei Zeichen in Beziehung setzen, deren Charakteristika gegensätzlich und komplementär sind:

Zeichen 1	Zeichen 2
Rot	Grün
Gefahr	Keine-Gefahr

Jakobson (1961) seinerseits unterschied sechs Faktoren und sechs Funktionen, die bei jedem Akt verbaler Kommunikation jeweils überwiegen können: „die *Quelle* schickt eine *Botschaft* an einen *Empfänger*. Um wirksam zu sein, muß die Botschaft sich vor allem auf einen Kontext beziehen: einen *Kontext,* der den Empfänger in die Lage versetzt, die Botschaft zu verstehen; dieser Kontext kann verbal, oder einer Dechiffrierung, Transformierung und Kodifizierung in eine verbale Form zugänglich sein. Die Botschaft bedarf eines *Codes,* der – zumindest teilweise – der Quelle und dem Empfänger gemeinsam ist. Und schließlich bedarf die Botschaft eines *Kontakts,* eines physischen Kanals und einer psychologischen Verbindung zwischen Quelle und Ziel: eines Kontakts, der die Herstellung der Kommunikation ermöglicht.“

Chomskys (1965) generative Grammatik bezieht sich auf ein System von Regeln, das strukturelle Darstellungen der Sätze in ausdrücklicher und gut definierter Form gestattet. Chomsky betont, daß offenbar jeder, der eine Sprache spricht, eine generative Grammatik erlernt und verinnerlicht hat, durch die sich seine Kenntnisse dieser Sprache offenbaren. Dies bedeutet jedoch weder, daß der Sprecher sich der Regeln der Grammatik bewußt ist, noch daß seine Behauptungen bezüglich seiner intuitiven Kenntnis der Sprache notwendigerweise richtig sind.

Meistens wird jede interessante generative Grammatik die mentalen Prozesse einbeziehen, die jenseits der Ebene eines realen oder auch potentiellen Bewußtseins stehen; außerdem ist es ziemlich offensichtlich, daß die Auskünfte und Sichtweisen des Sprechenden über sein eigenes Verhalten und seine Fähigkeiten verfehlt sein können. Chomsky betont, daß sich die gegenwärtige Generation mit dem schöpferischen Aspekt der Sprache beschäftigt. Dieser „schöpferische Aspekt" bringt als Auswirkung eines unmittelbaren Reizes eine unbegrenzte Wucherung von Formen und eine Loslösung des Ausdrucks von der wiedergegebenen Aktion hervor. Dies führte ihn zu der Erwägung, daß alles geschieht, als hätte das sprechende Subjekt, indem es die Sprache während des Sprechens erfindet, oder sie wiederentdeckt, indem es seine Umgebung reden hört, einen genetischen Code in die eigene denkende Substanz assimiliert. Dieser genetische Code bestimmt seinerseits die semantische Interpretation eines unbestimmten Gefüges von realen – ausgesprochenen oder gehörten – Sätzen.

Diesen Konzepten Chomsky's folgend, glauben wir, daß das Kind, das gerade sprechen lernt, sich auf einen genetischen Code stützt oder eine generative Grammatik entwickelt, die es ihm erlaubt, die Sprache in dem Maße zu „erfinden", wie es beginnt, sie auszusprechen, oder sie in dem Maße „wiederzuentdecken", wie es sie um sich hört. Anzieu (1976) spricht von einer „Lauthülle", die das Kind seit dem Beginn seines Lebens umgibt; einer Haut ähnlich, die es umhüllt und seine Inhalte zusammenhält. Die Stimme der Mutter, die der Säugling schon in den ersten Wochen wiedererkennt, ist wie Milch, die durch die Ohren eindringt. Nicht ohne Grund nimmt das Wiegenlied in der Folklore der meisten Kulturen eine so wichtige Stelle ein.

Racker (1952) spricht von den spezifischen Qualitäten der Musik, die es möglich machen, daß sie für das Unbewußte das bedeutet, was sie bedeutet: sie kann wie eine Abwehr wirken;

und sie ist – durch das in der musikalischen Form herrschende Prinzip der „Einheit in der Vielfalt" – ein Mittel zur Überwindung der Depression, die mit der Erfahrung vom Verlust der Mutter zusammenhängt. Angesichts des Auflösungszustandes, in dem sich das Kind fühlt, wenn es glaubt, die Mutter angegriffen und verloren zu haben, läßt es die Musik – Verschlingung und Vereinigung der verstreuten Anteile – sich wieder mit sich und mit der Mutter verbunden fühlen.

Schreien und Weinen hängen mit allen Verlusterfahrungen zusammen; sie sind der Versuch, sich von etwas Bedrückendem zu befreien. Sie gehen dem Wort voraus und finden zurück, wenn das Ausmaß an seelischer Unruhe unkontrollierbar wird und die Symbolisierung lähmt: Es wird einem unmöglich, sich in Worten auszudrücken. Schreien und Weinen sind Versuche, sich von etwas Üblem zu befreien, und sie verwandeln sich in Rufe nach einem Objekt, das einen von der Not, dem Mangel, der Frustration und vom Schmerz befreit.

Andererseits hört das Kind, wenn es schreit, zum ersten Mal seine eigene Stimme. Wenn es beginnt, die Mutter als gut und böse zu integrieren, beginnt es auch die Laute zu organisieren: es beginnt das Lallen, das sich in Worte verwandeln wird; Worte, die einen magischen Wert erhalten, weil das Kind damit das verloren geglaubte Objekt wieder erschafft, das es benennt und kreiert; und es gelingt ihm sogar, das Objekt mit seiner Beschwörung wieder erscheinen zu lassen.

In einer Arbeit über angewandte Psychoanalyse bezieht sich Melanie Klein (1929) auf den Inhalt von Ravels Oper *Das Zauberwort* (nach dem Buch von Colette). Die Handlung erzählt von den Listen eines Kindes, das nicht lernen wollte. Als die Mutter es tadelt, streckt das Kind ihr die Zunge heraus. Die Mutter bestraft es und droht noch damit, daß es beim Tee keine Torte bekommen werde. Angesichts dieser oralen Frustration, rebelliert das Kind: Es reißt an sich, was in seiner Reichweite steht und schmeißt alles auf die Katze und auf die anderen Haustiere. Im darauf folgenden Akt verfolgen alle attackierten lebenden und leblosen Objekte das Kind und klagen es von allen Seiten an. Der Alptraum hört in dem Moment auf, in dem ein Eichhörnchen im Garten vom Baum fällt, und das Kind spontan ein Stück Stoff nimmt und die verletzte Pfote verbindet. Gleich darauf murmelt das Kind: „Mama." Das Wort „Mama" ist das magische Wort. Mit seiner Beschwörung nehmen alle Tiere und leblosen Gegenstände ihre ursprüngliche Form wieder an. Melanie Klein interpretiert dieses Material sowohl in bezug auf die Ängste des Kindes, die durch Phantasien sadistischer Angriffe auf seine Mutter hervorgerufen werden, als auch auf deren Überwindung durch Zuneigung und Mitleid. Das Kind hat gelernt zu lieben und glaubt an die Liebe. Colette läßt – mit scharfem psychologischen Blick – den Wandel dann geschehen, wenn das Kind, nachdem es das Eichhörnchen versorgt hat, das wiedergutmachende „magische" Wort ausspricht.

Greenson (1950) betonte ebenfalls den Zusammenhang zwischen der Sprache und der Mutter. Er weist darauf hin, daß das Sprechen ein Mittel ist, die Beziehung zur Mutter zu behaupten, aber auch, sich von ihr zu trennen. Worte können wie Milch wirken, fügt er hinzu. Die Beziehung des Kindes zur mütterlichen Brust beeinflußt entscheidend seine spätere Beziehung zur Muttersprache.

Gleichzeitig ist diese Sprache dieselbe, die die Erwachsenen benutzen, um sich untereinander zu verständigen. Damit wird sie für das Kind zum Objekt der Eifersucht, des Hasses und des leidenschaftlichen Begehrens, denn dem Kind gelingt es nur unvollständig, sie zu verstehen. Diese Situation verschärft sich in den Fällen, in denen die Eltern eine „geheime" Sprache haben, aus der die Kinder genauso wie aus der sexuellen Beziehung der Eltern ausgeschlossen sind.

Ebenso wie die verdrängten Erinnerungen niemals vollständig vergessen werden, verschwinden auch die ausradierten Sprachen niemals vollständig: Sie hinterlassen Spuren im Unbewußten. Beispiel dafür sind die Spuren der alten, „vergessenen" Sprachen des Kindes Sigmund Freud, das von Freiberg nach Wien migrierte: Sie halfen ihm, alte Erinnerungen wiederzubeleben, aus den Zeiten, in denen diese Sprachen lebten.

Freud lernte verschiedene Sprachen sprechen, weil er verschiedene „Mütter" gehabt hat und weil sich die Eltern manchmal in der Sprache ihrer Zugehörigkeit und manchmal in einer Referenzsprache unterhielten: Jiddisch und Deutsch. Seine wahre Muttersprache – die Sprache, die auch die Sprache seiner

Mutter war und die ihm seine Mutter beibrachte – hat sich für ihn erst präzisiert, als er lesen und schreiben lernte.

Warum wurde Freud ein Genie und nicht ein Legastheniker? Sowohl in Situationen der Vielsprachigkeit wie auch in Situationen, in denen ein Wechsel des Wohnortes eine wichtige Veränderung der affektiven, soziokulturellen und linguistischen Umwelt bedingt, vermengen sich oft die überlagerten Codes und erzeugen Schreib- und Lernstörungen.

Kinder, denen das Leben oder die Eltern Probleme auferlegen, die für ihr Alter zu schwierig sind, entwickeln, wenn sie in einer Weise geliebt werden, die ihren Narzißmus und ihre imaginierte Omnipotenz fördert, schneller eine lebhaftere Intelligenz: Sie müssen vorzeitig verstehen lernen, einerseits um äußere Konflikte zu bewältigen, die ihre psychische Integrität bedrohen, andererseits, damit man sie wegen ihrer Brillanz noch mehr liebt.

Elias Canetti beschreibt diese Situation meisterhaft in seiner Autobiographie *„Die gerettete Zunge"*. Geboren in Bulgarien – seine Eltern waren Sephardim* –, verbrachte er seine Kindheit und seine Jugend zwischen Bulgarien, England, Österreich und der Schweiz. „Sie (die Eltern) (...) hatten eine eigene Sprache unter sich, die ich nicht verstand, sie sprachen deutsch, die Sprache ihrer glücklichen Schulzeit in Wien (...) Ich hatte also guten Grund, mich ausgeschlossen zu fühlen, wenn die Eltern mit ihren Gesprächen anfingen. Sie wurden überaus lebhaft und lustig dabei und ich verband diese Verwandlung, die ich wohl bemerkte, mit dem Klang der deutschen Sprache. (...) Ich glaubte, daß es sich um wunderbare Dinge handeln müsse, die man nur in dieser Sprache sagen könne (...) und sagte mir die Sätze, die ich von ihnen gehört hatte, her, im genauen Tonfall, wie Zauberformeln (...) Ich hütete mich aber davor, die Eltern das je merken zu lassen, und erwiderte ihr Geheimnis mit meinem (...) Es fiel ihnen nicht ein, mich zu verdächtigen, aber unter den vielen heftigen Wünschen dieser Zeit blieb es für

* Sephardim (Pl.), die nach einem unbekannten, mit Spanien gleichgesetzten Land benannten spanisch-portugiesischen Juden; Spaniolen; in Hebräisch sepharadi; Sepharadh = Spanien. (Vgl. Wahrig Deutsches Wörterbuch, Neuausgabe 1980; Anm. d. Üb.)

mich der heftigste, ihre geheime Sprache zu verstehen. Ich kann nicht erklären, warum ich dem Vater nicht eigentlich dafür grollte. Wohl aber bewahrte ich einen tiefen Groll gegen die Mutter und er verging erst, als sie mir Jahre später, nach seinem Tod, selber deutsch beibrachte."*

Obwohl seine Eltern miteinander Deutsch sprachen – die Sprache, die ihm noch nicht zu verstehen erlaubt war –, sprachen sie mit dem Kind Ladinisch. „Das war die eigentliche Umgangssprache, allerdings ein altertümliches Spanisch, ich hörte es auch später oft und habe es nie verlernt. Die Bauernmädchen zu Hause konnten nur Bulgarisch, und hauptsächlich mit ihnen wohl habe ich es auch gelernt. Aber da ich nie in eine bulgarische Schule ging und Rustschuk mit sechs Jahren verließ, habe ich es sehr bald vollkommen vergessen. Alle Ereignisse jener ersten Jahre spielten sich auf spanisch oder bulgarisch ab. Sie haben sich mir später zum größten Teil ins Deutsche übersetzt. Nur besonders dramatische Vorgänge, Mord und Totschlag sozusagen und die ärgsten Schrecken, sind mir in ihrem spanischen Wortlaut geblieben, aber diese sehr genau und unzerstörbar. Alles übrige, also das meiste, und ganz besonders alles Bulgarische, wie die Märchen, trage ich deutsch im Kopf. Wie das genau vor sich ging, kann ich nicht sagen. Ich weiß nicht, zu welchem Zeitpunkt, bei welcher Gelegenheit dies oder jenes sich übersetzt hat. (...) Ich kann nur eines mit Sicherheit sagen: die Ereignisse jener Jahre sind mir in aller Kraft und Frische gegenwärtig – mehr als sechzig Jahre habe ich mich von ihnen genährt –, aber sie sind zum allergrößten Teil an Worte gebunden, die ich damals nicht kannte. (...) Es ist nicht wie die literarische Übersetzung eines Buches von einer Sprache in die andere, es ist eine Übersetzung, die sich von selbst im Unbewußten vollzogen hat, (...)"** „(...) hat die tiefere Natur meines Deutsch bestimmt, es war eine spät und unter wahrhaftigen Schmerzen eingepflanzte Muttersprache. (...) und das hat mich unlösbar an diese Sprache gebunden."*** Trotzdem bean-

* Zitiert nach Elias Canetti, Die gerettete Zunge – Geschichte einer Jugend, Frankfurt a. M,: Fischer 1987, S. 31 ff. (Anm. d. Üb.)

** Elias Canetti, op. cit., S. 15 f. (Anm. d. Üb.)

*** Elias Canetti, op. cit., S. 86 f. (Anm. d. Üb.)

spruchte er in seiner Zeit jugendlicher Rebellion wieder und ausdrücklich das Spanische als seine Muttersprache, als er die spanische Aussprache eines Geographielehrers verbesserte: „Einmal, als ich dran kam, war unter den Flüssen, die ich aufzuzählen hatte, ein Rio Desaguadero. (...) Er verbesserte mich und sagte, es heiße Rio Desagadero, das >u< dürfe hier nicht ausgesprochen werden. Ich bestand darauf, daß es >agua< heiße, woher ich das wisse, fragte er. Ich ließ mich nicht beirren, ich müsse es doch wissen, sagte ich, Spanisch sei meine Muttersprache."*

Wir haben uns mit diesem Text beschäftigt, weil wir glauben, daß er mit der ganzen Macht des Ausdrucks dieses begnadeten Dichters die Transzendenz und das Gewicht der kindlichen Erlebnisse mit der Sprache illustriert, die in der Geschichte jedes Menschen enthalten sind.

Für Lacan (1953) geht die Sprache dem Erscheinen des Subjekts voraus; sie bringt es hervor. Seiner Auffassung nach ist das eigentlich menschliche Milieu weder biologisch noch sozial: Es ist linguistisch. In diesem Sinne nähern sich seine Ideen denen von Chomsky. Dieser hebt hervor, daß die Sprache keine „mechanische" Gestalt ist, die dem Subjekt von der Umgebung aufgezwungen wird, sondern eine „organische", die sich wie ein Keim im Innern entfaltet und fortschreitend die volle Reife seiner Fähigkeiten erlangt. Es handelt sich um ein Regeln und Prinzipien erzeugendes System. Diese Regeln und Prinzipien stellen endliche Mittel für unendliche Möglichkeiten bereit. Chomsky betont außerdem, daß es erst durch die Sprache möglich wird, die Welt zu ordnen. Sie dient vor allem als Organ des Denkens, des Bewußtseins und der Reflexion; sie verleiht dem Geist und dem Verstand Autonomie gegenüber dem Erlebten.

Die Sprache bestimmt die Erfahrung der Welt, der Anderen und des Selbst. Sie liefert einen Stützpunkt für die eigene Identität. Das Erwachen des Bewußtseins beim Kind schreitet mit dem Erlernen der Sprache voran, und diese führt es nach und nach als Individuum in die Gesellschaft ein.

Wir fragen uns, in welchem Ausmaß der erwachsene Immi-

* Elias Canetti, op. cit., S. 276 (Anm. d. Üb.)

grant fähig ist, sich wie ein Kind zu verhalten, das sprechen lernt, das heißt die Sprache in dem Maße zu „erfinden", wie er sich ausdrückt, und die Sprache in dem Maße „wiederzuentdekken", wie er sie in seiner Umgebung gesprochen hört. Wir glauben, daß der Immigrant mehr Schwierigkeiten hat als das Kind, sich mit der Umwelt zu identifizieren und sich von der neuen Sprache „durchtränken" zu lassen. In seiner Bemühung, eine Sprache zu lernen, neigt der Erwachsene dazu, sich den Wortschatz und die Grammatik rational anzueignen, nicht aber – wie das Kind – den Akzent, die Intonation und den Rhythmus, das heißt die „Melodie" der Sprache aufzunehmen.

Angesichts der neuen, unverständlichen Sprache kann der Immigrant die gleiche Art von Ausschluß empfinden wie das Kind, wenn seine Eltern die unverständliche und als „geheim" erlebte Sprache sprechen. In diesem Sinne könnten die von Canetti beschriebenen Erfahrungen denen der Neuankömmlinge entsprechen, die angesichts der fremden Sprache mit Eifersucht, Haß und dem verzweifelten Wunsch reagieren, sie zu erwerben, um endlich an dieser zunächst verschlossenen Welt teilzunehmen.

Jüngere Immigrantenkinder scheinen leichter mit dem Problem der Einverleibung der neuen Sprache fertig zu werden, nicht nur wegen ihrer größerer Bereitschaft zu Nachahmung und Identifikation, sondern auch, weil sie in der Schule oder auf der Straße nicht als „die anderen" gelten wollen.

Dies führt in der Folge oft zu Konflikten zwischen Eltern und Kindern, da sich jene von den eigenen Kindern übertroffen und kritisiert vorkommen; die Kinder wiederum schämen sich ihrer Eltern, weil sie die Sprache nur mangelhaft beherrschen.

Manche Menschen jedoch erlernen eine neue Sprache auffällig mühelos. Abgesehen von einer spezifischen Sprachbegabung können dabei auch defensive Motive eine Rolle spielen.

So weist Stengel (1939) beispielsweise darauf hin, daß manche Menschen, wenn sie im Rahmen einer Migration eine andere Sprache lernen, diese aufgrund manischer Überkompensation angesichts der Ängste vor der neuen Situation besonders schnell aufnehmen. In anderen Fällen kann es sich um eine Flucht vor der Herkunftssprache und den ursprünglichen Objekten handeln; sie werden als Verfolger erlebt, da ja die Herkunftssprache an die primitiveren Phantasien und Gefühle gebunden ist. Eine österreichische Patientin pflegte zu sagen, daß im Deutschen das Wort „Nachttopf“ nach Urin riecht.

Andere dagegen erleben intensive Widerstände gegen das Erlernen der neuen Sprache, die mit dissoziativer Abwehr verbunden sind. Sie behaupten, ihre Muttersprache sei die einzige authentische Sprache, die einzige, die zutreffend die Lebenserfahrungen auszudrücken vermag; die zweite Sprache wird als arm und unzulänglich abgewertet. Dieser Reaktion könnte das Schuldgefühl zugrunde liegen, der von den Eltern gesprochenen Sprache die Treue nicht gehalten zu haben.

Wenn diese Phase einmal überstanden ist, bleibt die fortschreitende Entwicklung der neuen Sprache an einer individuell unterschiedlichen Grenze stehen, die einen Kompromiß zwischen den Anforderungen der Umwelt und den inneren Widerständen darstellt. Manchmal tauchen Schamgefühle beim Gebrauch von Redewendungen auf: Diese werden als ein Eindringen in die „geheime Sprache“ der Einheimischen erlebt. In den Augen des Immigranten behält die Sprache der Einheimischen immer etwas Geheimnisvolles. Es gibt aber auch eine unbewußte Furcht vor dem magischen Effekt der Sprache: Der Immigrant widersetzt sich dem Gebrauch bestimmter Ausdrücke genau wie der Patient sich der Analyse seiner Träume widersetzt. Es ist, als fühle er sich zur Regression in die Sprachschöpfung genötigt.

Auch Meltzer (1973) bezieht sich auf die „Grenzen der Sprache“ und zitiert dabei Wittgenstein, der die Grenze zwischen dem, was gesagt werden kann (was in einem „Sprachspiel“ dargestellt werden kann), und dem, was nur gezeigt werden kann, zu bestimmen versuchte, ohne dabei die Möglichkeit auszuschließen, durch Erfinden neuer „Sprachspiele“ diese Grenze zu verschieben.

Für Wittgenstein war die Sprache nichts anderes als ein Spiel, in dem der Mensch versucht, seine solipsistische Stellung in der Welt, seine Entfremdung in bezug auf andere Menschen und seine Unkenntnis der Natur zu überwinden. Nach Wittgenstein würde der Sprechende folgendes darlegen: „Ich sage nicht nur etwas, sondern ich meine auch etwas damit. Wenn wir das berücksichtigen, was in uns geschieht, wenn wir Worte *meinen* (und nicht nur sagen), haben wir den Eindruck, daß sich etwas an diese Worte heftet, das ihnen erst Sinn verleiht. Es ist – sagen wir – als ob sie mit etwas in uns verknüpft wären."

Aber die Menschen – und besonders die Immigranten in ihrer schwierigen Situation – sind oft in diesem Bereich stark behindert. Manche „meinen" nicht, was sie sagen; und andere können nicht sagen, was sie „meinen". In manchen Fällen ist der Bedeutungsaspekt derart verarmt, daß es unmöglich wird, Bedeutung vom Unsinn zu unterscheiden, und in anderen Fällen ist er so oberflächlich, daß er sich als nutzlos erweist.

Der historische Kontext jedes Menschen ist so wichtig, daß sich das „Sprachspiel" bisweilen einzig auf den jeweiligen subjektiven Kontext zu beziehen scheint und daher für diejenigen unverständlich ist, die außerhalb dieses Rahmens stehen.

Wir haben schon erwähnt, daß die neuen Kommunikationsregeln, mit denen der Neuankömmling konfrontiert ist, sich von seinen eigenen so sehr unterscheiden, daß das Ausmaß der Vieldeutigkeit und Widersprüchlichkeit der Informationen für ihn steigt. So kann es vorkommen, daß in verschiedenen Ländern, wo die gleiche Sprache gesprochen wird, ein bestimmter Ausdruck mit harmlosem Inhalt in einem dieser Länder eine sexuelle, freche oder abwertende Konnotation aufweist.

Demnach werden in der Kommunikation, die der Immigrant mit den einheimischen Gesprächspartnern herstellt, zwangsläufig Umbildungen im semantischen und syntaktischen Feld stattfinden, die sich dann auf der pragmatischen Ebene in seinem Verhalten und in seinen Reaktionen auf die gesendeten und empfangenen Botschaften auswirken.

Aus diesem Grund kann er sich so lange seiner Umgebung entfremdet fühlen, wie diese Situation fortdauert. Manche Immigranten fühlen sich beim Gebrauch der neuen Sprache als wären sie verkleidet und als hätten sie die Sprache verloren, die für sie die authentische ist.

Ist dieser Zustand jedoch überwunden, spürt der Immigrant, daß er die neue Sprache in sich behalten kann, ohne daß diese seine Muttersprache verdrängt. Er spürt, daß in ihm Raum für verschiedene Dinge entsteht, die ihn bereichern und mit denen er auch andere bereichern kann.

12. Migration und Alter

Die Erfahrung der Migration wird in jedem Lebensabschnitt unterschiedlich verarbeitet: Jugendliche oder junge Erwachsene, die noch eine lange Zukunft vor sich haben, erleben sie anders als eine reife Person mit einem großen Anteil bereits gelebter Geschichte.

Als wir zu bestimmen versucht haben, wie eine Migration auf Kinder wirkt, sind wir Problemen begegnet, die noch komplexer waren als die Probleme der Erwachsenen. Denn zu allen Variablen und Problemen, die wir bisher berücksichtigt haben, und die für jeden Menschen die Bedingungen, die Auswirkungen und die Entwicklung des migratorischen Prozesses verändern können, kommen noch das Alter und der Entwicklungsstand des Kindes hinzu.

In gewisser Hinsicht könnte man meinen, daß das Kind die Migration weniger traumatisch erleben kann, weil es den Erwachsenen gegenüber Vorteile besitzt: Seine unmittelbare Umgebung ist auf wenige Personen reduziert (das variiert allerdings mit dem Alter): Vater, Mutter, Geschwister. Wenn sie gemeinsam auswandern, könnte sich der Übergang so gestalten, als wäre das Kind von einem schützenden Überwurf umgeben, wie eine Hülle, die es umwickelt. Außerdem ist das Kind nachahmungs- und aufnahmefähiger gegenüber neuen Eindrücken, offener für das Erlernen von Neuem, und daher empfänglicher gegenüber einer neuen Sprache und einer neuen Umwelt.

Andererseits jedoch leidet das Kind auch unter speziellen Entbehrungen: Es hat an der Entscheidung zur Migration nicht teilgenommen, es versteht im allgemeinen die Beweggründe der Erwachsenen nicht, auch wenn sie sie ihm erklären. Dies ist nicht immer der Fall und hängt von der Art der familiären Kommunikation und dem Alter des Kindes ab. Obwohl die Tatsache, daß man zusammen mit der unmittelbaren Umgebung auswandert, wie eine Reizmilderung wirkt, darf man dabei nicht vergessen, daß auch diese unmittelbare Umgebung selbst durch die migratorische Erfahrung erschüttert ist.

Es gibt Menschen, die ein Leben lang die Folgen einer im Säuglingsalter erlebten Migration zeigen. Wir hatten Gelegenheit, einen Mann zu behandeln, der Nahrungsphobien entwikkelte. In der Analyse stellte sich heraus, daß seine Eltern, als er wenige Monate alt war, aus beruflichen Gründen für eine begrenzte Zeit nach Marokko auswandern mußten. Die Mutter, eine Europäerin, entwickelte eine intensive Abneigung und ein intensives Mißtrauen gegenüber diesem Land, in dem sie nicht wohnen wollte. Sie lehnte alles, was aus diesem Land stammte, mit der Begründung ab, es sei primitiv und unhygienisch. In der Absicht, das Kind vor jeglicher Ansteckung zu schützen, gab sie zwei Jahre lang dem Kind nur verpackte Speisen aus „ihrem Land". Man kann leicht erraten, wie vielfältig sich eine solche Begebenheit im Leben dieses Mannes auswirkte.

Eine ähnliche Geschichte haben wir im vierten und fünften Kapitel ausführlich dargestellt. Marisa erlebte ihre erste Migration zusammen mit ihrer Familie als sie erst einige Monate alt war; sie erlitt dadurch den Verlust der affektiven Bindung zu ihrer Mutter, die sie zwar gut pflegte und sogar die Stillzeit übertrieben verlängerte, die ihr aber wegen ihrer tiefen Depression nicht ausreichend Zuwendung geben konnte. Damit verstärkten sich gleichzeitig die symbiotische Bindung (nur die Milch der Mutter war „vertrauenswürdig") und die affektive Distanz („Mutter war immer mit den Gedanken woanders oder war selber woanders: in einem anderen Land").

Erikson (1959) hält die Verankerung von Dauermustern für die Lösung des Konflikts zwischen Urvertrauen und Mißtrauen für die erste und außerordentlich wichtige Aufgabe des Ich. Für ihn hängt das Ausmaß des durch die ersten Kindheitserfahrungen entstehenden Vertrauens weniger von der absoluten Menge an Nahrung oder Liebesbeweisen ab, als vielmehr von der Qualität der mütterlichen Beziehung; diese interagiert mit der Möglichkeit des Kindes, sie aufzunehmen. Seiner Meinung nach erwecken Mütter in ihren Kindern dadurch Vertrauen, daß sie die feinfühlige Versorgung der individuellen Bedürfnisse des Neugeborenen auf ein festes Selbstsicherheitsgefühl stützen, das sie aus dem Verwachsensein mit der sie umgebenden Kultur schöpfen. Dies ist genau das, was den emigrierten Müttern fehlt: ihr Selbstvertrauen befindet sich in einer Krise.

Wenn wir all das bedenken, was wir in diesem Buch aufgezählt haben, stellen wir fest, daß jede prämigratorische Zeit, auch wenn sie unterschiedliche Merkmale aufweist (je nachdem, ob die Migration freiwillig oder gezwungenermaßen erfolgt), eine von Zweifeln, Befürchtungen und Leid erschütterte Zeit ist: Manchmal ist das Kind Zeuge bitterer familiärer Auseinandersetzungen, manchmal erlebt es mit den Eltern zusammen Angst- oder Paniksituationen oder wird das Ziel von deren Aggressionen, wenn diese ihre Ängste, die sie nicht ertragen können, auf das Kind abladen. Bisweilen schließlich wird das Kind von den Eltern vergessen, da sie zu sehr in ihrer eigenen Problematik, ihren Schwierigkeiten oder ihrer Depression versunken sind.

Ähnlich wie bei den Erwachsenen, spielen zusätzlich andere Faktoren eine Rolle: die ungelösten früheren Konflikte, die Art von Beziehung, die jedes Kind mit seinen inneren Objekten aufzubauen in der Lage war, und die unbewußten Phantasien, die zum Zeitpunkt der Migration wirksam werden.

Im neuen Land angekommen, wird das Kind an seinem eigenen Kummer leiden und in seiner Abhängigkeit auch an dem seiner Eltern, denn der familiäre Kontext schützt zwar das Kind, aber dieser Kontext befindet sich selbst in einer Krise.

Manche Emigrantenkinder beklagen sehr intensiv die Abwesenheit der Menschen aus der weiteren Umgebung – Freunde, Schulkameraden, Lehrer, Großeltern, Onkel und Tanten, Nachbarn – wie auch der nicht-menschlichen Umgebung – Haus, Spiele, Parks usw. Manchmal sind sie unfähig, ihr Leid zu zeigen und drücken es als Wut aus. So sprach ein sechsjähriger Junge von seinem kleinen Freund: „Scheiße, daß Enrique nicht mit uns mitgekommen ist!“, und fügte gleich hinzu: „Warum hat Vater keine Arbeit?“ Auf diese Weise verband er die zwei wichtigen Quellen seiner Angst: die Erkenntnis dessen, was er verloren hatte, und die Erkenntnis, daß seine Eltern sich noch nicht von der Regression erholt hatten, die die Migration auslöste, und ihm daher weder helfen noch als Identifikationsmodell fungieren konnten. Auch den Vater hatte er vorübergehend verloren, und zwar in den Funktionen, die er als Vater immer erfüllt hatte.

Wenn die früheren Konflikte nicht allzu schwerwiegend sind

und die Beziehung zu den inneren und äußeren Objekten hinreichend gut waren, wird sich das Kind dennoch in die neue Umwelt integrieren, wenn auch die mit der Migration verbundenen schmerzhaften Erfahrungen unvermeidlich sind: die Begegnung mit der neuen Welt, mit der neuen Schule, mit den neuen Kameraden, mit fremden kulturellen Zügen, mit dem „Der-Neue-Sein", mit dem „Anderssein" usw.

Ist dies nicht der Fall, wird das Kind seine Verstörung, je nach Alter, auf verschiedene Art und Weise zeigen: Es kann sich übermäßig an die Mutter binden, Phobien zeigen, sich isolieren, die Schule ablehnen, in seinen Fähigkeiten gehemmt sein, Lernprobleme haben, sich vom Spott oder der Geringschätzung der Kameraden verfolgt fühlen, weil es anders spricht oder sich anders kleidet, oder weil es die Kommunikations- oder Verhaltensregeln nicht versteht. Es kann diese Rollen auch umkehren und selbst andere verachten, sich ironisch, sarkastisch oder aggressiv verhalten.

In anderen Fällen werden die Symptome unmittelbar körperlich ausgedrückt und sind Indizien für Regression und Depression: Appetitlosigkeit oder Freßsucht; Alpträume und Traumstörungen; zwanghafte Masturbation; Bettnässen (Enuresis), unwillkürliche Darmentleerung (Enkopresis); Veränderungen im körperlichen Erscheinungsbild, Hang zu Krankheiten oder Unfällen (Traumatophilie), da das Kind versucht, traumatische Situationen zu wiederholen oder melancholische Mikrosuizide zu inszenieren.

Einige klinische Beispiele können diese Situationen veranschaulichen, die jeweils besondere Merkmale aufweisen.

Graciela emigrierte mit ihren Eltern von einem mittelamerikanischen Land nach Spanien, als sie zweieinhalb Jahre alt war. Die Migration vollzog sich unter dem Druck sehr ungünstiger Umstände: Ein plötzlicher und gewalttätiger politischer Umsturz in ihrem Land bedrohte das Leben der Familie unmittelbar; sie mußte ins Exil gehen. Direkt vor der Migration erreichte die Angst der familiären Gruppe einen Höhepunkt. Der Vater verließ plötzlich und unerwartet als erster das Land, die schwangere Mutter erlitt eine Fehlgeburt, alle waren verängstigt und aggressiv, einschließlich der Verwandten und Freunde, und konnten sich nur schwer gegenseitig ertragen.

Graciela hatte bis zu diesem Zeitpunkt bereits einige Probleme: Die einschneidensten Erlebnisse in ihrer Vorgeschichte waren die Geburt durch Kaiserschnitt, der ernste und plötzliche chirurgische Eingriff bei der Mutter wegen Blasensteinen gleich nach der Entbindung und die Weigerung von Graciela, auf die Mutterbrust zu verzichten und zu fester Nahrung überzugehen, als sie das Alter dazu erreicht hatte.

Als die Familie emigrierte, war Graciela gerade dabei, die Kontrolle über ihre Schließmuskeln zu erlernen. Kurz vorher hatte sie gelernt, ihre Blase tagsüber zu kontrollieren, aber noch nicht nachts. Dieser Lernprozeß wurde mit der Flucht ins Exil unterbrochen und konnte nicht wieder in Gang gesetzt werden. Erst als sie fünf Jahre alt war, konsultierten die Eltern einen Arzt wegen ihrer fortdauernden nächtlichen Enuresis. In dieser Hinsicht hatte ihre Entwicklung nicht einen Rückschritt, sondern eine Hemmung erlitten.

Ihre Sprache hatte sich dagegen normal entwickelt. Seit ihrer Ankunft in dem neuen Land gebrauchte sie die Sprache jedoch in eigentümlicher Weise, gelegentlich – insbesondere zu Hause mit den Eltern – sehr regressiv. Die Eltern beklagten außerdem, daß sie sehr „fordernd" sei. Die gleiche Beschreibung benutzten die Eltern aber auch wiederholt in bezug auf die verschiedenen Krippen und Schulen, an denen sie Graciela sowohl im Herkunftsland wie auch im Exilland eingeschrieben hatten – was immer wieder zu häufigen Schulwechseln geführt hatte.

Aus den Worten der Eltern klang deutlich heraus, daß sie sich schuldig fühlten, Graciela aufgrund zahlreicher widriger Umstände so vielen übermäßigen Anforderungen in ihren jungen Jahren ausgesetzt zu haben. Nun akzeptierte sie ihrerseits nicht die alltäglichen Anforderungen, wie beispielsweise nachts nicht einzunässen oder sich von der Mutter zu trennen, um in die Schule zu gehen. Es fiel ihr sehr schwer, sich mit den neuen Kameraden anzufreunden; sie sagte, die Kinder lachten sie aus, wegen ihrer komischen Art zu zeichnen.

Das Bewußtsein ihrer Andersartigkeit quälte sie; andererseits war sie stolz darauf, wie sich in der ersten therapeutischen Sitzung zeigte. Sie stellte sich damals folgendermaßen vor: „Ich bin Mittelamerikanerin. Ich werde in einer anderen Sprache sprechen", und zeichnete die Nationalflagge ihres Landes.

Mit diesen knappen Worten deutete sie schon beim ersten Kontakt die Sorge um ihre Identität an, die sie an einem fremden Ort erneut behaupten mußte, wie auch die Probleme hinsichtlich der Kommunikation (der Sprache), nach der sie sich sehnte, die sie aber gleichzeitig fürchtete. Sie benutzte ihr Anderssein abwehrend und machte zugleich ein Schmuckstück daraus. In anderen Momenten nahm sie eine geringschätzige und hintertreibende, täuschende Haltung ein und hielt provokativ Informationen zurück mit den Worten: „Wenn ich will, sage ich es dir", um Macht über den Gesprächspartner beziehungsweise seine Unterwerfung phantasieren zu können.

Die Auskünfte hielt sie zurück, um sich und den anderen zu demonstrieren, daß sie auf manchen Gebieten Dinge zurückhalten und kontrollieren konnte, da sie es nun einmal mit ihrem Urin nachts nicht schaffte. Gleichzeitig glaubte sie, damit jeden in Schach halten zu können, den sie für verfolgend hielt. Außerdem versuchte sie andere zu täuschen, aus Angst, selbst getäuscht zu werden und dem Anderen und der unterstellten feindseligen Ausnutzung ihrer Informationen ausgesetzt zu werden.

Das therapeutische Interview war sehr reichhaltig. Sie führte gleich drei Spiele vor, die ihre Ängste deutlich zusammenfaßten, indem sie ein zentrales Thema in drei verschiedenen Formen wiederholten, wie drei Variationen derselben Melodie.

Zuerst baute sie ein Haus. Dabei erwies sich die Anordnung der Türen als sehr konfliktbehaftet wie auch die Entscheidung darüber, ob sie geschlossen oder geöffnet gehalten werden sollten. Sie zeigte ein großes Mißtrauen gegenüber denen, die durch diese Türen hereinkommen könnten. Ihre Arbeit untermalte sie mit Kommentaren wie: „... damit überhaupt nichts hereinkommt"; „... weil er sagen könnte: Ich bin auf deiner Seite – und doch ein Bösewicht sein". Als sie gefragt wurde, wer auf ihrer Seite sei, sagte sie: „Mein Papa."

In dieser Szene sehen wir ihre Ambivalenz gegenüber dem Vater; wie sie sich nach ihm und anderen sehnte und ihnen dennoch mißtraute: Menschen, denen sie die Tür offen halten möchte, damit sie hereinkommen, von denen sie jedoch fürchtet, „hintergangen" zu werden. Die offene, rezeptive Tür verwandelte sich in den offenen Schließmuskel, der unkontrolliert

Urin abläßt. Ununterbrochen kreiste ihre Angst darum, daß ein Feind, der sich als Freund ausgeben würde, hereinkommen könnte. Der Betrug könnte darin bestehen, daß die Mutter anstelle des Vaters hereinkommt, oder der Vater anstelle der Mutter oder die als böse erfahrene Bindung Vater-Mutter anstelle der ersehnten guten Eltern.

Sie baute ihr Haus immer weiter aus, damit mehr Menschen hineinpaßten, als wollte sie selbst weiter wachsen, um mehr Urin und mehr Angst tragen zu können. Aber das Problem mit den Türen stellte sich immer wieder aufs neue: sowohl in bezug auf die Hintertür wie auch auf die Tür des Seiteneingangs, die sie wiederholt und mit großen Schwierigkeiten zu schließen versuchte.

Es ist deutlich, daß sie mit ihren Phantasien und mit ihrem Körper die Terrorerfahrungen wiedergab, die sie vor dem Exil miterlebt hatte, als das Haus ständig von mächtigen Feinden gestürmt zu werden drohte. Vor diesen Feinden konnte man sich nicht schützen. Sie konnten ihren Papa, ihre Mama und sie selber betrügen, bezwingen, schädigen oder töten.

In ihrem zweiten Spiel wiederholte sie dasselbe Thema. Darin verdichtete sie alle gefürchteten Figuren in eine einzige mythische Gestalt: die eines Wolfs. Sie erzählte die Geschichte von den drei Schweinchen und inszenierte sie mit ihren Spielzeugen: „... Der Wolf verfolgte die drei Schweinchen, aber sie konnten entkommen. Der Wolf sagte, er sei die Mutter, aber sie wußten, daß er sie auffressen wollte (erneut die Angst, betrogen zu werden). Der Wolf versuchte, durch den Schornstein in das Haus einzudringen, aber sie stellten einen Kessel kochendes Wassers in den Kamin, und der Wolf starb an den Verbrennungen." Als sie die Geschichte zu Ende erzählt hatte, bat sie um ein Glas Wasser.

Die dritte Szene war die Geschichte vom Rotkäppchen: „Die Mutter gab ihr ein Körbchen mit Essen für die Großmutter...". Sie berichtete von der Begegnung mit dem Wolf, der „sie hereinlegte und sich für die gute Großmutter ausgab..., sie aber auffraß". Der Jäger schlitzte den Wolf auf, rettete das Mädchen, und füllte ihn mit „Steinen". Bald war der Wolf durstig geworden und ging zum Fluß, um Wasser zu trinken; das Gewicht der Steine ließ ihn untergehen und ertrinken.

Das Märchen vom Rotkäppchen erinnert an den Bericht ihrer Geburt durch Kaiserschnitt: Der Jäger (Vater-Chirurg) mußte sie durch eine Operation aus einer Mutter herausholen, die sie in ihrer Phantasie aufgefressen hatte und nicht herauslassen wollte. Sogar das Auffüllen des Wolfes mit den Steinen scheint auf die Blasensteinoperation der Mutter kurz nach ihrer Geburt zu verweisen – eine Operation, die die Mutter in Lebensgefahr brachte.

Auf der anderen Seite scheint sie sich mit dem Wolf identifiziert zu haben: Sie brennt vor Durst und bittet um Wasser, um ihre Erregung zu beruhigen, nachdem sie das Märchen erzählt hat, in dem der Wolf verbrannt wurde.

Die Enuresis erfüllt in diesem Fall verschiedene Funktionen in ihren unbewußten Phantasien. Sie rettet sie vor dem Wolf, der sie fressen wollte (sie verbrennt ihn mit dem Urin als kochendem Wasser), und sie rettet sie vor dem inneren Tod durch Ertrinken, da sie als Wolf auch trinken möchte (und auch essen möchte, sich aber zurückhält). Gleichzeitig befriedigt sie die Phantasie, den Wolf in ihrem Kessel zu empfangen (der Penis des Vaters in ihren Genitalen), aber so, daß seine Gefährlichkeit ausgeschaltet wird. Betrug ist das Leitmotiv in Gracielas Phantasien. Sie will alles schließen, damit „die Bösen nicht (heimtückisch) hereinkommen, und sagen, daß sie auf Papas Seite stehen"; und sie will alles öffnen, um „dem Wolf zu entwischen, der (hinterlistig) sagte, daß er die Großmutter sei", zu der ihre Mutter sie hingeschickt hatte, der sie fressen und sie in seinem Bauch einsperren wollte.

Diese unbewußten Phantasien, die sich in den Spielen ausdrücken, erklären die Bedeutung ihrer Symptome. Sie hat Angst, böse Dinge könnten in sie eindringen: Ideen in den Kopf (die neue Sprache), feste Nahrung (sie weigerte sich, das Essen zu kauen), der Penis in die Scheide (sie zeichnete sich als eine männliche Figur). Aber wenn sie sich verschließt, fürchtet sie, nicht entkommen zu können und von anderen aufgefressen zu werden. Folglich öffnet sie sich in einem solchen Ausmaß, daß sie die Kontrolle über ihre Inhalte verliert: Urin, Wut (wie die Mutter, die eine Fehlgeburt erleidet).

Angesichts ihrer klaustro-agoraphobischen Angst kann sie nicht auf die Enuresis verzichten, die für sie im Augenblick als

„Ausgangs"-Möglichkeit wie auch als Abwehr gegen die als real erlebte Angst, betrogen und getötet zu werden, fungiert.

Die Migration bewirkte eine starke Zunahme der paranoiden Unruhe. Diese zeigte sich in ihrer Angst, hintergangen zu werden: Angst vor allem, was in dem neuen Land von außen in sie eindringen und falsch sein könnte (unbekannt und möglicherweise feindlich, wer sich als Freund ausgibt), wie auch vor allem, was sie in ein falsches Inneres führen könnte (in einen Großmutter-Wolf, der auch ein Feind ist, der sich als Freund ausgibt).

Das starke Mißtrauen gegenüber dem Neuen und dem Einwanderungsland (wie auch gegenüber dem Analytiker) geht auf ihre Kindheitserfahrungen zurück; in diesen hatte sich das gute Land in ein böses verwandelt (sie mußte plötzlich weggehen) und die gute Mutter hatte sich in die böse Mutter verwandelt, als sie aus Angst überschäumte (Fehlgeburt, Furcht, Aggression). Angesichts all dieser Erfahrungen fand sie Schutz in der Verschlossenheit („Ich spreche eine andere Sprache") oder im unkontrollierten Auslaufen (die Enuresis).

Ihre Behandlung war trotz ihrer Angst vor Betrug möglich und die erreichten Veränderungen bemerkenswert. Dies liegt daran, daß ihr Wunsch, von der Wahrheit zu „trinken" trotz ihres Mißtrauens sehr stark war und am Ende überwog.

Wir wollen einen zweiten Fall darstellen. Es geht um Rony, dessen Migration ruhiger und freiwillig durch die Eltern entschieden worden war. Belastend wirkte jedoch die Tatsache, daß es sich um die zweite Migration innerhalb zweier aufeinanderfolgender Generationen handelte.

Rony war der Sohn britischer Eltern, die selber als Kind nach Argentinien emigriert waren. Er wurde in Buenos Aires geboren. Nach britischer Gesetzgebung war er Engländer, nach südamerikanischen Argentinier. Aber seine Eltern bestanden darauf, daß er Engländer sei, und er besetzte die Tatsache, Argentinier zu sein, mit Angst, die für ihn am geringsten war, wenn er „im Haus eingeschlossen" blieb; er ging nicht einmal zum Spielen in den Park. Und in der Tat entwickelte er Angst davor, in den Park spielen zu gehen. Zu Hause wurde nur Englisch gesprochen, obwohl es unvermeidlich „andere" im Haus gab, die Spanisch sprachen.

Seit seiner Geburt mußte er unter zahlreichen Trennungen von seiner Mutter leiden. Sie war oft krank, und wiederholte Krankenhausaufenthalte wechselten sich mit ausgedehnten Reisen ab. Während dieser zahlreichen Reisen, die die Eltern aufgrund ihres eigenen Heimwehs unternahmen, blieb er in der Obhut von Großeltern und Verwandten.

Diese Ereignisse, die an sich für jedes Kind schon schwer zu verarbeiten sind, wogen für Rony um so schwerer, als er einerseits nicht nur erleben mußte, von den Eltern verlassen zu werden, sondern andererseits sich auch zuviele verschiedene Ersatzpersonen um ihn kümmerten: englisch sprechende Großeltern und Kindermädchen, aber auch die Dienstmädchen, die kein Englisch sprachen.

Er entwickelte eine Reihe von Ängsten, einschließlich einer akuten Trennungsangst. Jedesmal wenn die Eltern von einer Reise zurückkehrten, konnte er es nicht ertragen, daß die Eltern abends ausgingen, oder daß die Mutter ihn einige Stunden allein ließ.

Angesichts einer solchen Situation suchten die Eltern therapeutische Hilfe. Das Kind war damals drei Jahre alt. Aufgrund der Verhaltensnorm der Eltern, die ausschließlich mit Landsleuten verkehrten, schickten sie das Kind zu einem englischen Therapeuten, und baten ihn, die Behandlung in Englisch durchzuführen, da das Kind sich nur sehr schlecht in Spanisch ausdrücken konnte. Auf diese Weise versuchten sie die Integration des Kindes in das Land zu vermeiden, in dem es geboren wurde und lebte.

Seine Analyse, die in englischer Sprache begann und nach und nach Spanisch miteinbezog, und die eine gewisse Besserung erreichen konnte, mußte jedoch abgebrochen werden, als Rony vier Jahre alt war. Seine Eltern hatten sich entschieden, nach Spanien zu emigrieren.

Diese Entscheidung hatte eine nachhaltige Wirkung auf Rony: Noch vor ihrer Abreise und bevor die Analyse konkret abgebrochen wurde, verfiel der Junge in eine Regression. Er lehnte jede Nahrung ab. Das einzige, was er wollte, war Milch: wie ein Baby.

Die Migration verstärkte seine Symptome und schuf neue, die die schon vorhandenen Konflikte überlagerten. Er stellte eine fast symbiotische Beziehung zur Mutter her, seine Ängste verschärften sich und er hatte wiederholt Alpträume. Seine Angst, in ein „geruchloses Loch“ zu fallen – eine Angst, die sich zu der Zeit manifestierte, als er die Kontrolle über die Schließmuskeln erlernte –, führte zu einer Enkopresis.

Gehetzt von seiner Angst und sich an die früheren Erfahrungen erinnernd, bat der Junge, zu einem Psychoanalytiker gebracht zu werden, indem er sagte: „Ich will zu einem Doktor Harry, der mir die Ängste wegnahm.“ Er versuchte so, etwas Bekanntes und Verlorenes wiederzugewinnen.

Unserer Meinung nach waren seine Symptome Ausdruck seiner Schwierigkeit, um frühere und wiederholte Entbehrungen und um neuerliche Verluste zu trauern. Sie drückten nicht nur seine Furcht aus, daß sich diese wiederholen, sondern auch seine Verwirrung hinsichtlich der beiden Kulturen, die er nicht integrieren konnte. Zu diesen beiden Problemkreisen kam nun eine neue Schwierigkeit hinzu, die noch quälender erschien als die beiden anderen. Er konnte die Kontrolle weder über seine Mutter behalten, die ihm „ständig entkam“, noch über das Land und die Menschen, die er durch die Migration verloren hatte, noch über seine Sprachen. All das stellte sich am Stuhlgang dar, den er nicht „behalten“ konnte.

Dies alles war mit intensiven Schuldgefühlen verbunden. Er schrieb die erlittenen Verluste Verbotsübertretungen zu: er habe sich einer anderen Sprache, einer anderen Kultur genähert; und da er nun einmal den Stuhlgang verlieren konnte, könnte es auch sein, daß er seine Genitalien verliere.

Für den Jungen entsprach die Migration dem erneuten Verlust der Mutter, wie er ihn in seiner Kindheit wiederholt erlitten hatte. Er erlebte sie als körperlichen Verlust, und dies steigerte seine Kastrationsangst.

Die Enkopresis war seine Art, seine Angst, seine Depression, seine Ohnmacht, seine Entleerungs- und Zerstückelungserfahrung auszudrücken, denn niemals hatte er sich von der Mutter „gehalten“ gefühlt. Immer hatte er „viele Stücke“ Mutter gehabt: Großmütter, Tanten, zahlreiche Kinder- und Dienstmädchen. Im neuen Land fürchtete er nun, daß die Dispersion der Figuren durch unbekannte und bedrohliche Figuren noch größer sein würde.

Im Verlauf der Behandlung bezogen sich die Themen, die häufig in Zusammenhang mit seiner Migration standen, auf die Konfusion und Diskrimination seiner Sprachen. So tauchten englische Wörter in Augenblicken großer emotionaler Spannungen auf. In dieser Sprache drückten sich seine ursprünglichsten Bedürfnisse aus, wie auch die strengsten Verbote: „Böse Worte sagt man nicht in Englisch."

Es gab eine Zeit, in der er, wie er es nannte, „Karten" zeichnete von Argentinien, Spanien, England und „allen Länder, wo man Englisch spricht", die alle „seine" waren. Erneut die Dispersion: er hatte entweder keine bestimmte Heimat oder zahlreiche.

Die Enkopresis und auch seine Ängste verringerten sich allmählich. Auffallend ist, daß die Retentionsphase, die darauf folgte und die dem Kontrollgewinn über seine Ausscheidungen vorausging, genau mit einer Reise nach Buenos Aires zusammenfiel.

Einige Zeit später, als er seinen Körper nicht mehr benutzen mußte, um seinen Gefühlen Ausdruck zu verleihen, konnte er seine inneren Bewegungen verbalisieren und erzählte, daß er gern in Buenos Aires geblieben wäre, daß es ihm aber auch leid getan hätte, wenn er nicht nach Madrid zurückgekehrt wäre.

Er war ein intelligentes Kind. In dem Maße, wie er seine ursprünglichen Konflikte verarbeitete, die Migrationskonflikte überwand und in sich die Kultur der Eltern, die Kultur seines Geburtslandes und die Kultur seines Aufenthaltslandes integrieren konnte, war es ihm auch möglich, sich in die Umwelt mit weniger Angst und mit weniger Arroganz einzugliedern. Außerdem konnte er nun auch seine Fähigkeiten einsetzen und sich ohne Hemmungen neue Kenntnisse aneignen.

Es wäre verführerisch, die unterschiedlichen Antworten auf die Situation der Auswanderung in den verschiedenen Lebensabschnitten mit der epigenetischen Entwicklung zu verbinden, die Erikson so gut dargelegt hat; doch wir wissen, daß alles immer viel komplexer ist; allzu zahlreich sind die Variablen, die jeden einzelnen von den anderen so sehr unterscheiden. Wir haben schon gesehen, wie vielfältig die Krankheitsbilder waren, die sich aus der Erfahrung der Migration in den hier vorgestellten Fällen ergeben.

Auch wenn die Symptome von Graciela und Rony verschiedene Merkmale aufweisen, bezogen sie sich bei beiden auf die Phase der anal-muskulären Reifung, in der sie sich zur Zeit des großen Einschnitts befanden, den die Migration in ihren Leben verursachte.

In diesem Alter muß das Kind im allgemeinen mit seinen Objekten experimentieren. Es tut dies auf zweierlei Weise: durch Zurückhalten und Loslassen. Unabhängig davon, welcher der beiden Modalitäten sich das Kind bedient, können seine Grundkonflikte in gutartige oder feindselige Haltungen münden. So kann Zurückhaltung eine grausame Beschränkung, aber auch eine Form der Objektpflege sein. Loslassen kann einerseits aggressives, verausgabendes Loslassen destruktiver Kräfte sein, andererseits ein entspanntes Zulassen, Sein-Lassen. Solche Haltungen sind weder gut noch schlecht: ihr Wert hängt davon ab, ob sich ihre feindseligen Anteile gegen einen Feind, den Nächstbesten oder gegen das Ich richten. Das Mißlingen der Fähigkeit, willkürlich halten oder loslassen zu können, sich willentlich zu entfernen oder zu nähern und dadurch die eigene Autonomie und Kontrolle zu bestätigen, erzeugt Scham und Zweifel.

Bereits vorhandene Schamgefühle und Zweifel, die durch die Migration verstärkt werden, untergraben das erlangte Urvertrauen, und dies umso mehr, wenn es aufgrund früherer Konflikte schon geschwächt war.

Scham ist ein Gefühl, das leicht in Schuld übergeht. Dennoch besitzt sie eigene Merkmale. Sie bezieht sich spezifisch auf die Situation, einem Blick ausgesetzt und sich dessen bewußt zu sein. Wenn jemand spürt, daß er in einem Zustand gesehen wird, in dem er nicht gesehen werden will, bedeutet dies, durch den Anderen der eigenen Unvollkommenheit, der eigenen Nacktheit, der eigenen Unvollständigkeit bewußt zu werden. Derjenige, der sich schämt, möchte die Welt zwingen, ihn nicht anzusehen, auf seinen Zustand nicht zu achten, und er ist wütend, weil er es nicht schafft. Dies war insbesondere in Gracielas Fall zu beobachten.

Der Zweifel, sagt Erikson, ist der Bruder der Scham. Die klinische Beobachtung zeigt, daß er mit dem Bewußtsein verbunden ist, eine vordere und eine hintere Seite (konkret, einen

„Hintern") zu haben. Dieser Bereich des Rückens, mit seinem libidinösen Fokus im Schließmuskel und an den Gesäßbacken, kann einerseits vom Kind nicht gesehen werden, andererseits aber durch den Willen des Anderen dominiert werden. Daraus kann immer eine Bedrohung entstehen: Etwas oder jemand könnte eindringen und unterwerfen oder entleeren, ohne um Erlaubnis zu fragen.

Wenn ausgerechnet zu dem Zeitpunkt, an dem das Kind damit beschäftigt ist, seine Autonomie und seine Kontrollfähigkeit zu behaupten, und mit der Scham und dem Zweifel darüber, ob ihm das gelingt, kämpft, etwas so transzendentes wie eine Migration stattfindet, über die es überhaupt nicht entscheidet, kann man vermuten, daß es sie wie eine von den Erwachsenen „erzwungene" Situation erlebt. Die Eltern können freiwillige oder erzwungene Emigranten sein, die Kinder werden immer zu „Exilanten": Sie wählen das Fortgehen nicht und können über das Zurückgehen auch nicht entscheiden.

Sie sehen sich Situationen ausgesetzt, die Schamgefühle hervorrufen: sich „anders" vorkommen, sich unfähig fühlen, mit gleichaltrigen Kindern im Gebrauch der Sprache, der Geheimsprachen, in der Komplizenschaft bezüglich der kulturellen Codes zu konkurrieren (Geschwister-Rivale). Und sie sehen sich darauffolgenden Zweifeln ausgesetzt: Wer sind die Guten und wer sind die Bösen, die Fähigen und die Unfähigen? Wer ist was wert?

Die ödipale Eifersucht und Rivalität mit ihren unvermeidlichen Folgen des Mißerfolgs, der Kastrationsangst und der Schuldgefühle – das alles spitzt sich auch in der Migration zu. In der unbewußten Phantasie des Jungen emigriert die Mutter, weil sie dem Vater folgt – ohne Rücksicht auf den Schaden, den das Kind erleidet. In der unbewußten Phantasie der Tochter emigriert der Vater, um der Mutter Sicherheit und Wohlstand zu bieten, ohne das Leid des Mädchens zu berücksichtigen. Feindseligkeit und Schuldgefühle gegenüber beiden Elternteilen können sehr stark werden, obwohl ihr Ausdruck – wie wir gesehen haben – ganz unterschiedliche Gestalten annehmen kann. Die Kinder können sich ausgeschlossen fühlen und denken, daß die Eltern sich nur mit ihren eigenen (gemeinsamen oder getrennten) Angelegenheiten beschäftigen. Ein anderes

Mal dagegen ist das Kind Zeuge von Meinungsverschiedenheiten der Eltern über die Migration. In diesen Fällen kann es Bündnisse mit einem Elternteil schließen, je nach Überwiegen der positiven oder negativen ödipalen Phantasie; es folgen Schuldgefühle und Angst vor dem ausgeschlossenen Elternteil.

Wenn es die Latenzzeit erreicht, entfernt sich das Kind normalerweise von seinen ersten Liebes- und Haßobjekten. Es gibt seinen Wunsch auf, voreilig Mama oder Papa zu werden und ersetzt den Wunsch, Babies zu machen, durch den Wunsch, Dinge zu machen, Erfolge mit seinen eigenen Fähigkeiten und Werkzeugen zu erzielen. Es lernt zu arbeiten und zu produzieren. Gefahr besteht in dieser Phase, wenn das Kind sich unzulänglich und unterlegen fühlt. Wenn es den Glauben an seine Fähigkeiten und seine Stellung unter den Kameraden verliert, kann es in der Lösung seines ödipalen Konflikts Rückschläge erleiden und sich für einen zur Mittelmäßigkeit oder zur Verstümmelung Verurteilten halten.

Die Entwicklung einiger Kinder wird unterbrochen, wenn das Leben in der Familie sie nicht auf das Leben in der Schule vorbereitet hat. Die Migration, und noch mehr das Exil, verschärfen diese Gefahr, denn das Kind kommt so in eine Schule, die nicht nur eine größere, weiterreichende soziale Gruppe als die Familie darstellt, sondern auch einen Bereich, in dem das Kind seinen eigenen Ort finden, herstellen oder durchsetzen muß; es muß gegen widrige Bedingungen kämpfen: „der Neue" zu sein, „Eindringling" zu sein; zu spüren, daß die Kenntnisse, über die es verfügt, in dieser Umgebung womöglich wertlos sind, und es ihm an jenen Kenntnissen mangelt, die wichtig wären. Es muß außerdem die „Initiationsriten" erleiden, die oft grausam und demütigend sein können. Aus diesen Gründen offenbaren sich die Folgen der Migration in der Latenzperiode überwiegend im schulischen Bereich, was wiederum unvermeidlichen Widerhall im familiären Bereich hervorruft: Vorwürfe, Feindseligkeit, Somatisierungen.

Wir hatten Gelegenheit, den Fall eines Jungen im Schulalter zu untersuchen, der sich ein Jahr lang weigerte, den Erklärungen seiner Lehrerin zu folgen. Während des Schulunterrichts hielt er im geöffneten Buch immer eine Zeitschrift seiner Landessprache, in der er ständig las. Er störte in keiner Weise den

Unterricht, interessierte sich jedoch nicht im geringsten für das, was sich dort abspielte. Die tolerante und verständnisvolle Haltung seiner Eltern und der Lehrerin, wie auch eine intensive therapeutische Hilfe, die das hinter dieser scheinbaren Gleichgültigkeit verborgene, tiefe Leid mildern konnte, ermöglichten einen radikalen Wandel im darauffolgenden Jahr. Er konnte seine in Fülle vorhandenen Talente entfalten, bis er der beste und beliebteste Schüler seiner Klasse wurde.

Die Jugend – wer könnte daran zweifeln? – ist das beste und das schlimmste Alter für alles; auch für die Migration. Es gibt Statistiken über die psychische Gesundheit von Immigranten und Flüchtlingen, aus denen hervorgeht, daß die größte Krankheitsrate bei Emigranten zwischen dem 20. und dem 30. Lebensjahr zu beobachten ist. Dies wird begreifbar, wenn man bedenkt, daß in diesem Lebensabschnitt die Suche und die Verfestigung des Identitätsgefühls die zentralen Probleme sind, und wenn sich in diese Phase ein Ereignis wie die Migration einschiebt, wird das Identitätsgefühl zutiefst erschüttert.

Aber man darf nicht vergessen, daß zahlreiche Faktoren eine Rolle spielen, von denen einige so gravierend sind, daß sie die Bedeutung einer Situation völlig verändern können. Wie sich die Dinge entwickeln ist sehr unterschiedlich, je nachdem, ob die Migration gewollt war oder nicht, ob sie allein oder zusammen mit der Familie vollzogen wird, und wie die Beziehung zur Familie sich gestaltet. Die Familie fungiert als schützende Gruppe, wenn die Migration gewollt wurde, oder wenn es sich um ein gemeinsames Exil handelt. Sie kann jedoch als eine einschränkende Gruppe fungieren, wenn sie den jungen Menschen zu einer ungewollten Migration zwingt, und er sie aufgrund seiner Abhängigkeit von den Eltern nicht ablehnen darf. In Kapitel 6 haben wir den Fall eines Jugendlichen beschrieben, der diese Situation beispielhaft zeigt.

Uns erscheint gleichermaßen das Fragment eines Romans anschaulich, den wir schon zitiert haben: José Donosos *El jardín de al lado* (1981). Einer seiner Figuren, einem Jungen, der von den Eltern zur gemeinsamen Migration gezwungen worden war, und sich nun der gemeinsamen Rückkehr widersetzt, legte der Autor folgende Protestworte in den Mund: „... was ihn am meisten empörte, erklärte er, war, daß seine Eltern ihn als

Vorwand zur Rückkehr nach Chile genommen hatten. Sie hatten behauptet, seinetwegen zurückzuwollen, damit er seine Wurzeln nicht verlöre, für die er sich nicht interessiere – was stimmte, Chile interessierte ihn nicht, aber warum hatten sie nicht vorher daran gedacht? -, damit er sich zu seiner Sprache, seiner Familie, seinen Traditionen bekenne." (...) „Meine Wurzeln sind in Paris. Es ist schon sieben Jahre her, daß ich Chile verließ. Ich bin sechzehn. Ich bin in Frankreich aufgewachsen und zur Schule gegangen, mit französischen Kameraden. Ich habe gelebt wie die Franzosen meines Alters leben. Es gibt chilenische Jungen, die nicht sind wie ich und sich für die Sachen drüben interessieren. Ich vermute, daß es daran liegt, daß sie mehr Ehrlichkeit in den Positionen ihrer Eltern spüren..."

Häufig findet man jedoch auch die gegenteilige Situation: den Jugendlichen, der allein emigriert, seine Familie verläßt oder vor ihr flieht. Die Prognose solcher Fälle ist unterschiedlich. Wenn es ein Versuch war, vor sich selbst in dem illusorischen Glauben zu fliehen, daß es ausreicht, den Ort zu wechseln, können wir ein unglückliches Ergebnis voraussagen: der Mangel an Halt und Stütze könnte für ihn in der Psychose, der Perversion, der Straffälligkeit oder in der Drogenabhängigkeit enden.

Auf der anderen Seite ist die Jugend aber auch das Alter, in dem es möglich ist, eine Migration als Abenteuer zu erleben, als Suche nach neuen Wahrheiten in und außerhalb seiner selbst, als Suche nach der Verwirklichung großer Ideale. Dafür ist kein Lebensabschnitt günstiger. Schon Freud schrieb 1883 in einem Brief an Martha über diese Zeit: Da „waren wir alle solche noble Ritter, die in ihrem Traum befangen durch die Welt giengen". Wenn diese Träume das Abenteuer einer Migration einschließen, hat diese die besten Aussichten auf ein glückliches Ende, wenn sie zusammen mit anderen vollzogen wird, die als Zugehörigkeits-, Solidaritäts- und Arbeitsgruppe unterstützend wirken und dabei helfen, das dringend nötige Identitätsgefühl zu festigen.

In diesem Buch beschäftigen wir uns immer wieder mit der Migration im jüngeren oder reiferen Erwachsenenalter; daher halten wir uns hier nicht weiter an diesem Punkt auf. Wir wollen nur noch in Erinnerung rufen, daß die Erfahrung von Migration und Exil nicht nur für den Emigranten selbst Schwierigkeiten verursacht, sondern auch Angst, Schuld und Verantwortung gegenüber jenen, die von ihm abhängig sind: die Kinder und die folgende Generation allgemein.

Viele der Migrationen in reifem Alter können, wie wir schon an anderer Stelle gesagt haben, Versuche darstellen, die Krise des mittleren Lebensalters zu überwinden, die ja ein breites Spektrum erfaßt: von der vergeblichen Absicht einer illusorischen Verjüngung – was ja immer zum Scheitern verurteilt ist – bis hin zum Bedürfnis, „etwas Neues" zu tun, eine bisher latente Fähigkeit zu entfalten, einen bisher immer wieder verschobenen Wunsch zu verwirklichen, neue Interessen zu entdecken oder sich die Entwicklung neuer kreativer Möglichkeiten zu gestatten.

Schließlich kann man auch – obwohl dies seltener vorkommt – im höheren Alter auswandern. Die Migration im Alter hat spezifische Schwierigkeiten und Bedeutungen. Im allgemeinen wollen alte Menschen nicht emigrieren. Es kostet sie zu viel, ihre vertrauten Dinge zu verlassen, die ihnen ja Sicherheit geben. Sie besitzen viel mehr gelebte als noch zu lebende Geschichte. Das, was sie verlieren, ist immer viel mehr als das, was sie gewinnen können. Wenn sie aus widrigen Umständen emigrieren oder ihren Kindern folgen, um nicht allein zurückzubleiben, ist ihr Unglück groß: Sie fühlen sich regressiv abhängig wie ein Kind, ohne jedoch die Aussichten und Möglichkeiten des Kindes zu haben, zu wachsen und Neues zu erreichen. Wenn Fortgehen immer ein bißchen Sterben bedeutet, ist dies in diesem Fall zu viel und verstärkt sich noch zusätzlich, wenn es sich um eine erzwungene Migration handelt.

Eine andere Art von Migration im Alter ist die Rückwanderung in das Geburtsland, wenn man weit entfernt von ihm gelebt hat. In diesem Fall kann die Migration freiwillig sein: sie bedeutet zurückgehen, um zu sterben; sie bedeutet, das Getane, das Erreichte, das Gelebte woanders zu lassen, um sich mit den Seinen wiederzuvereinen. Auch in diesem Fall hat das Fortgehen viel vom Sterben: Es ist wie ein Präludium und Annehmen des eigenen Todes.

13. Migration und Identität

Wir wissen, daß die Fähigkeit des Individuums, in einer Zeit voller Veränderungen weiterhin es selbst zu bleiben, die Grundlage der emotionalen Identitätserfahrung bildet. Dies schließt die Erhaltung von Stabilität trotz der verschiedenen Umstände, der Verwandlungen und Veränderungen des Lebens ein. Wo aber endet die Erträglichkeit der Veränderungen, und wo beginnen sie, die Identität unwiderruflich zu schädigen?

Die Festigung des Identitätsgefühls hängt insbesondere von der Verinnerlichung der Objektbeziehungen ab; dies geschieht anhand von authentischen, introjektiven Identifizierungen und nicht durch manische, projektive Identifizierungen, die lediglich Raum für Pseudoidentitäten und ein falsches Selbst geben.

Ereignisse, wie die Migration, die wichtige Veränderungen im Leben eines Individuums bewirken, können sich in Faktoren verwandeln, die das Identitätsgefühl bedrohen.

Víctor Tausk (1919), der als erster den Begriff „Identität" in die psychoanalytische Literatur einführte, behauptete, daß, so wie das Kind die Objekte und sein eigenes Selbst entdeckt, auch der Erwachsene in seinem Kampf um Selbsterhaltung ständig die Erfahrung des „Sich-Selbst-Begegnens" und „Sich-Selbst-Spürens" wiederholen muß.

In seinem Kampf um Selbsterhaltung muß sich der Immigrant an verschiedene Elemente seiner Heimat (vertraute Objekte, die Musik seines Landes, Erinnerungen und Träume, in denen sich Aspekte des Herkunftslandes ausdrücken) klammern, um die Erfahrung des „Sich-Selbst-Spürens" aufrechterhalten zu können.

Freud (1926) benutzte den Begriff „Identität" in seinem gesamten Werk ein einziges Mal, und er tat dies mit einer psychosozialen Konnotation. Als er in einer Rede versuchte, seine Bindung zum Judentum zu erklären, sprach er von „vielen dunklen Gefühlsmächten", die „um so gewaltiger" wären, „je weniger sie sich in Worten erfassen liessen", und auch von der

„klaren Bewußtheit einer inneren Identität“, die weder auf Glauben noch auf nationalem Stolz, sondern auf der *„Heimlichkeit der gleichen seelischen Konstruktion“** beruht, und frei von jenen Vorurteilen ist, die den Einsatz des Intellekts einengen. Die Hervorhebungen sind von uns. Freud bezieht sich also auf den inneren Kern des Individuums, der als wesentlicher Aspekt der inneren Kohärenz einer Gruppe gesehen werden muß.

Erikson (1956) schließt aus diesem Text Freuds, daß der Begriff der Identität eine Beziehung zwischen dem Individuum und seiner Gruppe ausdrückt, die die Konnotation einer beständigen Selbstheit und einer beständigen Teilhaftigkeit bestimmter wesentlicher Merkmale enthält.

Wir werden auf diesen Punkt zurückkommen, denn der Gedanke, daß das Identitätsgefühl sich auf der Grundlage der Bindungen an andere entwickelt, scheint uns fundamental zu sein.

In unserem Buch *Identidad y Cambio* (1971)** haben wir das Konzept begründet, nach dem das Identitätsgefühl Ergebnis eines ständigen Interaktionsprozesses zwischen drei integrativen Bindungen ist: der räumlichen, der zeitlichen und der sozialen Bindung.

Wir konnten diese Bindungen in unserem speziellen Arbeitsfeld, der Erfahrung der Beziehung Patient-Analytiker in der psychoanalytischen Behandlung beobachten. Wir wollen hier eine Zusammenfassung der komplexen Vorgänge vorlegen, die dem Erwerb des Identitätsgefühls im analytischen Prozeß zugrundeliegen, denn daraus können wir schließen, wie sich die Identität bildet, und wie sich Identitätsstörungen in der Entwicklung des Individuums, in seiner Beziehung zur Gesellschaft und vor allem durch die Erfahrung von Veränderungen äußern.

---

* An die Loge ‚Wien‘, B'nai B'rith Mitteilungen für Österreich (Mai 1926). Festsitzung der Loge ‚Wien‘ anläßlich des 70. Geburtstages von Univ.-Professor Dr. Sigmund Freud. Zitiert nach dem Katalog des Sigmund Freud-Hauses, herausgegeben von der Sigmund Freud-Gesellschaft, Wien, 1975, S. 47, Abs. 239. (Anm. d. Üb.)

** „Identität und Wandel“ (Anm. d. Üb.)

Wir gehen davon aus, daß bei Patienten, die zur Analyse kommen, die Identität durch die sie quälenden Konflikte mehr oder weniger angegriffen ist. Mit anderen Worten, wir glauben, daß einer der bewußten oder unbewußten Gründe, weswegen ein Mensch die Analyse sucht, das Bedürfnis ist, sein Identitätsgefühl zu festigen.

Das Identitätsgefühl drückt auf der vorbewußten und der bewußten Ebene eine Reihe von unbewußten Phantasien aus, die – wären sie integriert – das ausmachen, was wir die „unbewußte Phantasie des Selbst" nennen könnten.

Die zwanghaften und die schizoiden Bilder wären die beiden Pole einer ganzen Skala von Identitätsstörungen; an dem einen Pol hätten wir die rigide und unflexible Identität, und an dem anderen befände sich die extrem geschwächte und aufgesplitterte Identität.

Das Ingangsetzen des Prozesses, der zum Erwerb oder zur Reifung des Identitätsgefühls führt, fällt genau mit dem Beginn des analytischen Prozesses zusammen. Denn der analytische Rahmen stellt einen „Behälter" für die Projektionen bereit, welche die „Identitätssplitter" transportieren. Er fungiert sowohl als Schutz wie auch als Grenze. Gleichzeitig verwandelt sich dieser „Behälter" in einen Schmelztiegel, in dem all die komplexen Operationen stattfinden, die diese Identitätssplitter bis zu ihrer Integration erleiden.

Indem wir von Identitätssplittern sprechen, benutzen wir eine Metapher, die unserer Meinung nach die unbewußten Phantasien einiger Patienten gut beschreibt. Diese Phantasien basieren auf dem Fehlen einer Beziehung zwischen verschiedenen Ebenen der Ich-Regression: abgespaltenen Ich-Anteilen, bestimmten Rollen beziehungsweise Identifikationen mit verschiedenen Objekten, die unabhängig voneinander funktionieren, wie Inseln, die voneinander abgeschnitten wurden.

Wenn es auch richtig ist, daß wir uns mit der eben beschriebenen Vorstellung eher auf die Merkmale der versprengten (schizoiden) Identität bezogen haben, so glauben wir doch, daß die Idee eines „Behälters" gleichermaßen auch für die anderen Arten von Identitätsstörungen gültig ist, die eine Rolle bei den anderen klinischen Bildern der Neurosen und Psychosen spielen.

Wir möchten eine andere bildliche Vorstellung einführen, mit der wir das Verständnis der Bedeutung der analytischen Situation und ihres Rahmens – als Grenze und Behälter – veranschaulichen wollen: die Vorstellung des Analytikers als tragende „Arme“ und, weiter zurück in der Regression, als eine „Haut“, die alle Teile des Säugling-Patienten umhüllt.

Es ist wichtig, in der Übertragung die Objektbeziehungen und Identifikationsmechanismen zu berücksichtigen, die im Szenario des analytischen Prozesses wirken. Die Objektbeziehungen spielen eine weitreichende und wichtige Rolle in der Identitätsgestaltung, und zwar weil der Patient Träger für die unerträglichen depressiven und strafenden Ängste benötigt. Die Intensität dieser Ängste hindert das Ich daran, sich angemessen zu organisieren und stabilisieren. Sie sind aber auch wichtige Quellen von Identifikationselementen: Quellen, die für den Aufbau der Identität notwendig und als Bezugspunkte für Differenzierungen unverzichtbar sind.

Die Behälter-Funktion des Analytikers trägt zusammen mit der interpretativen Arbeit im psychoanalytischen Verarbeitungsprozeß zur Verfestigung des Identitätsgefühls bei. Durch diesen Prozeß können die verlorenen kindlichen Anteile des Selbst angenommen werden, und der Patient kann sich von jenen regressiven Anteilen lösen, die den Weg zu den erwachsenen Anteilen versperren.

Auf der Basis dieser Konzeption werden wir im folgenden die Relevanz jeder der drei Bindungen darlegen, die unserer Meinung nach die Grundlage des Identitätsgefühls bilden.

Die räumliche Integration umfaßt die Beziehungen der verschiedenen Anteile des Selbst untereinander, einschließlich des körperlichen Selbst. Diese Verbindung sichert den Zusammenhalt der Person und ermöglicht den Vergleich und die Kontrastierung zu den Objekten; sie strebt nach der Differenzierung Selbst/Nicht-Selbst und führt zur „Individuation“.

Die zeitliche Integration verbindet die verschiedenen Darstellungen des Selbst in der Zeit; damit stellt es eine Kontinuität unter ihnen her und ist grundlegend für das Gefühl der „Selbstheit“.

Die soziale Integration umgreift die Beziehungen zwischen Aspekten des Selbst und Aspekten der Objekte. Diese Beziehungen basieren auf projektiven und introjektiven Identifikationsmechanismen und ermöglichen das „Zugehörigkeitsgefühl“.

Obwohl wir der Klarheit wegen die Bindungen einzeln beschreiben, muß hervorgehoben werden, daß sie simultan wirken und untereinander interagieren. Die verschiedenen Anteile des Selbst würden sich nicht zeitlich integrieren können, ohne sich auch räumlich integriert zu haben. Auf der Basis dieser zeitlichen und räumlichen Integration ist auch die soziale Integration (in realer und differenzierter Weise) in die Umgebung möglich.

Wir glauben, daß eine Migration diese drei Bindungen ganz allgemein in Mitleidenschaft zieht. Je nach Fall und Zeitpunkt kann die Störung einer dieser drei Bindungen die anderen überlagern.

So können in der ersten Zeit einer Migration Zerrüttungszustände unterschiedlichen Ausmaßes auftreten, durch die sehr primitive Ängste beim Neuankömmling reaktiviert werden; diese können zu Panikzuständen führen, wie beispielsweise zu der Angst, von der neuen Kultur „aufgefressen“ oder „zerstükkelt“ zu werden. Solche Erlebnisse können auf den Konflikt zwischen dem Wunsch nach Vermischung mit den anderen (um sich weder ausgeschlossen noch „anders“ zu fühlen) und dem Wunsch, sich von den anderen zu unterscheiden (um sich weiterhin als „derselbe“ zu spüren), zurückgehen. Dieser Konflikt kann – aufgrund der Vermischung zweier Wünsche, zweier Gefühlsarten, zweier Kulturen – Momente der Konfusion, der Depersonalisation oder der Auflösung verursachen.

Menschen in solchen Situationen fragen sich häufig: „Wo bin ich?“, „Was mache ich hier?“, beispielsweise beim Aufwachen oder im Halbschlaf. In Extremfällen kann es zu einer Entfremdung der eigenen Person kommen, als hätte sie die verschiedenen Splitter ihrer Identität nicht harmonisch zusammensetzen können. Bei solchen Störungen ist insbesondere die dem Individuationsgefühl entsprechende räumliche Integrationsbindung betroffen.

Die Störung der zeitlichen Integration kann sich im Vermischen von Erinnerungen und aktuellen Situationen ausdrücken. Bei leichteren Formen zeigt sie sich in wiederholten Versprechern, in denen aktuelle Menschen und Orte mit Namen angesprochen werden, die anderen, vergangenen entsprechen. Wir haben schon erwähnt, daß der Immigrant vertraute und emotional bedeutsame Objekte mitnehmen muß, um sich von ihnen begleitet zu fühlen und durch sie die Kontinuität seiner eigenen Vergangenheit erkennen zu können. Es ist üblich, daß die Wohnungen von Immigranten übermäßig mit typischen Gegenständen ihrer Herkunftskulturen geschmückt sind.

Die Kunst, das Handwerk, die Volksmusik, die kleinen Bilder oder kleinen Gegenstände, auf die wir uns gerade bezogen haben und die dem Immigranten so lieb sind, haben den Zweck, die drei Bindungen seines Identitätsgefühls zu stützen: Sie sichern den Unterschied zu den Einheimischen, sie heben die Existenz einer Vergangenheit (in jenem Land, in dem der Immigrant seine Biographie hinterlassen hat) hervor, und sie vergegenwärtigen Beziehungen zu abwesenden Menschen; diese helfen dem Immigranten, das Gefühl zu ertragen, an dem Ort, wo er ist, keine Wurzeln, keine Geschichte, keine Großeltern (Vorfahren), keine eigenen Erinnerungen zu haben.

Solche Gegenstände, die anfangs notwendig sind, um das Identitätsgefühl zu behaupten, bergen aber auch die Gefahr, den ganzen (physisch-psychischen) Raum zu besetzen; und sie könnten die Aufnahme des Neuen hemmen und dazu führen, die Vergangenheit für Gegenwart zu halten.

Die soziale Bindung des Identitätsgefühls wird von der Migration am stärksten angegriffen, denn die größten Veränderungen geschehen in bezug auf die Umwelt. In dieser Umwelt ist alles neu und unbekannt, und für diese Umwelt ist das Subjekt ebenfalls ein Unbekannter. Der Immigrant (abgesehen von sehr spezifischen Emigrationen) hat viele der Rollen, die er in seiner Gemeinschaft spielte, sowohl als Mitglied einer familiären Gruppe (Sohn, Vater, Bruder) als auch als Mitglied einer Arbeits- oder Berufsgruppe, eines Freundeskreises, einer politisch aktiven Gruppe verloren. Wie die Patientin Marisa sagte: „In dem neuen Land wird mich keiner kennen, wird keiner meine Familie kennen, werde ich nichts sein." Die Erschütterung dieser Bindung verursacht Erlebnisse der „Nicht-Zugehörigkeit" zu einer menschlichen Gruppe, die ihre Existenz bestätigen könnte.

Nicht immer jedoch destabilisiert die Migration das Identitätsgefühl. In manchen Fällen kann die – bewußte oder unbewußte – Entscheidung zu einer Migration ein Versuch sein, das Identitätsgefühl durch den direkteren Kontakt zu Orten zu festigen, die die Wiege der Vorfahren waren. Diese Orte sind durch Erzählungen von Verwandten, Lektüre und Traditionen mit emotionalen Bedeutungen überzogen worden und stellen die urtümlichen und ersehnten Wurzeln dar.

Wir haben diese Erwägungen mit Isidor Berenstein erläutert, der sie in seinem Buch *Psicoanálisis de la estrutura familiar* (1981)* darstellte. Es handelt von der Suche nach seiner Herkunft, nach den Wurzeln der Identität und der ursprünglichen Identifikationen, die jeder Mensch in einem bestimmten Lebensabschnitt betreibt – auch wenn diese Suche nicht unbedingt im Rahmen einer Migration stattfindet.

Es sind auch diejenigen zu erwähnen, die wir „privilegierte Immigranten“ nennen und die aufgrund ihrer früheren Arbeiten und ihres Werdegangs schon im voraus im Einwanderungsland bekannt sind: Schriftsteller, Künstler, Experten.

Die Verrichtung derselben Arbeit, die Erhaltung des gleichen beruflichen Status' auf derselben Stufe wie im Herkunftsland und die Zugehörigkeit zum gleichen gesellschaftlichen Milieu sind Faktoren, die das Identitätsgefühl stützen.

In diesen Fällen verläuft zweifellos alles leichter, unter besseren Bedingungen und in freundlicherer Umgebung. Daß sie keine akute, unmittelbare wirtschaftliche Sorgen haben, trägt zur Verminderung der Angst bei und ermöglicht eine bessere Adaptation an das neue Milieu, wie dies oft der Fall bei Menschen ist, die beispielsweise von einer Firma unter Vertrag genommen werden oder dem diplomatischen Dienst angehören.

Aber auch dann wird die Migration die psychische und emotionale Stabilität auf die Probe stellen. Nur die gute Beziehung zu den inneren Objekten, die Akzeptanz der Verluste und die Verarbeitung der Trauer wird eine differenzierte Integration der beiden Länder, der beiden Zeiten, der vorherigen

* „Psychoanalyse der familiären Struktur“ (Anm. d. Üb.)

mit der jetzigen Gruppe ermöglichen; so kann sich das Identitätsgefühl reorganisieren und konsolidieren, und der Immigrant bleibt trotz aller Veränderungen und Umgestaltungen er selbst.

14. Migration und Psychose

Die Grenze zwischen neurotischer und psychotischer Persönlichkeitsstruktur ist fließender als angenommen. Die geistige Anomalität stellt lediglich eine Übertreibung der Normalität dar. Beide unterscheiden sich jedoch nicht in ihrem Wesen von einander.

Freud hob schon 1907 hervor: „Die Grenze aber zwischen den normal und krankhaft benannten Seelenzuständen ist zum Teil eine konventionelle, zum anderen eine so fließende, daß wahrscheinlich jeder von uns sie im Laufe eines Tages mehrmals überschreitet."

Individuelle oder kollektive Krisen bewirken oft einen Bruch des vorhandenen Gleichgewichts zwischen Konflikten und Abwehrmechanismen. Dabei können latente psychotische Mechanismen plötzlich die Oberhand gewinnen und zu echten psychotischen Zuständen führen. Die Erfahrung der Migration stellt eine unvermeidliche Krise dar, die sich gelegentlich als plötzlicher Wahnausbruch oder als langsames und unerbittliches Hineingleiten in den Wahnsinn äußern kann.

In vielen seiner Arbeiten, insbesondere in seiner Arbeit über den „Fetischismus" (1927) und in seinem Aufsatz „Die Ich-Spaltung im Abwehrvorgang" (1938), weist Freud auf die irreversible Spaltung hin, welche das Ich in der Ausübung seiner wesentlichen Rolle während der Konfliktaustragung erleidet: einerseits soll es die Anforderungen der Realität erkennen, andererseits Unlust vermeiden. Freud verwendete den Begriff der *Verleugnung**, um die Ablehnung der mißfallenden Realität durch das Ich zu bezeichnen; mit dem Begriff der *Verdrängung*** bezog er sich auf den Affekt. Einer der großen Vorzüge dieses Entwurfs liegt unserer Meinung nach in seiner Anwendbarkeit auf den Bereich der Psychosen; denn er hebt die Koexistenz widersprüchlicher Funktionen im Kern des Ich hervor.

* Im Original deutsch (Anm. d. Üb.)
** Im Original deutsch (Anm. d. Üb.)

Damit entstand ein sehr wichtiger Stützpfeiler für die Entwicklung der psychoanalytischen Psychosenforschung. Dies veranlaßte einige Autoren, das Konzept der Ich-Spaltung, das sich als so fruchtbar für das Verständnis psychopathologischer Krankheitsbilder erwies, weiterzuentwickeln.

Am Ursprung der psychotischen Organisation stehen unter anderem folgende Faktoren: die traumatische Trennungserfahrung und der Verlust von Objekten, die für das Kind in seinen frühen Entwicklungsphasen bedeutsam sind, wie beispielsweise der Verlust der Mutter beziehungsweise deren Stellvertreter, und die Unfähigkeit der Mutter, die Seelenängste des Kindes zu beschwichtigen. Das Kind kommt sich in der Folge völlig ungeschützt vor und hat in seiner Verzweiflung das Gefühl, ins Leere zu fallen.

Die pathologische Entwicklung der Phase der Trennung und Individuation, wie M. Mahler (1971) sie beschrieben hat, ist sehr wichtig, um Entstehung und Entwicklung eines psychotischen Zustands zu verstehen. Die normale Entwicklung erlaubt dem Kind, sich mit ausreichender Autonomie physisch von der Mutter zu entfernen und zu ihr auf der Suche nach emotionaler Neuversorgung zurückzukehren, im Vertrauen darauf, sie wiederzugewinnen. Aber wenn die Mutter dem Kind nur unzureichenden Halt bieten kann, oder wenn es zu langdauernden Trennungen kommt, wird die Prädisposition zur Psychose begünstigt.

Winnicott (1971) hob ebenfalls die Wichtigkeit einer „fördernden Umwelt" für die normale Entwicklung des Kindes hervor, die überwiegend von einer „hinreichend guten Mutter" gebildet wird. Diese gestattet dem Kind, sich einen „transitionalen Raum" zu schaffen, den es für seine Spiele und die Entfaltung seiner Phantasien benutzt, und der einen fundamentalen Einfluß auf die zukünftige psychische Gesundheit des Individuums ausübt. Der potentielle Raum, der nach Winnicott Ursprung der kulturellen Erfahrung (als gemeinsamem Erbe der Menschheit) ist, entsteht erst in Verbindung mit einem Vertrauensgefühl des Kindes. Wenn ihm die Möglichkeit entzogen wird, den besagten Raum zu schaffen, verarmt seine Fähigkeit zu spielen beziehungsweise schöpferisch zu sein; statt dessen entsteht eine abwehrende Tendenz zur Gestaltung eines falschen Selbst. Winnicott beschreibt ein Modell, das die Konsequenzen einer Trennungserfahrung veranschaulicht: Wenn die Abwesenheit der Mutter eine Zeit X beträgt, wird das Kind sie ohne größere Konsequenzen aushalten können; wenn sich die Dauer der Trennung auf X + Y verlängert, kann die Angstreaktion sehr intensiv werden, auch wenn das Kind sich davon noch erholen kann; verlängert sich die Trennungsdauer jedoch auf X + Y + Z, kann der resultierende psychotische Schaden irreparabel werden.

Winnicott (1970) bezog sich außerdem auf die „Angst vor einem Zusammenbruch", die viele Menschen befällt, und die in Verbindung mit vergangenen Erfahrungen und Umweltbedingungen steht. Sie besteht in der Angst vor dem Zusammenbruch des Selbst und der Ich-Organisation. In solchen Fällen hat sich der Reifungsprozeß des Individuums aufgrund einer Störung der „fördernden Umwelt" nicht angemessen entwickelt: Die Umwelt scheiterte in ihren Integrations-, Halt- und Objektbeziehungsfunktionen. Winnicott hält es für einen Fehler, die psychotische Erkrankung als Zusammenbruch aufzufassen; für ihn handelt es sich eher um eine Abwehrorganisation, die mit einem ursprünglichen, irreparablen Leid verbunden ist. Die Angst vor dem Zusammenbruch kann sich als Angst vor dem Tod oder vor der Leere manifestieren.

Der Immigrant erfährt diese Angst vor einem Zusammenbruch, wenn er in der neuen Umgebung seinen Halt verloren hat und spürt, daß er Gefahr läuft, in einen bodenlosen Zustand der Desintegration zu stürzen. Wahrscheinlich handelt es sich um die Angst vor einem bereits einmal erlebten Zusammenbruch, wie Winnicott betont.

Man kann den Immigrant mit dem Kind vergleichen, das eine anhaltende Trennung der Art X + Y erleidet; diese Trennung ist mit dem Verlust seiner bedeutsamen Objekte und der Entbehrung einer Mutter verbunden, die sich seiner Ängste annehmen könnte; denn das Land, in dem er angekommen ist, kommt ihm fremd vor und kann ihm nicht immer den Halt und die Stütze bieten, die er in seinen vorausgehenden Phantasien erträumt beziehungsweise idealisiert hatte. Die Kommunikationslosigkeit, einer der erstrangigen Faktoren in der Genese von Psychosen, verschärft sich in der schwierigen Erfahrung der Migration, in der das Subjekt einer fremden Sprache und unvertrauten Gewohnheiten und Beziehungsformen gegenübersteht. Zur Situation der Trennung von den bekannten und haltgebenden Objekten kommt noch die fehlende Kommunikation mit der Umwelt hinzu, die seinen potentiellen beziehungsweise seinen „transitionalen“ Raum einschränkt, den er braucht, um seine „Spiele“ und Objektbindungen zu schaffen. Diese Umstände bedingen, daß sich die psychotischen Persönlichkeitsanteile den Weg zur Oberfläche bahnen können und eine akute Psychose erzeugen. Die Psychose mit ihren „verrückten“ Antworten stellt eine Reaktion auf den „kommunikativen“ oder, besser gesagt, unkommunikativen Kontext dar, den das Individuum nicht aufrechterhalten kann, und in dem es wie in einem paradoxen System gefangen ist. Es entsteht die Situation, die dem vorher erwähnten Modell X + Y + Z entspricht.

Die Gruppe in Palo Alto (Bateson, Jackson, Haley und Weakland, 1956) hat die paradoxe Kommunikation beschrieben, die sich ergibt, wenn eine Person einer anderen Person sich widersprechende Hinweise oder sogenannte „double-bind“-Botschaften vermittelt. Die Antwort des Empfängers kann die Beendigung der Beziehung sein, verbunden mit der Anklage, daß man ihn in eine unmögliche Situation bringt; die angesprochene Person kann dem anderen aber auch einfach zu verstehen geben, daß sie darauf nicht antwortet. Nach Meinung dieser Autoren gehört die paradoxe Kommunikation – die auf Russels Paradoxa zurückgeht – zur Ätiologie der Schizophrenie.

Racamier (1978) untersuchte ebenfalls die Paradoxa beim Schizophrenen und bezeichnete als paradox nicht nur psychische Formationen, die zwei unversöhnliche Positionen miteinander verbinden, sondern auch solche, die sachgemäße Wahrnehmungen entwerten und sie als wahnsinnig erscheinen lassen. Die empfangenen Reize werden so ihres Sinns und ihrer Bedeutung entleert.

Racamier nennt die psychische Tätigkeit, durch die der schizophrene Patient sich der Bedeutung und des Sinnes entleert, „Nichtigung“, und „nichtigende Allmacht“ die Neigung, Objekten ihre Bedeutung zu rauben. Er unterscheidet zwischen „Wahnsinn“ und Schizophrenie. Er betont, daß der Wahnsinn nicht eine Psychose im eigentlichen Sinne ist, sondern eine aktive Strategie, die den Geist und die Affekte zu trüben trachtet, um damit die mentale Aktivität zu verhindern und das Ich „außer Gefecht" zu setzen. Die Schizophrenie dagegen ist eine Katastrophe und gleichzeitig eine Notwehr gegen die Katastrophe. In manchen Formen der Schizophrenie stellt sich eine „psychische Verflüssigung" ein, in der das Ich zerfließt. Die Objekte werden mit Anteilen der Psyche überzogen und es entsteht eine Beziehung narzißtischer Abhängigkeit von den Objekten. Jede psychotische Organisation scheut Konflikte und Ambivalenzen; alle Abwehrmechanismen arbeiten zusammen und zielen darauf, sich Konflikten zu entziehen.

Green (1975) definiert die Psychose als Konflikt zwischen Impuls und Denken, wobei der Impuls das Denken angreift. Seiner Meinung nach gibt es in der Psychose zwei wesentliche Pole: das Delirium und die Depression. Das Delirium bildet eine Aktivität der Hypersignifikation, in der Depression dagegen findet man die Leere, die sich der Gefahr der Hypersignifikation entgegensetzt. Er beschreibt die „weiße Psychose" als gekennzeichnet von einem leeren Raum, den die Gedanken auszufüllen trachten, was sie jedoch niemals vollständig erreichen: stets bleiben „weiße Flecken" übrig. Der weiße Fleck im Denken steht in Beziehung zum Konzept des Objektverlustes. In der „weißen Psychose" überfällt das „Weiße" den psychischen Raum und erzeugt so etwas wie einen Luftzug, der alles mit sich reißt. In diesem Raum gibt es keine Phantasien. Die Phantasien tauchen erst später auf, um die unerträgliche Leere zu füllen. Green nähert sich hier Bions Konzept vom „namenlosen Terror", wie wir im folgenden noch sehen werden.

Bion (1957) postulierte die Koexistenz einer psychotischen Persönlichkeit mit einer nicht-psychotischen beziehungsweise neurotischen Persönlichkeit. Das Konzept der psychotischen Persönlichkeit entspricht nicht einer psychiatrischen Diagnose, sondern einer Modalität der mentalen Arbeitsweise, die sich im Verhalten, in der Redeweise und in der Wirkung auf den Betrachter offenbart. Zu den hervorstechenden konstitutiven Merkmalen der psychotischen Persönlichkeit gehören mangelnde Frustrationstoleranz in Verbindung mit der Dominanz aggressiver Impulse, die sich als Haß sowohl auf die äußere wie auch die innere Realität äußern; Angst vor einer bevorstehenden Vernichtung; und voreilige Objektbeziehungen, die sich einerseits beharrlich ausbilden, andererseits jedoch prekär und zerbrechlich sind. Wenn der Mangel an Frustrationstoleranz zu groß ist, neigt die Persönlichkeit dazu, jegliche Frustration zu vermeiden, indem sie sich Beseitigungsmechanismen, insbesondere der pathologischen projektiven Identifikation bedient. Diese Flucht kann den Kontakt mit der Realität gefährden und sich – in Extremfällen – als vorübergehende oder länger anhaltende Psychose äußern. Eine größere Frustrationstoleranz dagegen setzt Mechanismen zur Veränderung in Gang, der Kontakt zur Realität bleibt erhalten. Weil bei der psychotischen Persönlichkeit die aggressiven Impulse dominieren, benutzt sie die pathologische projektive Identifizierung und Spaltung bei ihren Angriffen auf die äußere und innere Realität. Dadurch erscheinen die wesentlichen geistigen Aktivitäten, Anteile des Selbst wie auch der äußeren und inneren Objekte fragmentiert und in kleine Teilchen zerstückelt, die mit Gewalt projiziert werden. Diese Teilchen, „bizarre Objekte" genannt, werden erlebt, als besäßen sie ein eigenes, unabhängiges und unkontrollierbares Leben und würden einen von außen massiv bedrohen.

Der Versuch des psychotischen Patienten, diese Teilchen beim Denken zu benutzen, führt zur Verwechslung von realen Objekten und undifferenzierten Gedanken. Er behandelt dann diese Objekte nach den Funktionsregeln des Geistes und ist überrascht, daß sie den Gesetzen der Natur gehorchen. Der Psychotiker fühlt sich eingesperrt in einer Welt „bizarrer Objekte" und unfähig, ihr zu entfliehen; denn ihm fehlt der Bewußtseinsapparat als Schlüssel, um das Gefängnis zu öffnen. Er versucht, mit dem, was die psychische Katastrophe übrig ließ, seine Sprache wiederaufzubauen. Aber er kann weder Symbole bilden noch Worte synthetisieren oder kombinieren, er kann sie nur nebeneinander stellen oder anhäufen. So kommt es, daß er handelt, wo er denken sollte und omnipotentes Denken einsetzt, wo die Problemlösung Handeln erfordert. Er kann nicht träumen, weil seine Alpha-Funktion (jene Funktion, die ursprüngliche Empfindungen oder Emotionen in verfügbare Alpha-Elemente verwandelt, um Wachgedanken, Traumgedanken oder Erinnerungen zu bilden) defizitär ist oder gänzlich fehlt. Wenn der psychotische Mensch sagt, daß er einen Traum gehabt hat, handelt es sich wahrscheinlich um eine Halluzination und nicht um einen Traum.

Die Halluzination ist ein weiteres klinisches Symptom der psychotischen Persönlichkeit. Sie leitet abgespaltene Anteile der Persönlichkeit und der inneren Objekte über die Sinnesorgane auf die äußere Welt. Beim psychotischen Patienten findet ein ständiger Angriff auf jegliche Bindung statt: auf die Objektbindung, auf die Bindungen zwischen den verschiedenen Anteilen des Selbst, auf die Bindung zu der inneren und der äußeren Realität und auch auf die Apparate zur Wahrnehmung der Realität. Als Folge dieser Angriffe neigt der Psychotiker zu scheinbar logischen, fast mathematischen Erzählungen, die jedoch niemals emotional begründet sind.

Bion hob durch sein Konzept des „Behälter-Beinhalteten" die Mutter-Kind-Beziehung hervor. Die Mutter fungiert als affektiver Behälter für die Empfindungen und Ängste („Beinhaltetes") des Kindes, und verwandelt sie in erträglichere Ängste. Mit ihrer Reife und Intuition gelingt es der Mutter, Hunger in Befriedigung, Einsamkeit in Gemeinschaft und Todesangst in Ruhe zu verwandeln. Diese Fähigkeit der Mutter, die Projektionen und Bedürfnisse des Kindes aufzunehmen und aufzuheben, nennt man Fähigkeit zur Träumerei. Ein Kind, dessen Mutter ihm ausreichend Gelegenheit zur Träumerei geben kann, verfügt über bessere Voraussetzungen, Frustrationen und Trennungen zu tolerieren. Ist dies nicht der Fall, kann das Kind zu pathologischen Zuständen neigen und psychotische Phänomene zeigen. Die Psychose kann daher auf die Unfähigkeit des Kindes zurückgeführt werden, angemessen zu dissoziieren und zu projizieren. Mangelhafte projektive Dissoziationen und Identifikationen sind in der Regel Folge des mißlungenen Umgangs der Mutter mit den Projektionen des Kindes. Auch dies führt zu einem Defizit der Alpha-Funktion, das heißt der Umsetzung der sensorischen und emotionalen Erfahrungen in Alpha-Elemente, die Gedanken, Träume und Erinnerungen erzeugen. Es entsteht so ein Übermaß an Beta-Elementen, die nur über die pathologische projektive Identifikation abgeleitet werden können. Ein solches Kind ist anfälliger für ein psychotisches Leiden, weil es die Wucht der sensorischen und emotionalen Eindrücke nicht mindern kann.

Für Berenstein (1982) ist die psychotische Aktivität durch eine eruptive, gewaltbeladene Manifestation gekennzeichnet, die einen Bruch im sprachlichen und semantischen Zusammenhang verursacht; die Folge ist eine Auflösung des Realitätssinns. Diese Auflösung erzeugt beim Gesprächspartner Ratlosigkeit und Befremden, weil sich ihre Beziehung verändert. Im Psychotiker hat sich ein aus seinem Zusammenhang gerissenes Objekt in Bewegung gesetzt, das den Zusammenhang auflöst und im Ich Verwirrung erzeugt; hinzu kommt, daß die Wirklichkeitsmerkmale schwinden und der Psychotiker unfähig wird, zwischen innerer und äußerer Welt zu unterscheiden. Die Möglichkeit zu verstehen und verstanden zu werden, zu erfassen und erfaßt zu werden, verändert sich, weil die emotionale Erfahrung mißlingt, die sich aus der Wahrnehmung speist, daß das Ich und der Andere sich sowohl jeweils selbst als auch gegenseitig wahrnehmen und sich auch zu verstehen geben, daß und wie sie dies tun. Der Psychotiker kommt sich verlassen und schutzlos vor – ein Gefühl, das oft von Angst vor Vernichtung und Leere begleitet wird.

In dieser Zusammenfassung der Annäherungen verschiedener Autoren an die Psychose hebt sich ein grundlegendes gemeinsames Element ab: der Objektverlust, die Leere oder die Abwesenheit der Mutter („Behälter"); mit anderen Worten, die Relevanz einer emotional bedeutsamen Trennung für den Ausbruch einer Psychose.

Wie wir vorher dargestellt haben, erleidet der Immigrant diese Erfahrungen des Verlusts und der Abwesenheit schützender Objekte und ist damit der Gefahr ausgesetzt, in Zustände psychischer Labilität zu geraten. Sein „transitionaler Raum" scheint in diesen Situationen nicht ausreichend entfaltet zu sein, um als angemessene Zwischenzone die Integration seiner inneren Welt mit dem äußeren Leben zu fördern. Normalerweise fehlt ihm die Möglichkeit, diesen Raum essentiell für Träumereien nutzen zu können, die seine Kreativität und Imaginationskraft fördern würden, damit er sich in die ihn umgebende, fremde Welt einpassen kann. Kurz: durch eine Migration kann der psychotische Persönlichkeitsanteil auf der Grundlage bestimmter Dispositionen wirksam werden, hinzu kommt der Abbruch der Zusammenhänge und der Kommunikation.

Je nach dem bisherigen Zustand der Persönlichkeit, der Komplexität der Umstände, der Qualität und Intensität des Gefühls von Einsamkeit und Schutzlosigkeit können sich beim Immigranten unterschiedliche klinische Bilder zeigen. In manchen Fällen erfolgt eine psychische Desintegration kurz nach der Ankunft im aufnehmenden Land, weil der Immigrant die Bedingungen und Charakteristika der neuen Umwelt nicht erträgt. Sie wirken auf ihn wie fremde und aggressive Reize, die er nicht assimilieren kann. Wir haben Fälle von Stipendiaten und Akademikern aus Spanien und Lateinamerika kennengelernt, die zum Studium oder zur Forschung emigriert waren und nach einigen Monaten in der neuen Gemeinschaft akute psychotische Krisen erlitten. Einer von ihnen entfaltete ein ernsthaftes paranoides Delirium: Er fühlte sich als Opfer einer ausdrücklich gegen ihn gerichteten Verschwörung, in die alle Kollegen und Mitarbeiter des Instituts verwickelt waren. Er interpretierte einige Dialoge, die seine Kollegen auf Englisch (einer Sprache, die er nur wenig beherrschte) führten, als klare Bestätigung seiner Vorstellungen. Er war fest davon überzeugt, daß man ihn dazu zwingen wollte, den Präsidenten der Vereinigten Staaten zu ermorden, und daß er anschließend selbst umgebracht werden sollte, damit er die an der Verschwörung beteiligten Kollegen nicht verraten könne. Er glaubte, man habe ihn ausgewählt, weil er in seiner Lage als eben angekommener Fremder die Wege zu den zuständigen Instanzen nicht kenne, die ihn vor dem kriminellen Komplott schützen könnten, in das er hereingezogen worden sei.

Im Fall eines anderen Wissenschaftlers hat die Erfahrung der Migration eine manisch-depressive Psychose hervorgerufen. In der Psychose wechselten nicht nur Zyklen euphorischer Erregung und melancholischer Depression ab, sondern es kam auch zum Ausbruch einer großflächigen Schuppenflechte. In diesem psychotischen Bild fand eine sehr eigenartige und bedeutungsvolle Entwicklung statt: Bei jedem Schub der Krankheit, in dem sich die Schuppen über den ganzen Körper ausbreiteten, verringerten sich die psychotischen Symptome; manchmal verschwanden sie völlig. Wenn die Schuppenflechte jedoch nachließ, trat das psychotische Bild wieder auf.

Wir möchten eine Sitzung aus der Behandlung eines klinischen Falles wiedergeben, um die dargelegten Konzepte zu veranschaulichen.

Die Patientin ist eine dreißigjährige verheiratete Frau mit zwei Kindern und stammt aus einem lateinamerikanischen Land, in dem ihre Eltern heute noch leben. Sie mußte sich von ihren Eltern trennen, als ihr Mann aus beruflichen Gründen emigrierte. Sie litt sehr stark unter der Trennung und den Verlusten, die durch die Migration verursacht wurden. Sie schaffte es nicht, sich in den neuen Lebensbedingungen entsprechend einzurichten und beklagte sich stets darüber, daß nichts, was sie hier umgab, mit dem vergleichbar wäre, was sie verlassen hatte. Das Verlassene erschien in ihren Erinnerungen stark idealisiert. Sie fiel allmählich in eine tiefe Depression, die sich vor allem dann verstärkte, wenn eine Trennung vom Ehemann bevorstand, der häufig beruflich ins Ausland fuhr.

Dieselbe Trennungsintoleranz zeigte sie, wenn die Behandlung für das Wochenende beziehungsweise den Urlaub unterbrochen werden sollte. Sie griff dann auf starre zwanghafte Mechanismen zurück, um ihre Angst zu mildern. Ihr Zustand verschlechterte sich aufgrund verschiedener ernsthafter Depersonalisations- und Auflösungsepisoden, von denen einige länger dauerten. Um eine Vorstellung der Eigenart ihrer Borderline-Pathologie zu vermitteln, die unmittelbar mit ihrer Migration zusammenhängt, geben wir einen Ausschnitt einer Sitzung wieder. Anhand dieses Ausschnittes können wir die dramatische halluzinatorische Reaktion beobachten. Während eines Auslandsaufenthalts rief ihr Ehemann sie an, um ihr mitzuteilen, daß er einen Tag später zurückkommen würde.

Patientin: „Mir geht es sehr schlecht. Gestern rief F. an und sagte, er würde erst Mittwoch mittag zurückkommen und nicht schon Dienstag, wie vorgesehen. Das war seltsam. Als ich seine Stimme hörte, kam er mir sehr weit weg vor. Ich war traurig und bekam Angst, als ich erfuhr, wie weit entfernt er war. Ich hatte alles so eingerichtet und geplant, daß ich ihn zusammen mit den Kindern abholen würde ... Etwas Ähnliches geschah schon einmal. Ich war zum Flughafen gefahren, um ihn abzuholen; das Flugzeug war gelandet und alle Passagiere waren ausgestiegen, nur er nicht. Ich bat um die Passagierliste und er war nicht darauf. Ich war erschrocken ... Ich dachte, er hätte einen Unfall auf dem Weg zum Flughafen gehabt. Ich versuchte sofort, mich zu beruhigen und zu überzeugen, daß ihm nichts zugestoßen sei. Aber ich nahm mir vor, mich zu rächen, wenn ich ihn sähe. Als ich nach Hause kam, fand ich ein verspätetes Telegramm vor, in dem er mir mitteilte, warum er nicht abreisen konnte. Daher war ich gestern erschrocken, als er anrief. Als ich seine Worte hörte, erwiderte ich: ‚Du bist so weit weg!' Außerdem war ich verärgert darüber, daß nun meine ganze Planung durcheinander geriet. Ich wollte früh zum Friseur gehen, dann R. (den Sohn) von der Schule abholen und dann würden wir zum Flughafen fahren, um auf F. zu warten. Es fällt mir auf, daß ich immer die Sachen im voraus plane. Ich verstehe es nicht. Was bringen mir überhaupt diese ganzen Planungen?"

Analytiker: „Sie brauchen das Planen, um die Leere zu füllen, die F.'s Abwesenheit für Sie bedeutet. So fühlen Sie sich weder zu sehr von ihm entfernt noch zu sehr allein. Die Planung ist ein Ersatz, der sie begleitet."

Patientin: „Ja, ich erinnere mich, als meine Mutter vor einiger Zeit zu Besuch gekommen war. Als sie abreiste, habe ich sehr geweint und fing an, alle Sachen im Haus aufzuräumen und in Ordnung zu bringen, besonders die Sachen, die sie gebraucht hatte. Abends legte ich mich sehr deprimiert schlafen. Als ich fast eingeschlafen war, jedoch noch im Halbschlaf, hatte ich eine Vision. Es war schrecklich: Ich sah wie R. (der Sohn) sich auflöste, in Stücke zerfiel ... Es war kein Traum. Ich war sehr erschrocken, sehr unruhig und hatte Herzjagen. Ich wollte das Bild wegwischen. Es gelang mir anfangs nicht, aber bald hatte ich es geschafft. Ich hatte furchtbare Angst. Um mich zu beruhigen, habe ich an Sie gedacht und mich fest in die Bettdecke eingewickelt."

Analytiker: „R. stellt Sie selbst dar, klein und voller Angst, sich aufgrund von F.'s Abwesenheit aufzulösen; Sie mußten an mich denken, um einen Kontakt zu fühlen und sich vollständig zu spüren."

Die Abwesenheit des Ehemannes und – wegen der verschobenen Rückkehr – die Phantasie seines endgültigen Verlusts reaktivierte in der Patientin das Trauma und die Ängste bezüglich der Verluste, die von der Erfahrung der Migration ausgelöst wurden. Dies verursachte die Entfaltung einer halluzinatorischen Auflösungsphantasie, wenn auch in der Projektion auf das Bild ihres jüngeren Sohnes. Der Zusammenbruch ihrer zwanghaften Abwehr trug zur Entstehung der Halluzination bei. Sie mußte auf die Beschwörung ihres Analytikers als „Behälter"-Objekt wie auch auf die Bettdecke als eine Art schützender und integrierender „Haut" zurückgreifen.

Wir haben diese Patientin vorgestellt, weil sie mit einem nicht klar abgrenzbaren, überwiegend melancholischen Krankheitsbild als Antwort auf die traumatische Erfahrung ihrer Migration reagierte. Wir konnten beobachten, daß diese psychotischen Phänomene – die aufgrund ihrer polysymptomatischen Konstellation (mit diffusen Ängsten, paranoiden Haltungen, Neigung zur Depersonalisation, intensiven Gefühlen der Niedergeschlagenheit, Hoffnungslosigkeit und Ohnmacht, Gefühlen innerer Leere, Trennungs- und Frustrationsintoleranz, psychosomatischen Störungen) *Borderline*-Syndrom genannt werden – relativ häufig bei Emigranten vorkommen, jedoch meist bei labilen Persönlichkeiten mit latenten psychotischen Mechanismen. Es ist möglich, daß diese Persönlichkeiten ohne die Erfahrung der Migration (besonders wenn diese unter ungünstigen Bedingungen geschieht) weiter in einem Zustand gewisser Normalität hätten leben können und ein – wenn auch unsicheres – psychophysisches Gleichgewicht aufrechterhalten könnten. Die Migration mit ihren Schicksalsschlägen löst jedoch bei labilen Menschen die genannten Symptome aus, denn sie wirkt wie eine geöffnete Schleuse, die das zerbrechliche geistige Gleichgewicht zerstört, das nur mit Hilfe von streng kontrollierten Abwehrprozessen aufrechterhalten werden kann.

In anderen Fällen finden wir zunächst eine erste Phase, die anscheinend konflikt- und störungsfrei abläuft, bis dann einige Jahre später der Zusammenbruch erfolgt und sich ein psychotisches Bild, meist in Form eines „verschobenen" depressiven Zustands (andere klinische Formen sind allerdings auch möglich) oder einer somatischen Krankheit (zum Beispiel Magengeschwür, Krebs, Infarkt), zeigt. Letzteres könnte man eine „Psychose des Körpers" nennen.

Eine Erklärung der Ursache für das „verschobene" Auftreten dieses Leiden könnte in der Tatsache begründet sein, daß sie erst dann eintreten, wenn die Phantasie einer vorübergehenden Migration und die Hoffnung auf eine baldige Rückkehr verloren gehen, und man nach und nach zu der tiefen – für manche herzzerreißenden – Überzeugung gelangt, daß der Verlust und die Trennung endgültig und unumkehrbar sind.

15. Unmögliche Rückkehr

Die Möglichkeit oder Unmöglichkeit einer Rückkehr in das Herkunftsland ist eine Tatsache, die einen fundamentalen Unterschied im Verlauf und in der Entwicklung der Migration bewirkt. Dies ist unabhängig davon der Fall, ob es sich um einen Emigranten handelt, der mit einem auf ein oder zwei Jahre befristeten Vertrag auswandert und sich in der Folge entschließt, endgültig im Migrationsland zu bleiben, oder ob es um denjenigen geht, der mit der Absicht einer endgültigen Auswanderung fortgegangen ist und sich nun zur Rückkehr entschließt. Der große Unterschied besteht in der Gewißheit, daß die Rückkehr möglich ist. Diese Gewißheit bestimmt den Charakter der Migration.

Wenn die Rückkehr möglich ist, erlebt der Immigrant seinen Aufenthalt als Situation der „offenen Türen". Dadurch ist der Druck der klaustrophobischen Unruhe verringert und er fühlt sich nicht in einer „Sackgasse". Er kann die Erfahrung nutzen und genießen. Bald jedoch können ihn Zweifel und Unentschlossenheit heimsuchen und ihn unter Umständen veranlassen, vor jeglicher Enttäuschung und Frustration zu fliehen, oder ihn in Versuchung führen, sich dort niederzulassen und Wurzeln zu schlagen, wenn sich eine verlockende Gelegenheit ergibt. In diesem Fall wird er noch einmal dieselben Erwägungen durchleben müssen wie vor seinem Entschluß zur Migration.

Ist eine Rückkehr unmöglich, dann ist die Situation von Anfang an klar definiert: Man ist den Weg des Exodus gegangen und es gibt keine Alternative, keine andere Option. Dies war die Situation der meisten europäischen Emigranten in Amerika im letzten Jahrhundert und am Anfang dieses Jahrhunderts. Ausnahmen bildeten jene, die fortgingen, um, wie man sagt, „Amerika zu machen" und als reicher „Onkel aus Amerika" zurückzukehren, um des Neids ihrer Verwandten und Nachbarn willen. In der Regel handelte es sich jedoch um Menschen, die vor Armut und Verfolgung geflohen waren und die Mittel für eine Rückkehr ohnehin nicht besaßen, oder um Menschen, die ihre Länder heimlich verlassen haben, weil die Emigration verboten war; oder um Menschen, die zur Zeit des Nationalsozialismus vor der Vernichtung flüchteten. Und zu allen Zeiten handelte es sich um politische Flüchtlinge und Exilanten, denen eine Rückkehr nicht möglich ist.

Wenn der unfreiwillige Immigrant es schafft, sich trotz dieser widrigen Umstände zu reorganisieren und zwischen jenen zu unterscheiden, die er liebt und die er haßt, wird er sich auch affektiv dem Land zuwenden können, das ihn aufgenommen hat – trotz aller unvermeidlichen Schwierigkeiten. Wenn sich die Alternative der Rückkehr nicht stellt, werden sich alle seine Anstrengungen auf die Integration in die neue Umgebung richten.

Das folgende Beispiel eines Patienten scheint uns sehr anschaulich: Er war zusammen mit seinen Eltern noch als kleines Kind kurz vor Ausbruch des Krieges aus einem europäischen Land emigriert. Jedesmal, wenn er sich auf eine drängende beziehungsweise konfliktbehaftete Situation bezog, pflegte er zu sagen: „Es kommt mir so vor, als hätte man die Laufplanke, die zum letzten Schiff nach Amerika führt, eingezogen." Dieser Satz war Teil des familiären Codes und faßte eloquent die Ängste zusammen, die er in einer dramatischen und ausgedehnten Phase seiner Existenz erlitten hatte, und die in der klaustrophobischen Angst kulminierten, nicht fliehen zu können, sich nicht retten zu können. In diesem Fall bezog sich die Panik, „eingeschlossen zu bleiben", auf sein Herkunftsland, das zu einem gegebenen Moment für ihn äußerst bedrohlich geworden war. Die Angst stellte sich jedoch jedesmal ein, wenn er vor eine Situation gestellt war, die er nicht kontrollieren konnte und aus der er keinen Ausweg sah. Andererseits neigte er dazu, gelegentlich durch seine Handlungen Situationen zu erzeugen, in denen er immer schon „in der Falle" zu sitzen schien und aus denen er sich wie durch ein Wunder immer dann rettete, wenn schon alles unmöglich und ausweglos schien. Dieses ganze Verhalten unterstand teilweise dem Wiederholungszwang seiner traumatischen Erfahrung in der Kindheit. Es diente andererseits auch als Abwehr, um „das Wunder der Rettung wieder herbeizuführen".

Wie wir schon gesagt haben, hat jede Migration ihre eigenen Merkmale und hinterläßt Spuren im Individuum. In bezug auf diese vielfältigen und komplexen Spuren wäre es vielleicht nützlich, ein Land wie Israel als Studienmodell heranzuziehen. Israel mußte innerhalb weniger Jahre Wellen unzähliger Immigranten, die zahlenmäßig in keinem Verhältnis zur eingesessenen Bevölkerung standen, aufnehmen; aber auch die eingesessene Bevölkerung setzte sich aus früheren Immigranten zusammen.

Unter diesen Immigrantenströmen befanden sich zwei Hauptgruppen, deren Probleme jedoch völlig verschiedener Art waren. Die erste Gruppe bestand aus europäischen Immigranten, die den Terror des Krieges und der Konzentrationslager überlebt hatten. Die zweite Gruppe bildeten orientalische Immigranten aus Nordafrika und Asien. Jede Gruppe hatte sehr spezifische Probleme hinsichtlich der Integrationsmöglichkeiten in dem neuen Land, aber beiden Gruppen gemeinsam war die Unmöglichkeit der Rückkehr in ihre Herkunftsgemeinschaften. Große Unterschiede bestanden ebenfalls hinsichtlich der Kultur, Sprache, Volkskunst, der Sitten und Gebräuche sowie der Bildung und Geschichte.

Obwohl diese und zahlreiche andere Gruppen jüdischer Immigranten Israel als das Land gewählt hatten, in dem sie in Freiheit, Sicherheit und Würde leben könnten, war die Anpassung an die Bedingungen des aufnehmenden Landes so anstrengend und schwer, daß viele begannen, sich die Möglichkeit einer Rückkehr auszumalen; wäre sie tatsächlich möglich gewesen, hätten viele sie vielleicht auch verwirklicht.

In der ersten Gruppe befand sich eine große Anzahl von Immigranten, die von den Nationalsozialisten verfolgt worden waren. Viele von ihnen waren mit ihren Familien in Konzentrationslagern interniert und gefoltert worden. Die Tatsache, daß sie gerettet worden waren, während andere Familienangehörige und Freunde vernichtet wurden, führte zu einer sehr spezifischen Pathologie, die bald das „Überlebenssyndrom“ genannt wurde. Dieses Syndrom ist in der psychoanalytischen Literatur der letzten Jahre sehr ausführlich behandelt worden. Das Gemeinsame in den traumatischen Geschichten dieser Menschen besteht im Verlust geliebter Menschen, Orte und der gesamten

Habe, im Erleiden von Demütigung, Diskriminierung, physischen und psychischen Qualen (gefoltert worden zu sein, Folterungen anderer gesehen zu haben, kurz vor dem Hungertod gewesen zu sein), in Übergriffen auf das Selbstwert- und Identitätsgefühl. Angesichts alldessen reagierten sie häufig mit extremer Apathie (Verlust des Interesses am Leben) oder mit Depersonalisations-, Erstarrungs- oder Angstzuständen.

Nach der Befreiung und erst nachdem sie sich in den Ländern ihres Exils eingerichtet hatten, konnte das eigentliche Syndrom beobachtet werden. Es besteht aus einer ersten Phase von „Übernormalität". Auf diese Phase folgt eine andere, in der sich die Symptome bemerkbar machen: Angst, Schlafstörungen, Alpträume, Phobien, Gedächtnisstörungen, Identitätsstörungen, chronische Depressionszustände, Neigung zu Selbstisolierung, psychosomatische Symptome und bisweilen psychotische Störungen.

In der Behandlung dieser Patienten kristallisierten sich unterschiedliche Verhaltenstendenzen hinsichtlich der erlittenen traumatischen Erfahrungen heraus. Einige Patienten verheimlichten vorsätzlich die Erinnerungen an diese Erfahrungen, als müßten sie sie von anderen und von sich selbst distanzieren, als hätten sie sie verstoßen. Sie behielten diese Erinnerungen für sich und verwandelten sie in eine geheime „Bastion", von der niemand erfahren dürfe. Andere reagierten paranoid, klagten andere wegen ihrer Tragödie an und fühlten sich ewig anspruchsberechtigt gegenüber denjenigen, die ihnen nicht helfen konnten oder wollten. Andere dagegen gaben sich masochistisch der Erinnerung und der wiederholten und detailreichen Wiedergabe ihres Leidens hin.

Einige Autoren beschrieben die ernsthaften Ich-Störungen dieser Patienten. Kijac und Funtowicz (1981) verzeichneten dabei die Koexistenz zweier Aspekte des Ich: ein Teil lebt weiter im Konzentrationslager, ohne jegliche Form von Abwehr, der andere Teil hat sich scheinbar der neuen Realität angepaßt und verhält sich, „als ob" er lieben, arbeiten und Pläne schmieden könnte. Die beiden Ich-Anteile sind durch ein instabiles Gleichgewicht verbunden. Das aktuelle Ich wird ständig von dem in der vergangenen Situation fixierten Ich überfallen und dies führt zu dem oben genannten Syndrom.

Wir sind mit Niederland (1968) einer Meinung, daß die Pathogenese dieses Krankheitsbildes nur dann verstanden werden kann, wenn man die Aufmerksamkeit auf das Schuldgefühl richtet und seine möglichen Verkleidungen erkennt. Das Schuldgefühl resultiert aus den ambivalenten Gefühlen, die der Verlust von geliebten Menschen auslöst, und wird verstärkt durch das Bewußtsein, daß man diese vor ihren Qualen und dem Tod nicht hat schützen können. Und wir fügen hinzu: auch durch die Tatsache, daß man überlebt hat. Diese Gefühle strafender Schuld (Grinberg, 1963) bekräftigen zweifellos die Strenge des Über-Ich und erklären den Masochismus des Ich.

Es ist leicht zu verstehen, daß die Anpassung an das neue Land unter diesen Umständen beträchtlich erschwert wird, bedeutet sie doch die Integration „in eine andere Welt", in die Welt der Lebenden, in das Nicht-Konzentrationslager, in den Ort, an dem man würdig und respektvoll behandelt werden kann und wo man Gratifikationen erhalten kann, die das Schuldgefühl verweigert.

Wir möchten hierzu einen klinischen Fall vorstellen. Es handelt sich um eine Patientin, die am Überlebenssyndrom leidet und in Israel behandelt wurde. Die Patientin kommt aus Österreich, ist zweiundvierzig Jahre alt, verheiratet und hat vier Kinder. Sie arbeitet als Krankenschwester in Tel Aviv, ihr Ehemann ist Ingenieur. Man hatte sie zusammen mit ihrer Familie in ein Konzentrationslager verschleppt. Ihr Vater und ihre kleine Schwester sind dort umgekommen, sie, ihre Mutter und ein älterer Bruder überlebten. Sie war schockiert, als ihre Mutter kurze Zeit nach der Befreiung mit einem anderen Mann lebte.

Nach einer ersten euphorischen Zeit in Israel fühlte sich die Patientin nicht mehr wohl. Sie fühlte sich verlassen, hatte depressive Krisen und Schwierigkeiten im Umgang mit anderen Menschen, insbesondere mit der Oberschwester – dem deutlichen Mutterersatz –, mit der sie oft in Streitereien verwickelt war. Sie nahm an der Oberschwester eine Strenge und Willkür wahr, die sie an die Aufseher im Konzentrationslager erinnerte.

In den ersten Sitzungen erzählte sie von einem Liebesabenteuer mit einem Freund ihres Mannes, das einige Wochen gedauert hatte. Sie sagte, sie hätte sich ihm hingegeben, weil er ihr leid tat, er wäre ihr so einsam vorgekommen. Kurz danach wurde sie jedoch von starken Schuldgefühlen geplagt und erzählte ihrem Mann von dem Vorfall, der sich jedoch nicht viel daraus machte.

Diese Begebenheit war in mehrfacher Hinsicht von Bedeutung. Einerseits hatte sie das eigene Einsamkeitsgefühl auf den Freund projiziert: Sie mußte ihm eine Freude machen, ihm Zärtlichkeit und Geborgenheit geben, da es sich ja – aufgrund der projektiven Identifikation – um einen Teil ihrer selbst handelte, der sich verlassen und liebesbedürftig fühlte. Auf einer anderen Ebene stellte dieser Mann ein Bild ihres Vaters dar, dessen Tod – wie der Tod der kleinen Schwester – in ihr ein starkes Schuldgefühl zurückließ. Sie identifizierte sich auch mit der Mutter, und zwar genau in dem Punkt, in dem sie die Mutter tadelte: Sie wiederholte die Untreue der Mutter (da sie phantasierte, daß ihre Mutter schon vor dem Tod des Vaters eine sexuelle Beziehung mit ihrem Liebhaber gehabt hätte), wodurch sich das Schuldgefühl gegenüber dem Vater noch vergrößerte.

Das Schuldgefühl führte zur Idealisierung des Vaters, an dem sie ausschließlich positive, liebenswürdige und tolerante Seiten wahrnahm. Sie bewunderte ihn besonders wegen seiner Bildung: Er sei ein leidenschaftlicher Leser gewesen. Bemerkenswerterweise setzte sie diese positive ödipale Linie mit der Auswahl ihres Ehemannes fort, der ebenfalls gebildet, geduldig und tolerant gegenüber ihren Launen war. Auch sie selbst identifizierte sich mit der intellektuellen Seite ihres Vaters, denn immer brachte sie Bücher in die Sitzungen mit, die sie während der Fahrt las.

Der Analytiker interpretierte ihre Verwirrung und zeigte ihr, daß sie damit um Hilfe bat, um ihre Gefühle von Liebe, Eifer, Wut und Schuld auseinanderhalten zu können, denn das alles machte sie depressiv und ängstlich zugleich.

Eines Tages brachte sie eine Erinnerung an den Vater. Darin sah sie den Vater, der eine Tasche trug, als sie gerade von den Nazis festgenommen wurden. Gerade in diesem Moment schien die Tasche so schwer zu werden, daß der Vater unter ihrem Gewicht zusammenbrach.

Sie selber fühlte sich genauso geschwächt wie der Vater. Sie befürchtete, unter der Last ihrer Affekte, insbesondere der Schuldgefühle, jederzeit zusammenbrechen zu können. Sie brauchte eine starke Person (die sie im Analytiker suchte), die sie stützen und halten würde. Ihre Schwäche war außerdem ein Mittel, die Kraft des Überlebt-Habens zu leugnen.

Ein andermal sprach sie ihre starken Aggressionen an, die sich insbesondere gegen ihre Schwiegermutter und ihre Chefin richteten. Sie erwähnte jedoch ebenfalls ihren zeitweiligen Haß auf ihre Mutter, ihren Mann und ihre Kinder, der von Phantasien über deren Tod begleitet war. In einem Traum aus dieser Zeit sah sie sich zusammen mit einer anderen Person auf einem Tandem. Sie mußten über eine Brücke fahren. Da aber die Bremsen defekt waren, befürchtete sie, nicht anhalten zu können. Die Bedeutung der Übertragungsphantasie ist offensichtlich: Sie hatte Angst davor, die Liebes- und Aggressionstriebe nicht kontrollieren zu können, die während der Behandlung (das Tandem) auftauchen könnten, und auch davor, daß der Analytiker, der mit ihr „fuhr", ihr dabei nicht würde helfen können. Ihre Verzweiflung wuchs, wenn sie ihren Haß nicht abgespalten und ausschließlich auf die als böse erlebten Figuren gerichtet halten konnte, sondern er sich auch auf die geliebten Personen richtete.

Sie empfand Schuld als Folge der Ambivalenz ihrer Gefühle gegenüber den geliebten, verlorenen Personen (wenn sie sich beispielsweise daran erinnerte, daß sie gerade gesungen hatte, als ihre kleine Schwester starb) und wegen der Tatsache, daß sie zusammen mit der Mutter, deren Überleben sie kritisierte, selbst überlebt hatte. Gleichzeitig hegte sie Wiedergutmachungswünsche gegenüber der Figur des Vaters, die es ihr gestatteten, sich selbst wieder herzustellen. Sie erzählte eine Episode, in der sie und die kleine Schwester durch die Stadt spazierten zu der Zeit, als sie verpflichtet waren, den gelben Davidstern auf der Brust zu tragen, um als Juden identifiziert werden zu können. An vielen Geschäften hingen Schilder, die Juden den Zugang verboten. Sie näherten sich dem Schaufenster eines solchen Geschäfts, in dem kleine Torten vor den Augen des Publikums gebacken wurden. Sie hatten Hunger. Der Person, die die kleinen Torten backte, taten sie leid, und sie schenkte ihnen zwei Törtchen, die sie auch gleich aufaßen. Aber bald wurden die beiden Mädchen von Schuldgefühlen geplagt, denn die Törtchen waren nicht *koscher* (das heißt nicht gemäß den jüdischen Speisegesetzen vorbereitet worden), und außerdem war religiöser Fastentag. Als sie den Vorfall dem Vater erzählten, war dieser nicht wütend geworden, sondern erklärte stattdessen, daß dies nichts Schlechtes sei, und daß man es angesichts der Umstände, in denen sie sich befanden, rechtfertigen könne. Er hatte ihnen gestattet, sich selbst wiederherzustellen, auch wenn dabei Verbote übertreten wurden.

Auch die Analyse erlebte sie als nicht-*koscheres* Mahl. Daher brauchte sie den Analytiker als jemanden, der ihr das Mahl reichte und ihr zu verstehen gab, daß dies für ihr Überleben nötig war. Gleichermaßen suchte sie nun nach einem guten Vater, der ihr Überleben und das Überleben ihrer Mutter rechtfertigte, da beide um des Überlebens willen auf sexuelle Verhaltensweisen oder Phantasien zurückgegriffen hatten, die nicht *koscher* beziehungsweise gesellschaftlich nicht akzeptiert waren.

In einem anderen Traum sah sie ihre Tochter, die eine Flugreise antreten sollte; aber bevor sie das Flugzeug nehmen konnte, mußte die Tochter noch die „schmutzige Wäsche" waschen. Dieser Traum brachte Assoziationen mit den erotischen, inzestuösen und masturbatorischen Phantasien ihrer Jugend, die sich nun in der Übertragung reaktivierten. Solche Phantasien wechselten mit wiederholten Träumen ab, deren Inhalte aggressiv waren; in ihnen stellte die „schmutzige Wäsche" die aggressiven Inhalte dar, die noch gewaschen werden mußten, bevor die Flugreise (ihre Migration) angetreten werden konnte.

Implizit bat sie den Analytiker um Hilfe beim „Waschen" einer Schuld, die sie nicht zu Ende hatte waschen können: die Schuld, trotz solcher Phantasien überlebt zu haben. Und nun tauchte immer wieder die Befürchtung auf, diese unkontrollierbaren Phantasien hätten die so sehr geliebten Menschen zerstört. So sah sie in einem Traum, wie eine Gruppe von Terroristen ihre Maschinenpistolen ablud; auf dem Boden lagen Baumwollfetzen, die durch Schüsse verbrannt waren und die jemand sammelte, um daraus weitere Munition herzustellen.

In einem anderen Traum sah sie eine geistig behinderte und bettnässende Kusine ihres Mannes bewußtlos vor sich liegen: Man hatte sie katheterisiert, und als die Sonde herausgenommen wurde, spritzte der Urin nach allen Seiten, auf sie und die anderen. Die Patientin fühlte sich angeekelt. Sie assoziierte sexuelle Symbole und sagte, ihr Mann mache gerade eine Phase von Ejakulatio praecox durch, was sie kränke und frustriere.

Anhand der Interpretation wurde deutlich, daß in den Träumen ihre sadistischen sexuellen Phantasien in Erscheinung traten, und daß sie irgendwie spürte, die verfrühte Ejakulation ihres Mannes möglicherweise selbst induziert zu haben: Die „zerstreuten Baumwollfetzen" repräsentierten den verschwendeten Samen ihres Mannes; aufgrund ihrer eigenen Inkontinenz und mangelnden Gefühlskontrolle (Unbeherrschbarkeit des Schließmuskels und geistige Behinderung) wurde die Potenz ihres Mannes (und ihres Analytikers) „getötet".

Die ihren Schuldgefühlen zugrundeliegende Phantasie war, daß sie die anderen töten oder töten lassen mußte, um zu überleben. Immer wieder scheiterten ihre Wiedergutmachungsversuche: Sie träumte, jemanden zu begehren, der gerade im Sterben lag oder schon gestorben war.

Im Lauf ihrer kurzen Behandlung besserte sich die Symptomatik der Patientin beträchtlich: Ihre Depressionen gingen ebenso zurück wie ihre Kopfschmerzen und ihre (durch Angst vor dem Träumen motivierte) Schlaflosigkeit. Sowohl das sexuelle wie auch das affektive Verhältnis zwischen den Ehepartnern und auch die Beziehungen zu anderen Menschen verbesserten sich. Trotz all dieser Erfolge hatte sie noch einen langen Weg vor sich, da ihre Grundkonflikte, die durch die tragische Erfahrung im Konzentrationslager potenziert wurden – wo sie zutiefst entwürdigt und in äußerster Verlassenheit hatte leben müssen –, weiter andauerten.

Berenstein (1981) bezeichnete den Holocaust als Ausdruck massiver sozialer Aggression, deren Folgen über Generationen hinweg auf den Angegriffenen und den Angreifern lasten würden.

Die größte Aggression, die man gegenüber einem Menschen begehen kann, ist, ihn einer Situation totaler Schutzlosigkeit auszusetzen, die im Extrem zur Vernichtung führt.

Dieses Ausgesetztsein wird durch die Anwesenheit angreifender, äußerst mächtiger Objekte hervorgerufen, gegenüber denen die schützenden Objekte geschwächt beziehungsweise ohnmächtig sind. Hinzu kommt der Angriff auf die Identität des Subjekts, indem ihm jene Identifikationen geraubt werden, mit deren Hilfe es aus der Situation der ursprünglichen Schutzlosigkeit heraustreten konnte – aus der Situation des Neugeborenen mit seiner psychischen und motorischen Unfähigkeit und seinen eigenen aggressiven Impulsen.

Als dem Gefangenen nichts mehr übrig geblieben war, was man ihm noch hätte rauben können, nahm man ihm den Namen weg. Er hörte auf, jemand zu sein, wurde eine Nummer: eine unter vielen. Er hörte auf, Qualität zu sein, und wurde Quantität.

Dem wollen wir hinzufügen, daß der „Überlebende", das heißt derjenige, der unter diesen Bedingungen nicht stirbt, sich nicht nur wegen der erlittenen Aggressionen, deren Wiederholung er fürchtet, ungeschützt fühlt, sondern auch wegen der massiven Schuldgefühle, die durch die Ambivalenz gegenüber den Gestorbenen und durch die Identifikation mit dem Angreifer entstehen. Durch diese Schuld wird er wehrlos gegenüber den Repressalien der inneren Objekte.

Mit anderen Worten: die Verlassenheit bezieht sich nicht nur auf das Äußere, sondern auch auf das Innere, wo sich der Überlebende weder geliebt noch geschützt fühlt. Dadurch fühlt er sich einer Situation äußerster Ohnmacht ausgesetzt.

Wie können Menschen unter solchen Bedingungen ihre Migration erleben? Jede aktuelle Situation, die einen Zustand von Schutzlosigkeit und Verlassenheit herbeiführt und das Identitätsgefühl in Gefahr bringt – wie bei der Migration –, wird als ein Akt der Aggression erlebt, der die Angst vor einer Wiederholung von Leiden auslöst.

Diese Menschen können sich nicht einfügen in die Gruppe derjenigen, die sie aufgenommen haben, es sei denn, sie haben wenigstens teilweise die „Schuld, zu leben" überwunden und wenigstens teilweise das Grundvertrauen in die Menschen wiedererlangt.

Aus der umfangreichen Literatur über dieses Thema möchten wir einen Roman erwähnen – wenn auch nur im Ausschnitt –, den wir für ein Glanzstück halten: Es handelt sich um Isaak Bashevis Singers *Feinde, die Geschichte einer Liebe*. Der Autor beschreibt meisterhaft, nicht ohne Humor, die Schicksalswendungen im Leben eines Überlebenden des Nationalsozialismus in seinem Exil, den Vereinigten Staaten von Amerika.

Zunächst erzählt er, wie die erlittene Situation buchstäblich eine Wende im Leben des Protagonisten verursacht. Gemäß den neuen Gesetzen und aus dem schlichten Grund, ein Jude zu sein, wird aus dem ehrlichen, gebildeten und fleißigen Bürger ein „Delinquent". Nachdem ihm seine Arbeit, sein sozialer Status, seine Familie und sein Besitz weggenommen wurden, verliert er auch noch das Existenzrecht. Ein polnisches Bauernmädchen, das früher für die Familie gearbeitet hatte, versteckt ihn in einen Speicher und rettet ihm dadurch das Leben. Die früheren Rollen kehren sich um und sein Leben wird vollkommen von dieser Frau kontrolliert: in einer zunehmenden Regression wird er immer stärker von ihr abhängig.

Schließlich fliehen sie zusammen nach Amerika und lassen sich als Ehepaar nieder. Verwirrung und Paranoia machen es ihm jedoch unmöglich, sich in die Ehe und das neue Land einzufügen. Immer wieder lobt und dankt er dem Land und der Frau, aber alles, was er sieht und in den Mund steckt, wird mit „früher" verglichen. Das Polen seiner Kindheit wird idealisiert, und gegenüber dem jetzigen Land und der jetzigen Frau erlebt er die Angst und das Mißtrauen aus der Zeit Polens unter den Nationalsozialisten wieder. Er isoliert sich, schließt keine Freundschaften, versteckt sich und will nicht, daß man im Stadtviertel erfährt, wer er ist. In derselben Stadt, in der er nun wohnt, trifft er eines Tages auf eine frühere Geliebte, mit der er viel gemeinsam hat: die Vergangenheit, die Kultur und die Bildung. Seine jetzige Frau hingegen ist zwar gut, aber einfältig und ungebildet. Er beginnt nun ein heimliches Doppelleben zu führen und wiederholt Taten und Gesten aus der Zeit, in der er versteckt im Untergrund, in der Angst, entdeckt zu werden, lebte. Er verwechselt seine Gefühle gegenüber den beiden Frauen und fühlt sich ständig verfolgt. Beide Frauen belügt er, erzählt Märchengeschichten bei der Arbeit und stellt sich mit falschem Namen vor: dem einen Kreis, um die Existenz der Geliebten zu kaschieren, dem anderen, um die Existenz seiner jetzigen Frau zu verheimlichen, derer er sich schämt. Er gerät zunehmend in Verwirrung, hört auf zu arbeiten und spricht davon verrückt zu werden.

Die dramatische Situation erreicht ihren Höhepunkt, als seine frühere Frau wieder auftaucht, von der er annahm, sie sei in einem Konzentrationslager ums Leben gekommen. Die Schuldgefühle, die während des ganzen Verlaufs latent geblieben waren, verkörpern sich in ihr, in einer „lebenden Toten"; die schon verderbte Situation wird unerträglich und das tragische Ende überstürzt sich.

Wie schon erwähnt: die Überlebenden eines Massakers – wie die des Holocausts oder des Bombenabwurfs auf Hiroshima – scheinen so unausweichlich verändert, daß sie in ihrem geistigen Zustand wie von einem anderen Planeten erscheinen.

16. Das Exil

Bisher haben wir die komplexen und schmerzlichen Gefühle analysiert, die unabhängig von Einzelfällen in jeder Migration erfahren werden, und die harte und mühevolle Anstrengung, die für die Verarbeitung dieser Gefühle notwendig ist. Vor diesem Hintergrund können wir uns vorstellen, daß all dies in der Situation des Exils viel intensiver und schmerzlicher erlitten werden muß.

Mit Stumpf und Stiel seinem Heim und seiner Umwelt entrissen, muß der Exilant mit dem noch frischen Schmerz um das Verlorene fortgehen, ohne sich von seiner Familie und seinen Freunden verabschieden zu können.

Der Abschied ist im strengsten Sinne ein ritueller Akt, der – nach Sánchez Ferlosio (1983) – dem „Schutz der Grenze" dient. Eine Abreise ist die Grenze, die einen Zustand der Verbundenheit von dem der Trennung, den Fortgehenden von den Bleibenden, die Anwesenheit von der Abwesenheit trennt. An dieser Grenze entsteht sofort die Spannung zwischen dem Vertrauen auf das Wiedersehen und der Angst vor dem Niemals-Wieder-Sehen. Der Reisende, der ohne Abschied fortgeht, wird zweifellos von einem ungeduldigen Zustand der Unruhe und der Sorge vorangetrieben. Wiederholt versucht er während der Reise den fehlenden Abschied zu kompensieren, indem er von allen möglichen Telephonen aus anruft, um seine Unruhe durch das gegenseitige „wie gut, daß ich dich antreffe" und „wie gut, daß du angerufen hast" zu besänftigen. Die Stimme des anderen zu hören, hat einen besänftigenden wiedergutmachenden Effekt. Der Abschied dient als Schutzschild an der Grenze, die mit der Abreise überschritten wird. Dieser Schutz bezieht sich nicht nur auf die Hoffnung auf ein Wiedersehen, sondern reicht darüber hinaus bis zum Niemals-Wieder-Sehen. Wenn das Unglück nun einmal tatsächlich eingetreten ist, stellt der Abschied augenblicklich den ersten Strohhalm dar, an dem man sich mit ganzer Seele festhält, um die Tragödie verstehen und akzeptieren zu können. Das Ritual ermöglicht virtuelle Markierungen des Unbegreifbaren. Diese Markierungen sind lokalisierende und orientierende Zeichen, die einen Horizont in jeder Not skizzieren, denn das Erste, wonach das Bewußtsein fragt, ist, wodurch und wohin man geht. Das Ritual ist der Zeichenapparat, der unter anderem mit aller Klarheit das voneinander abgrenzt, was man schon seit uralten Zeiten die Welt der Lebenden und die Welt der Toten genannt hat.

Dem Exilanten wird meistens dieses schützende Abschiedsritual verwehrt. In der Regel muß er plötzlich und überstürzt fortgehen. Zu allen seinen Ängsten kommt noch die Angst hinzu, die durch den versagten Abschied entsteht. Daher erlebt er die Abreise wie eine Grenzüberschreitung zwischen dem Reich der Toten und dem der Lebenden. In seinem innersten Erleben verwandeln sich alle geliebten Menschen, von denen er sich nicht verabschieden konnte, und die er fürchtet, niemals wiederzusehen, plötzlich in Tote, von denen er sich nicht zufriedenstellend trennen kann. Und er spürt, daß er selber von den anderen wie ein Toter erlebt wird.

Die Menschen im Exil sind gezwungen, fern von ihrem Land zu leben; sie mußten es gezwungenermaßen verlassen: aus politischen oder ideologischen Gründen, oder um das eigene Überleben sicherzustellen. Sie werden solange nicht in ihr Land zurückkehren können, wie die ihre Abwesenheit bedingenden Ursachen dort weiter bestehen.

Diese spezifischen Aspekte des Exils bestimmen den grundlegenden Unterschied in den Schicksalen und in der Entwicklung des migratorischen Prozesses: die Nötigung zur Abreise und die Unmöglichkeit der Rückkehr.

Obwohl der Begriff „Exil“ weitgehend für die Zwangsentfernung verwendet wird, und auch jene einschließt, die „Übersiedler“, „Umsiedler“, „Staatenlose“ etc. genannt werden, hängt er mit der Verbannung zusammen, in die in der Antike die Athener einige ihrer Mitbürger schickten. Sie schätzten die Verbannung in der ganze Breite ihrer Bedeutung als eine ernste und harte Strafe ein, als eine wirkliche Verurteilung. Meist wurde sie aus politischen Gründen auferlegt.

Unter allen Problemen der heutigen Zeit, die sich aus den mörderischen Kämpfen und der in vielen Ländern tobenden Gewalt ergeben, ist das Exil eines der ernstesten, denn es trennt einen wichtigen Teil der Bevölkerung vom nationalen Leben ab und zwingt Menschen in Situationen hinein, die sie sich nicht ausgesucht haben und die daher schmerzhaft und frustrierend sind.

Viele Exilanten können das im vorherigen Kapitel dargestellte „Überlebenssyndrom" erleiden, das an den Überlebenden der Konzentrationslager beobachtet worden ist: Menschen, die überlebt haben, während ihre Familienangehörige und Freunde in den Gaskammern umgebracht wurden. Auf eine ähnliche Weise können Exilanten überwältigt werden von einem Schuldgefühl gegenüber den Kameraden, die neben ihnen gefallen sind oder deren Schreie sie aus ihren Zellen gehört haben. Dieser Gemütszustand ist fruchtbarer Boden für Hoffnungslosigkeit, Desillusion und Verzweiflung.

Der exilierte Schriftsteller Mario Benedetti (1982) drückte es mit folgenden Worten aus: „Diese jungen Leute haben manchmal einen Mut, der Kugeln standhält, aber trotzdem fehlt ihnen eine Zuversicht, die den Enttäuschungen standhält."* Viele dieser jungen Menschen, die das Leben für eine politische Überzeugung auf Spiel setzen, müssen den graueren, bescheideneren Mut erlernen, eine Niederlage auf sich zu nehmen, eine Realität anzuschauen, die nicht die erträumte ist, und ein neues Alltagsleben aufzubauen.

Sich zu integrieren und die „Sakralisierung" zu brechen, mit der einige das Exil erleben, wird auch wie der Verlust einer definierenden Identität empfunden. Sie fühlen sich daher unsicher, verängstigt, verrückt: mehr als anderen Immigranten, kostet es die Exilierten sehr viel, einen „Ort" in der neuen Gesellschaft zu finden, denn sie können unter den neuen Bedingungen nicht das wiederherstellen, was für sie die Achse ihres Lebens war.

Die Situation der Exilierten im neuen Land ist sehr komplex. Sie sind nicht irgendwo hingegangen, sondern verbittert, beleidigt und enttäuscht irgendwoher geflüchtet oder ausgestoßen worden. Um mit den vielfältigen Problemen fertig zu werden, können sie zur Abwehr die gegenwärtige Zeit verleugnen. Sie

---

* Zitiert nach Mario Benedetti, Frühling im Schatten. Wuppertal: Peter Hammer Verlag, 1986, S. 140. (Anm. d. Üb.)

bleiben „eingekeilt" zwischen dem mystifizierten früheren Leben, das sie für das einzig Wertvolle halten, und dem zukünftigen Leben, das sich in der Illusion einer Rückkehr in das Herkunftsland verdichtet. Eine Illusion, die umso idealisierter ist, je unmöglicher deren Verwirklichung ist.

In den ersten Zeiten des Exils können sie sich als Helden fühlen, die mit Bewunderung und Sympathie aufgenommen werden, oder auch – wegen ihrer Schuldgefühle – als Abtrünnige. Dies belastet ebenfalls ihre Integrationsmöglichkeiten in die neue Umwelt, da sie diese Integration als Verrat gegenüber der Sache, den Zurückgebliebenen und den Umgekommenen empfinden können.

In diesem Fall können sie mit der Ablehnung all dessen reagieren, was das neue Land bietet und nicht mit dem Herkunftsland zusammenhängt: Gewohnheiten, Sitten, Sprache, Arbeit, Kultur usw. Diese Ablehnung verdeckt sowohl die Schuld gegenüber den Zurückgebliebenen als auch die Wut gegen das eigene Land, das sie verstoßen hat: eine Wut, die – so absurd es auch scheinen mag – auf das neue, aufnehmende Land projiziert wird. So wird das Aufnahmeland bisweilen nicht als rettender Ort erlebt, sondern als Ursache allen Übels, das der Exilant erleiden muß; die Heimat dagegen wird anhand einer unerschöpflichen Nostalgie extrem idealisiert. Es ist ähnlich wie bei Waisenhauskindern: Wenn sie adoptiert werden, rächen sie sich zunächst für die entbehrte Zuneigung an den Adoptiveltern, denn nun haben sie endlich Menschen, die ihnen zuhören.

Die Haßgefühle sind jedoch zwiespältig. Wenn sie kontrolliert und vorsichtig dosiert werden können, sind sie Lebensansporn, aber ungehemmt werden sie zu gefährlichen und zerstörerischen Waffen. Sie können nicht nur den eigenen Verstand, sondern auch die Quellen der Hilfe und Hoffnung angreifen, wenn sich die Wut des Exilanten masochistisch gegen die Aufnehmenden wendet. So kann er beispielsweise zuviel von der Umwelt fordern und diese in eine Projektionsfläche für jede mögliche Kritik verwandeln. Die Unfähigkeit zu geben, zu helfen und zu schützen, die er gegenüber den eigenen Leuten spürt, wird auf diese Fläche projiziert.

Diese Unfähigkeit zu geben ist Folge der Regression und der Abhängigkeit, die zu Beginn jeder Migration vorhanden sind.

Sie scheint bei Exilanten intensiver und langwieriger zu sein. Manchmal zeigt sie sich als orale Gier und Ungeduld: eine drängende Not, das Benötigte sofort zu bekommen.

Die Spannungen des Exils schlagen sich im Familienleben nieder und erzeugen neue Konflikte oder reaktivieren die schon bestehenden. Auch in diesem Bereich kann das Schuldgefühl, die Familienangehörigen in ein so hartes Schicksal hineingezogen zu haben, Ursache intensiver Qualen sein; es kann jedoch auch auf das Ehepaar projiziert werden und Quelle für gegenseitige Vorwürfe sein, die Kinder seien so schutzlos einer schweren und unsicheren Zukunft ausgesetzt worden. Benedetti drückt es so aus: „... und das Exil zerdrückt zerreibt einen / das Exil ist auch eine Folter / irgend jemandem muß man doch die Schuld geben für die Enttäuschungen für die Angst und natürlich macht man den fertig der einem nahe ist den Nächsten den Allernächsten ...“*

Diese Situation führt viele Partnerschaften an den Rand der Trennung, manchmal zur endgültigen Trennung. Mancher Exilante, der in seinem Land eine rege politische Tätigkeit entwikkelt hatte, spürt, daß er sich nicht um seine Kinder gekümmert hat: früher, weil er andere, für vorrangig und dringend gehaltene Interessen vorgeschoben hat; jetzt, weil er sich verarmt und gescheitert vorkommt und sich den Kindern nicht als Identifikationsmodell anbieten kann.

Mangel an Stabilität und das Gefühl, ein „Durchreisender“ zu sein (die Illusion der baldigen Rückkehr) erklären das geringe Interesse einiger Exilanten, den früheren sozialen und beruflichen Status wiederherzustellen. Und umgekehrt erhöht der soziale Abstieg bei vielen die Unsicherheit und die Verfolgungsvorstellungen. Durch die Notwendigkeit, die verschiedensten Tätigkeiten auszuüben, um zu überleben, und durch die extreme Abhängigkeit von anderen (im Gegensatz zur früheren Unabhängigkeit) kann es zu Depersonalisationsgefühlen kommen, so daß es dem Exilanten schwerfällt, eine andere Identität anzunehmen als die des „Exilierten“.

Auch in den günstigsten Fällen erlebt man die Situation –

* Zitiert nach Mario Benedetti, op. cit., S. 170. (Anm. d. Üb.)

weil sie aufgezwungen und nicht gewählt ist – als schmerzhaft und als „Verurteilung". Einige Exilanten äußerten, daß ihnen nun die ganze zugängliche Welt wie ein riesiges Gefängnis vorkommt, denn es ist ihnen nicht erlaubt, an dem Ort zu sein, an dem als einzigem sie sein möchten: in der Heimat. Andere Menschen, die viele Jahre im Gefängnis verbrachten, fühlten sich darin wie „im Exil", denn im Gefängnis zu sein bedeutete die Verurteilung zur Ausweisung.

In diesem Sinne scheinen uns die Worte eines Journalisten im Exil aufschlußreich: „Wir sind dazu verurteilt, daß unsere Kinder in einer Sprache aufwachsen, die nicht ihre ist, und daß unsere Augen die Straßen und die Bäume nicht wiedererkennen. Wir sind dazu verurteilt, zuzuschauen, wie unsere Großeltern langsam per Post sterben und unsere Neffen durch plötzliche Telefonanrufe geboren werden. Dennoch, die schlimmste Verurteilung ist vielleicht die, zuzusehen, wie sich unser Land zurückzieht, wie eine fremde, ferne, unentzifferbare Ebbe, und wie unsicher unser Körper am Ende prekärer Jahre beginnt, nach Halt zu suchen; unser Körper beginnt – vielleicht gegen seinen Willen und vielleicht für immer – sich an ein Land zu gewöhnen, das er nicht aus freiem Willen gewählt hat." Unter diesen Bedingungen hat das „vielleicht für immer" tragische Bedeutung: Es drückt die Angst des Menschen vor dem Unerbittlichen und Unausweichlichen aus – dem Tod.

In primitiven Phantasien spricht man vom Tod mit dem Ausdruck „sich mit den Vorfahren vereinen". Diese Metapher deckt die Sorge des Individuums über den Ort auf, an dem er sein Leben beenden soll. Der Wunsch, in das Land der Vorfahren zurückzukehren, erscheint darin als die unbewußte Phantasie, in den Schoß der Mutter zurückzukehren.

Weit weg sterben, „im fremden Land sterben" ist noch toter als der Tod: die Unmöglichkeit der erträumten Rückkehr.

Diese Sorge erscheint häufig – manifest oder latent – im Material der Patienten, die eine Migration durchgemacht haben. Umso mehr, wenn es sich um ein Exil handelt. Die Beispiele dafür sind unzählig. In Literatur, Volksliedern und Folklore gibt es dafür unzählige Beispiele, wie diese empfindsame Strophe:

Mein fernes Land
Unter deinem Himmel
Will ich eines Tages sterben
Mit deinem Trost

Ein aus einem mittelamerikanischen Land exilierter Professor berichtete ausführlich und bewegt von seinen persönlichen Erfahrungen. Seine ehrlichen, dramatischen, klaren und profunden Überlegungen sprechen für sich und ersparen uns jeglichen nachträglichen Kommentar:

"Meine Frau kam eines Tages in mein Büro und brachte eine eigenartige Nachricht mit: Eine befreundete und sehr verläßliche Person war darüber informiert worden, daß mein Name unter den ersten auf einer Liste von Universitätsdozenten stand, die nach dem Befehl der Regierungskräfte meines Landes ermordet werden sollten. Dies geschah zwei Tage nachdem ein Freund und Kollege entführt, brutal gefoltert und schließlich umgebracht worden war.

Die Nachricht entfesselte eine schwindelerregende Hektik, die viele Stunden andauerte: Es wurde nach einem Versteck für mich gesucht; es wurde ein Weg gefunden, wie ich das Land verlassen konnte, man brachte mich an Bord eines Flugzeugs, wo ich andere Verfolgte traf; und schließlich endete es mit dem überstürzten Verlassen alldessen, was bisher mein Leben ausgemacht hatte.

Im Lauf dieser Zeit erlebte ich eine intensive Vermischung von Tatsachen, Gefühlen und Überlegungen, die – auch wenn sie mir einerseits ermöglichten, mich partiell und vorübergehend an die Umstände anzupassen – mir nicht viel Raum ließen, die Zukunft noch die Vergangenheit oder die Gegenwart zu überdenken. Ich befand mich in einer irrealen, quasi abgetrennten Situation. Ich funktionierte wie ein passiver Beobachter der Ereignisse, auf die ich nur reagierte, wenn sie möglicherweise eine unmittelbare Bedrohung meines Lebens darstellten. Als zum Beispiel die Türen des Flugzeugs geschlossen waren, und es dennoch zu einer Verspätung des Abflugs um ungefähr zwanzig Minuten kam, überfielen mich und meine Freunde eine Angst und eine Beklemmung, die zu dem Zeitpunkt keine andere Grundlage hatten als unsere Vermutungen und unser

Mißtrauen. Später erfuhren wir, daß unsere Befürchtungen nicht völlig unbegründet waren; denn die Verspätung ging tatsächlich auf einen letzten Versuch zurück, uns aus dem Flugzeug zu holen.

Die Reise, die an sich normal verlief, ließ uns einen emotionalen Übergang erleben, der mit dem Gefühl der Erleichterung begann; dem folgten bald die ersten Äußerungen eines bewußten Zugriffs auf die Realität des Exils. Anfangs dachte ich nostalgisch an das, was wir gerade verließen, an unser Schicksal; ich dachte auch an die Zukunft jener von uns, die noch kämpften, und mit denen wir uns ein bißchen neidisch identifizierten, als wollte ich damit die Unsicherheit unserer eigenen Zukunft ausgleichen. Gleich danach reichte die zufällige Begegnung mit einem Kollegen, der eine Vergnügungsreise unternahm, aus, meinen Kummer für kurze Zeit mit einem Austausch von Trivialitäten zu überdecken. Aber die Sorgen kehrten zurück, als wir in der Stadt landeten, die unser Ziel war.

Außer einigen kleinen Zwischenfällen, wie beispielsweise die Sorge um die Autos, die uns möglicherweise verfolgten – ein Zeichen dafür, wie unruhig und ängstlich wir waren –, konzentrierten sich unsere Gedanken darauf, in die Wohnung zu kommen, zu Hause anzurufen und erzählen zu können, daß wir ohne Zwischenfälle angekommen waren, und zu erfahren, wie es unseren Familienangehörigen und Freunden ging. Damit begann eine Kette von Ängsten um ihre Sicherheit.

Zwei Tage später traf ich mich mit anderen Freunden, die sich in derselben Situation befanden. Mit ihnen teilte ich den Beginn unserer Trauerarbeit anhand ständiger und ausgeweiteter Diskussionen um mögliche Lösungen, die die kleinste Veränderung der Lage und die baldige Wiedergewinnung des Verlorenen zu versprechen schienen. Aber anscheinend waren wir auch darum bemüht, den Verlust zu leugnen, als wir unseren Sitz in die Räume einer internationalen Organisation verlegten, in der wir irgendwie eine Verlängerung unserer Heimat erblickten.

Aber die Illusion mußte dem langsamen und unerbittlichen Bewußtwerden der Wirklichkeit nachgeben. Nach einer Zeit der geistigen und physischen Wanderschaft auf der Suche nach der Vergangenheit, wurde mir klar, daß ich etwas für mein

Überleben tun mußte, und ich begann, nach einer Arbeit zu suchen. Dies war eine wichtige Entscheidung, denn mit ihr tat ich den ersten Schritt zu einer möglichen Lösung der Probleme.

Auch wenn die Wahl des Landes, in dem ich Zuflucht suchte, eine glückliche Wahl war, stand die Stadt, in der ich mich niederlassen und arbeiten wollte, in Verbindung mit meiner persönlichen Vorgeschichte und mit einer unerledigten Trauer. Dies sollte mir Gelegenheit geben, eine ‚Wiedergutmachung' zu versuchen. Die Arbeitssuche stellte außerdem eine Grundlage dar, auf der ich Pläne zur Zusammenführung meiner Familie schmieden konnte.

Emigrieren ist mehr als der schlichte Wechsel von einem Ort zum anderen. In Wirklichkeit handelt es sich um ein sehr komplexes Phänomen, das aus so vielen und so verschiedenen Gesichtspunkten betrachtet werden kann, daß man Gefahr läuft, es nicht als ein Ganzes mit quantitativ unterschiedlichen Manifestationen zu sehen. Aber eines steht fest: Die Migration ist ein Akt, der das Individuum, die Mitmenschen und die gemeinsame Umwelt auf eine sich gegenseitig bedingende Weise zutiefst betrifft.

Ich bin zweimal ausgewandert, und beide Male in dasselbe Land. Bei beiden Gelegenheiten wußte ich, daß ich für längere Zeit abwesend sein würde. Aber diesmal bin ich mir der Dauer nicht mehr so sicher. Und es hängt auch nicht völlig von mir ab, ob ich zurückgehe oder nicht. Als ich zum ersten Mal hierher kam, kam ich freiwillig auf der Suche nach bestimmten Zielen. Diesmal aber wollte ich mein Land nicht verlassen, ich hatte geplant, für immer dort zu bleiben. Der Grund dieser zweiten Abreise war der Wille zum Überleben.

In beiden Migrationen litt ich unter Identitätskrisen, Traurigkeit, dem Verlust und Wiedergutmachungswünschen. Ich habe Wut, Schuld und auch Freude gespürt, ich habe Widerstand und Akzeptanz gegenüber der neuen Kultur empfunden, und ich habe die alte Kultur und ihre Objekte idealisiert, genauso wie ich es auch mit dem gemacht habe, was ich mir von dem Neuen erhoffte. Mit der Zeit jedoch änderte sich die Qualität des Gehalts, der Vorstellungen und Ziele. Entsprechend der hochdynamischen Kombination innerer und äußerer Faktoren entstanden dadurch Widersprüche.

Ich kämpfte um die Erhaltung meiner Identität, und versuchte sie gleichzeitig zu verändern. Mit der Entidealisierung meines „Was tun?“ gelang es mir, „schlechte“ Aspekte meiner Kultur zu akzeptieren und „gute“ Aspekte der neuen Kultur in mich aufzunehmen, ohne frühere Identifikationen völlig aufzugeben. All das half mir, die notwendigen Anpassungen zu vollziehen, um in einer Gesellschaft zu leben, die im wesentlichen meiner eigenen sehr ähnlich war.

Ein Hauptproblem der Trennung hängt mit dem Leben und dem Sterben als Prozeß stetiger dialektischer Bewegung zusammen. Kurz gesagt: Mit der Trennung vergegenwärtigt sich die Möglichkeit des Todes, und ein Kampf bricht aus, um ihn zu vermeiden. Sich zu trennen heißt, im Geiste des Anderen zu sterben, und gleichzeitig den „Verstorbenen“ im eigenen Geist zu tragen. Die Lösung dieses Konflikts um Leben und Tod, der sicherlich den sozialen und psychodynamischen Faktoren des Individuums entsprechend gelenkt wird, bestimmt die Art und Weise, wie wir auf die Trennung reagieren. Auf alle Fälle ist das, was wir in dieser Verlustsituation suchen, Sicherheit und dies bedeutet in diesem Kontext ebenfalls Überleben."

Wir sehen, daß trotz der Dramatik der Situation jene, die eine stärkere und ausgeglichenere Persönlichkeit haben, über größere Fähigkeiten verfügen, Schmerz und Frustration auszuhalten wie auch die Schuld gegenüber den Zurückgebliebenen und Verstorbenen zu ertragen und zu verarbeiten. Sie besitzen auch eine größere Fähigkeit zu warten, die Veränderungen der Situation anzunehmen und um das Verlorene zu trauern. Wenn sie andererseits die Möglichkeit haben, eine Umwelt oder Person zu finden, die sie aufnimmt und in der Lage ist, ihre Ängste anzunehmen, können die Exilanten sich regenerieren und in der neuen Umwelt schöpferisch arbeiten.

Eine Figur in Benedettis Roman *Frühling im Schatten* drückt es so aus: „Ich würde sagen, daß man beginnen muß, sich der Straßen zu bemächtigen. Der Plätze. Des Himmels. Der Cafés. Der Sonne und, was das Wichtigste ist, des Schattens. Wenn man wahrzunehmen beginnt, daß einem eine Straße nicht fremd ist, erst dann hört auch die Straße auf, einen wie einen Fremden zu betrachten. Und so ist es mit allem. Anfangs ging ich mit einem Stock, wie es vielleicht meinen siebenundsechzig Jahren entspricht. Aber es hatte mit meinem Alter nichts zu tun. Es war eine Folge meiner Niedergeschlagenheit. Dort war ich immer den gleichen Weg nach Hause gegangen. Und hier fehlt mir das. Die Leute verstehen diese Art von Heimweh nicht. (...) Das Wichtigste ist, sich einzugewöhnen. Ich weiß ja, daß das in meinem Alter schwierig ist. So gut wie unmöglich. Und trotzdem."* Beispiele von Exilanten, die es trotzdem konnten, sind zahlreich. Um uns jedoch auf unsere Wohnorte – unseren Heimatort und unseren jetzigen Wohnort – zu beschränken, erinnern wir daran, daß der spanische Bürgerkrieg eine Unmenge von Exilanten an die Küste Amerikas führte, gezwungene und freiwillige.

Im letzten Jahrzehnt führten die politischen Umwälzungen in vielen lateinamerikanischen Ländern neue – gezwungene und freiwillige – Exilanten nach Spanien und kehrten damit die Richtung der Migrationsströme um.

Sowohl an der einen wie an der anderen Küste begannen viele ihr Leben erneut, heilten ihre Wunden und nährten sich vom Neuen und Andersartigen, das diese Welt ihnen bot. Viele unter ihnen, nicht selten Dichter und Wissenschaftler, Musiker und Maler, Schauspieler und Schriftsteller, haben von dieser Erfahrung lernen können, und bereichert vom Erlebten und Erlittenen schufen sie Werke, die die Grenze ihrer Adoptionsländer weit überschritten.

* Zitiert nach Mario Benedetti, op. cit., S. 15. (Anm. d. Üb.)

17. Die zweite Immigrantengeneration

Die Erfahrung der Migration betrifft nicht nur diejenigen, die sie persönlich und unmittelbar erlebt haben, sondern auch die Kinder dieser Immigranten, die – obwohl im Adoptionsland der Eltern geboren und verwurzelt – auf die eine oder andere Weise die Folgen der verschobenen oder pathologisch verarbeiteten Trauer ihrer Eltern erleiden.

Um die komplementäre Sicht dieser Kinder mit all ihren interessanten Implikationen und komplexen Wendungen angemessen darzulegen, möchten wir in kurzer Form zunächst das klinische Material vorlegen, das Frau Dr. Giuliana S. de Dellarossa in ihrer Arbeit *El profesional en tanto descendiente de inmigrantes* (1977)* beschrieben hat. Wir tun dies aus zweierlei Gründen: erstens, weil das klinische Beispiel äußerst illustrativ für die Konzepte ist, die wir in diesem Buch dargelegt haben; zweitens und besonders als Hommage an eine sehr geschätzte Kollegin und Freundin, die auf tragische Weise umgekommen ist.

Einwanderungsländer, wie zum Beispiel Argentinien, bieten die Möglichkeit, innerhalb einer Spanne von wenigen Jahren die auffallenden Veränderungen von einer Generation zur anderen zu beobachten. Jeder Psychoanalytiker hat durch Interviews oder Behandlungen Gelegenheit zu Kontakten mit Berufstätigen, deren Biographien ähnliche Merkmale aufweisen. Dabei handelt es sich meistens um Ärzte, deren soziale, wirtschaftliche und kulturelle Stellung Lichtjahre entfernt ist von denen der Großeltern, und manchmal sogar von denen der Eltern.

Wir haben schon an anderer Stelle die Abwehrmechanismen erwähnt, auf die Immigranten zurückgreifen, um die Ängste und Konflikte auszugleichen, die von der neuen Erfahrung hervorgerufen werden.

In den Immigrantengruppen, auf die sich diese Arbeit bezog,

---

* „Der Berufstätige als Nachkomme von Immigranten" (Anm. d. Üb.)

nahm die Idealisierung mit regressiven Merkmalen eine vorherrschende Stellung ein und zentrierte sich hauptsächlich um die orale Komponente. Alles, was sich auf Nahrung bezog, erhielt eine außerordentliche Wichtigkeit. Jedes Ereignis wurde mit einem großen Mahl gefeiert, und der Tisch, der sich am wichtigsten Standort des Hauses befand, verwandelte sich in das Zentrum aller familiären Bindungen.

Sowohl das Essen, wie auch alle andere Funktionen des Verdauungsapparats waren Hauptgesprächsthema. Sehr schnell erkennt man dahinter hypochondrische Befürchtungen in Verbindung mit Verfolgungsängsten, die auf dem Verlust des idealisierten, nährenden Objekts Land-Mutter-Brust beruhen. Diese Phänomene gehen offensichtlich auf die früheren affektiven Bindungen des Individuums zurück, oder besser gesagt, auf die Pathologie dieser Bindungen.

Diese Immigranten stammten in der Mehrzahl aus ärmlichen Verhältnissen und erlebten während der ersten Jahren im neuen Land wirtschaftliche Not. Nach den schwierigen Anfängen jedoch, und in dem Maße, wie sich die Lebensbedingungen verbesserten, tauchten langsam der Wunsch und die Möglichkeit zu einem Universitätsstudium – wenn nicht für alle, so doch wenigstens für einige der Kinder – auf, wobei sich Medizin als das beliebteste Fach erwies. Meistens war es der Jüngste, der sich mit der wirtschaftlichen Hilfe von Eltern und älteren Geschwistern diesen Wunsch erfüllte.

Die Präferenz des ärztlichen Berufs beruht zum Teil auf der magischen Aura, die das Bild des Arztes als Nachfolger des Stammesschamanen umgibt. Besonders für Immigranten jedoch stellt der Sohn als Arzt die Verwirklichung der idealisierten Aspekte des aktuellen Landes dar; denn die meisten hätten in ihren Herkunftsländern keinen Zugang zum Universitätsstudium gehabt. Auf der anderen Seite jedoch – und mit Bezug auf die erwähnten hypochondrischen Ängste – bedeutet ein Sohn, der Arzt ist, für die Familie, daß ein Familienmitglied befähigt ist, sich ihrer anzunehmen und für sie zu sorgen.

In welcher Form kann dieser Sohn auf ein Schicksal reagieren, das ihn so sehr vom Familienkern unterscheidet? Wie bei jedem anderen Menschen belasten ihn einerseits seine eigenen neurotischen Konflikte; andererseits jedoch kommen in größerem oder geringerem Ausmaß und je nach Fall noch die Folgen des migratorischen Wechsels hinzu.

Wenn der familiäre Kern gut integriert und emotional reif gewesen ist, dann kann die Migration verarbeitet werden. Die Mitglieder einer solchen Familie werden aus der gemeinsamen Herausforderung mit gestärkten affektiven Bindungen hervorgehen. Innerhalb dieser familiären Grenzen kann der erfolgreiche Sohn sowohl mit der Unterstützung der äußeren, realen Objekte – die ihre positiven Aspekte projektiv auf den Sohn übertragen haben – wie auch mit der Zustimmung seiner guten inneren Objekten rechnen.

Unter solchen Bedingungen erhält die Berufung zum Arzt die Bedeutung einer erfolgreichen Sublimierung; zusammen mit den Wiedergutmachungsprozessen und der Kreativität ersetzt diese Berufung die neurotischen und psychotischen Abwehrmechanismen.

Wenn dagegen der im voraus erkrankte familiäre Kern eine Migration verwirklicht, zeigt beziehungsweise verstärkt sich seine Pathologie. Häufig behält die Familie angesichts der Notsituation zunächst einen gewissen Zusammenhalt. Solange alle Kräfte im Handeln und im Kampf ums Überleben gebunden sind, zeigt dieser Kern sogar einen gewissen Grad geistiger Gesundheit. Die Verfolgungsängste richten sich ausschließlich auf die äußere Welt und die äußeren Schwierigkeiten, gegen die aktiv gekämpft wird. Dies sind die Fälle, in denen die Trauer verschoben wird. Innerhalb bestimmter Grenzen ist diese Verschiebung für Aktivitäten funktional; denn die Trauerarbeit impliziert ja einen Rückgang des Interesses an der äußeren Welt und wirkt handlungshemmend.

Es gibt jedoch Fälle, in denen die Trauer so lange verschoben wird, daß sie auf die nächste Generation übertragen wird. Die Ursprungsfamilie behält also nach außen hin ein mehr oder weniger stabiles Gleichgewicht, die unerledigte Trauer lastet jedoch auf ihren Mitgliedern. Jemand aus der nachfolgenden Generation muß dann zwangsläufig Treuhänder dieser Trauer werden.

Schafft es innerhalb dieses familiären Rahmens einer der Söhne, den erstrebten Arztberuf zu ergreifen, dann ist es durchaus möglich, daß es sich um eine Pseudoberufung handelt, die ihren Ursprung in Wiedergutmachungsimpulsen mit manischen Merkmalen hat.

In diesem Fall ist der erreichte Erfolg weit entfernt davon, für die primären äußeren Objekten einen belohnenden Sinn zu haben und das beschädigte innere Bild wiederherzustellen. Er bedeutet vielmehr einen zerstörerischen Angriff auf diese Objekte, mit allen Folgen strafender Vergeltungsängste.

Die Autorin stellte klinisches Material vor, das diese Hypothese bestätigt. Es handelt sich um einen Arzt für Gastroenterologie, Sohn polnischer Einwanderer, die aus ärmlichen Verhältnissen stammten.

Der Großvater väterlicherseits war Schmied gewesen und sowohl der Vater des Patienten als auch der Patient selbst beherrschten das Handwerk. Der Vater, der als kleines Kind ins Land gekommen war, hatte wiederholt in verschiedenen Provinzen des Landes versucht, Geschäfte zu gründen, ohne je viel Erfolg zu erzielen. Alle seine Unternehmungen waren gescheitert, bis er dann resigniert eine abhängige Arbeit annahm, die zwar schlecht entlohnt, jedoch sicher war.

Die Mutter, ebenfalls aus Polen, schien eine verbitterte und hypochondrische Frau zu sein. Wenn der Patient von seiner eigenen Kindheit erzählte, erinnerte er sich an die Mutter als eine Frau, die stets wegen der Aufgaben im Haushalt und wegen dieses Kindes (des Dritten von vier) bedrückt war. Später schaffte es dieses Kind als einziges, Akademiker zu werden, während seine Brüder Arbeiter wurden und seine ältere Schwester ebenfalls einen Arbeiter geheiratet hatte. Der Patient wird beschrieben als ein Mann ungeschliffenen Aussehens, mit ungepflegten Händen, abgetragener oder vernachlässigter Kleidung. Nichts in ihm entsprach dem Bild des gepflegten Akademikers, wie es nun einmal in Argentinien besteht.

Seine Redeweise war ostentativ vulgär und seine volkstümlichen Ausdrücke wurden bei jeder Verstimmung lauter im Ton. Es war eine Überraschung zu erfahren, welche tiefgehenden Kenntnisse er in Literatur und klassischer Musik hatte.

Er war mit einer Frau verheiratet, die es vorgezogen hatte, sich ausschließlich den drei Kindern zu widmen, obwohl sie durchaus andere Aktivitäten hätte entfalten können. Offensichtlich war dies auch sehr in seinem Sinne. Der Patient beklagte sich, daß sie „zu schmal“ sei, und daß sie nicht gern aß, während er selber zügellos zu essen pflegte. Eine Zeit lang ging er nach jeder Analysestunde in die nächstliegende Pizzeria und aß bis zur Übersättigung.

Kurz bevor er die Behandlung begann, war er sich bewußt geworden, daß sein Leben in allen Bereichen ein einziges Chaos war. Um ein Beispiel zu geben, erwähnen wir seine wirtschaftliche Lage. Er lebte in einem Meer von Schulden. Um sie zu bezahlen, nahm er hin und wieder Kredite bei Banken und anderen Kreditinstituten auf, wodurch seine monatlichen Verpflichtungen noch weiter anstiegen.

Jedesmal, wenn er einen Kredit erhielt, fühlte er sich sehr euphorisch, als hätte er anstatt einer zusätzlichen Verpflichtung ein Vermächtnis empfangen oder im Lotto gewonnen. Um alle seine Schuldscheine bezahlen zu können, arbeitete er täglich eine Unmenge von Stunden, so daß er kaum Kontakt mehr zu seiner Familie hatte. Außerdem quälte ihn die Angst, daß seine Frau das Leben mit ihm nicht mehr aushalten und ihn verlassen würde.

Zu diesen Verpflichtungen kam noch hinzu, daß er zwanghaft Geld für Überflüssiges und Unangemessenes ausgeben mußte. Von einem Tag zum anderen wechselte er das Auto, denn „eine solche Gelegenheit konnte ich mir doch nicht entgehen lassen“, obwohl sie am Wochenende davor zuhause geblieben waren, weil kein Geld für das Kino vorhanden war. Oder er kaufte seiner Frau Schmuck, weil sie sich beklagt hatte, daß weder sie noch die Kinder ein einziges anständiges Paar Schuhe besaßen.

In der Folge geriet er mit der Rückzahlung der Schulden in Verzug bis eine Mahnung ins Haus geschickt wurde. Voller Angst und fluchend rannte er zum Geschäftsführer und bat um eine Verlängerung der Rückzahlungsfrist und um Verzicht auf gerichtliche Schritte. Dafür stellte er seinen Status als Arzt als Garant seiner Integrität hin. In der Regel bekam er eine Fristverlängerung.

Gelegentlich konnte er die hohen Gebühren der Privatschule seiner Kinder nicht bezahlen. Er hatte diese Schule für seine Kinder ausgewählt, weil er „den Kindern das Beste geben“ wollte – bis er zur Schulverwaltung zitiert wurde. Außerdem verspätete er sich auch häufig bei der Begleichung der Honorare für die Analyse. Einmal war er kurz davor, deswegen die Analyse abzubrechen.

Mit seinen Eltern und seinen Geschwistern war er durch eine ambivalente Bindung von Unterwerfung, Schuldgefühlen und Aggression verbunden. Mit den Geschwistern jedoch traf er sich nur selten. In der Regel suchten diese ihn nur dann auf, wenn sie etwas von ihm haben wollten, meistens Geld oder eine Bürgschaft, die von ihm als Arzt leicht angenommen wurde. Trotz seiner eigenen wirtschaftlichen Schwierigkeiten und trotz der schlechten Bindungen, gab er ihnen stets Geld, im Wissen, daß er es niemals zurückbekommen oder zurückfordern würde. Die Mutter ihrerseits, stets krank und jammernd, bat ihn niemals um seine Meinung als Arzt, sondern immer nur um die Arzneimuster, die den Ärzten von Vertretern der pharmazeutischen Industrie frei angeboten werden beziehungsweise um Medikamente, die er als Arzt billiger bekommen konnte.

Sowohl anhand dieser Daten wie auch anhand des übrigen Materials der Analyse ist deutlich zu sehen, wie sich der Patient in das idealisierte Objekt der familiären Gruppe und in das Ziel ihrer neidischen Übergriffe verwandelte. Er fühlte sich seinerseits verpflichtet, die familiäre Gruppe mit seinen eigenen Erfolgen zu beschwichtigen.

Arzt zu sein, war bei diesem Mann eine Antwort auf eine Pseudoberufung, die durch die Not bestimmt war, manisch seine ausgeleerten und beschädigten inneren Objekte wiederherzustellen.

Die zentrale Episode

Als die traumatischste Episode seiner Kindheit berichtete er von einem Ereignis, das sich ungefähr in seinem fünften Lebensjahr abgespielt hatte. Der Vater wollte ein neues geschäftliches Abenteuer starten, wofür er noch einmal die ganze Familie in einen Provinzort verpflanzte. Aus nie geklärten Gründen entschieden sich die Eltern, die Geschwister mitzunehmen und den Patienten für fast zwei Jahre in der Obhut der Großeltern zu lassen. Dieses Ereignis bezeichnete der Patient als „Verlassenwerden“, und während eines großen Teils der Analyse galt es als der entscheidende Auslöser für seine Neurose.

Im Laufe des dritten Analysejahres fand eine Episode statt, die ein gewisses Licht auf die Funktionsweise seiner verwickelten inneren Welt warf. Die Sitzung war ohne große Ereignisse verlaufen. Das Material wiederholte sich und die Analytikerin fühlte sich frustriert, denn sie versuchte erfolglos, das Material zu verstehen. Gegen Ende der Sitzung hüllte sich der Patient plötzlich in Schweigen. Als sie nach dem Grund seines Schweigens fragte, erwiderte er: „Ich überlegte, was Sie tun würden, wenn ich Ihnen jetzt beim Aufstehen einen Fußtritt verpassen würde.“ Angesichts dieses Vorfalles löste sich die Verstimmung der Therapeutin auf Anhieb auf; aber sie fühlte sich nun auch hinreichend verwirrt und beschränkte sich auf die Bemerkung, daß es einen Grund geben müßte, warum jemand einem anderen einen Tritt verpassen möchte. Und damit ging die Sitzung zu Ende.

Am nächsten Tag kam der Patient in sehr guter Laune in die Analyse. Er erzählte gleich, daß er am Vortag beim Verlassen der Praxis ein sehr warmes und liebevolles Gefühl für seine Analytikerin empfunden hatte. Dieser Anfang schien nicht so sehr mit dem Ende der vorhergehenden Sitzung übereinzustimmen. Aber unter Berücksichtigung seiner persönlichen Geschichte und seiner Art, Abwehrmechanismen zu handhaben, kehrte die Analytikerin die Anordnung der Elemente um und interpretierte, daß er diese warmen und liebevollen Gefühle für sie schon empfunden hatte, als er am vorigen Tag zur Sitzung gekommen war; daß er diese Gefühle bis zum Ende der Sitzung verheimlicht und es vorgezogen hatte, nur von belanglosen Dingen zu sprechen: aus Angst, sie könnte sein Bedürfnis nach Liebe und Zuneigung bemerken und möglicherweise nicht wie ersehnt darauf reagieren. Dies entsprach der eigenen Angst vor einem Fußtritt. Diesem vermuteten Verstoßenwerden kam er dadurch zuvor, daß er ihr selbst in seiner Phantasie einen Fußtritt verpaßte. Erst nachdem er es getan hatte, konnte er seine liebevollen Gefühle erkennen.

Der Effekt dieser Interpretation war unerwartet dramatisch. Der Patient begann zu weinen wie ein kleines Kind. Als er wieder sprechen konnte, äußerte er zwischen Beschimpfungen und Verfluchungen, daß er zum ersten Mal seine schon ewigdauernde Angst vor Zärtlichkeit bemerkte. Er erkannte nun, wie schmerzhaft es für ihn immer gewesen war, Zuneigung zu zeigen, und wie er dadurch den Menschen, die ihm am nächsten waren, Schmerz zugefügt hatte.

Ungewöhnlich war nicht nur das Ereignis gewesen, einen Mann mit solchem körperlichen Ausmaß und solchen Manieren weinen zu sehen; überraschend war auch, was sich anschließend abspielte. Als er seine Angst vor Liebe entdeckte, wurde sie sofort mit dem Vorfall des „Verlassenwerdens" assoziiert, als seine Eltern damals von Buenos Aires fortgingen und ihn mit den Großeltern zurückließen. Jetzt aber hörte sich der Bericht völlig anders an als die unzähligen anderen, die er immer wieder gab, um von dem Vorfall zu erzählen. Bisher hatte sich die Betonung immer auf die Mißhandlung gerichtet, die diese unerklärliche familiäre Diskriminierung bedeutet hatte. Diesmal jedoch war die Beschwörung völlig nostalgisch und die Bilder tauchten farbenfroh und voller Zärtlichkeit auf.

Er beschrieb die bescheidene Behausung der Großeltern, aus Holz und Blech. Er erzählte, wie er sich draußen unter freiem Himmel in einem Holzgehege waschen mußte und erinnerte sich an den kalten Wind, der morgens durch die Ritzen drang. Der Heizofen bestand aus einem Topf voller Asche und Kohle in der Mitte des Raumes. Alle versammelten sich um diesen Ofen, um Mate-Tee (ein typisch argentinisches Getränk) zu trinken, bevor die Tagesaufgaben begonnen wurden. Danach gingen die Onkel weg, die Großmutter fing mit dem Kochen an und der Großvater holte ihn – trotz seiner mürrischen Laune – zum Kartenspielen. Der Leitspruch der Familie war, daß man trotz Armut gut essen mußte – was nun genußvoll die empanadas, die Spiegeleier und die Paprikaschoten von Großmutter heraufbeschwörte. Er fügte hinzu: „Alles war von bester Qualität, und *man speiste jeden Tag*. Daneben war ein kleiner Garten, wo Gemüse und Salat wuchs, und alles wurde frisch auf den Tisch gebracht. Großmutter war keine große Köchin, aber was sie auch immer machte, machte sie gut. Niemals hatte ich Hunger, und das Gefühl der Wärme kam nicht vom Heizkessel, sondern weil alle versammelt waren und es allen gutging. Ich war das einzige Kind und alle verwöhnten mich."

Gleich nach diesem Bericht wurde deutlich, wie sorgfältig der Patient diese Erinnerung isoliert und geschützt hatte, indem er sie in das Gegenteil aller seiner affektiven Ladungen verwandelte. Dasselbe war in der Übertragung geschehen: in der Phantasie eines Fußtritts. Sein Aufenthalt im Hause der Großeltern war sicherlich eine gute Erfahrung gewesen, aber gewiß war es auch eine idealisierte Erinnerung. Dem Patienten war es nicht möglich, zwischen dem real Guten und dem in der Phantasie Idealisierten zu unterscheiden. Beide vermengten sich, und um sich zu schützen, griff er auf eine Spaltung zurück, die – wie wir gesehen haben – sich auf viele Bereiche seines Lebens auswirkte: Er war nicht in der Lage, mit seiner beruflichen Tätigkeit seine wirtschaftlichen Bedürfnisse zu befriedigen; er nahm Kredite auf, die ihn euphorisch stimmten, da sie die Existenz jenes idealen Objekts zu bestätigen schienen, das seine Begierde unabdingbar befriedigen würde. Die Analytikerin stellte die Figur der verlassenden Mutter dar, während die Pizzeria die idealisierte Großmutter war.

Die gute Erfahrung bei den Großeltern zur Zeit der Latenzperiode förderte gewiß seine intellektuelle Entwicklung. Die Umkehrung dieser Erfahrung in ihr Gegenteil schützte ihn vor seinen Schuldgefühlen, die ersehnte Zuneigung während dieser kurzen aber bedeutsamen Zeit außerhalb der Herkunftsfamilie genossen zu haben. Es besteht kein Zweifel daran, daß er die Erfahrung des Verlassenwerdens erlitt, aber nicht als er in das Haus der Großeltern kam, sondern als er das Haus der Großeltern *verließ*. Er muß sich inbrünstig gewünscht haben, dort weiter leben zu können. Aber die reale, gute Erfahrung wurde manisch entstellt, denn sie koexistierte mit dem Verlassenwerden durch die Eltern.

Nach dieser Episode in der Analyse konnte er allmählich erkennen, daß seine Schulden und seine beschädigten inneren Objekte projektive Identifikationen mit dem melancholischen Vater, der hypochondrischen Mutter und den weniger begüterten Geschwistern waren; daß weder die Banken noch andere Kreditanstalten, noch die Analytikerin uneingeschränkte oder unerschöpfliche Objekte waren, deren Aufgabe darin bestand, seine Frustrationen auszugleichen. Als er begriff, daß ein Kredit ein Vertrag zwischen zwei erwachsenen Parteien ist und daß es seine Aufgabe war, das Erhaltene mit Zuwachs (Zinsen) zurückzuzahlen, kam er zu der – gewiß selbstverständlichen – Einsicht, daß er, wenn er einmal alle seine Schulden zurückgezahlt hätte, auch seinen Arbeitsrhythmus herunterschrauben könnte – zugunsten seiner selbst, seiner Familie und auch seiner Patienten.

Aufgrund der Analyse dieser Situation begann er ebenfalls sein Essen zu kontrollieren und hörte mit den zwanghaften Besuchen in Pizzerias und anderen Imbißstuben auf, wodurch er auch einige Kilo abnahm und besser aussah. Später wechselte er den Beruf und realisierte eine für ihn viel befriedigendere Tätigkeit – eine Bestätigung dafür, daß die Medizin eine Pseudoberufung für ihn gewesen war.

Abschließende Betrachtungen

Wir haben gesehen, daß bei diesem Patienten zwei wichtige Identifikationskerne existierten: die konfliktbehaftete Herkunftsfamilie und die gesündere, aber verspätete Großelternfamilie. Dies erklärt einige der Widersprüche seiner Persönlichkeit.

Im vorliegenden Fall konnten die Großeltern die Migration anscheinend zulassen. Ihnen gelang eine Pseudoanpassung bei gleichzeitiger Aufrechterhaltung eines gewissen Zusammenhalts, sie behielten die idealisierten Aspekte ihres Herkunftslands – insbesondere jene der oralen Bindung – bei und verbanden sie mit den einheimischen Gewohnheiten („wir tranken alle gemeinsam Mate-Tee“). Die Spaltung übernahm der Vater des Patienten, der die Trauer auf einer melancholischen Ebene zu verarbeiten suchte. In der Tat wiederholte er ständig die Migration, indem er in einer Provinz nach der anderen nach Arbeit suchte; aber er scheiterte systematisch.

Dem Patienten gelang es, der Rolle des erfolgreichen Sohnes zu entsprechen, mit Hilfe manischer und psychopathischer Mechanismen, deren Versagen ihn in Verwirrung stürzte.

Eine Episode ist in diesem Zusammenhang bedeutsam, die nicht sofort deutlich wurde: Eines Tages war er zu einer Sitzung mit einem verkehrt angezogenen Pullover gekommen. Die Analytikerin dachte zunächst, es handle sich um einen Zufall. Aber der Patient klärte sie auf, dies sei Absicht, denn auf der anderen Seite sei der Pullover schmutzig. Später konnte geklärt werden, daß dies den Versuch darstellte, die Verwirrung der Werte in seiner inneren Welt manisch zu leugnen – eine Verwirrung, die aus der *Collage* seiner Identifikationen mit der Primärfamilie und der Familie der Großeltern herrührte. Keiner sollte den nach innen gekehrten Schmutz bemerken, alle sollten nur das glauben, was er zeigen wollte, egal wie auffallend die Nähte draußen wahrgenommen wurden.

So verwandelte er Schmutziges in Sauberes (für die Augen der Anderen), wie die Kindheitserfahrung mit den Großeltern, die er idealisiert und schuldbewußt versteckt hatte; und gleichzeitig behauptete er seine Rolle als unschuldiges (sauberes) Opfer, wenn er den Groll gegenüber seinen Eltern betonte, die ihn ja verlassen hatten.

Die Familie hatte dem eigenen Krankheitsniveau entsprechend reagiert. Statt die guten und wertvollen Objekte auf ihn projektiv zu identifizieren, beutete jeder seine Lage als Arzt zum eigenen Vorteil aus, und zwar für nicht-ärztliche Zwecke (Bürgschaften, Preisvorteil), wodurch seine Kompetenz auf dem Gebiet entwertet wurde.

Er selbst aber entstellte seinen eigenen Beruf, indem er ihn mit dem Zweck zur Schau stellte, Kredite oder Fristverlängerungen zu erhalten; indem er ihn ausübte, um seine Schulden zurückzahlen, und nicht um seine Patienten heilen zu können; indem er sich selbst den Ort nicht zugestand, der ihm in seiner Umwelt zustand.

So können wir anhand dieses Falles beispielhaft sehen, welche Folgen unter vielen möglichen die Migration auf einen Nachkommen von Immigranten haben kann, der sich vom familiären Kreis abhebt, wenn die Trauer nicht von der Generation verarbeitet worden ist, die tatsächlich ausgewandert war.

18. Mögliche Rückkehr

Auch wenn das Leben ein ständiges Werden impliziert, jeder Tag sich vom anderen unterscheidet und man neu erschaffen muß, was gestern verloren ging, verlangt die Migration erst recht ein Neuerschaffen grundlegender und fundamentaler Dinge, die man glaubte, ein für allemal geschaffen zu haben: noch einmal eine Arbeitsumwelt schaffen, emotionale Bindungen zu neuen Menschen herstellen, wieder einen Freundeskreis aufbauen, mit dem man rechnen kann, ein neues Zuhause errichten, das nicht nur ein Feldzelt bleibt, sondern ein Heim wird, und vieles andere mehr.

All das zustandezubringen erfordert eine enorme psychische Anstrengung. Es bedeutet, auf vieles zu verzichten und eine Unmenge von Veränderungen innerhalb kurzer Zeit hinzunehmen. Ist man jedoch in der Lage, das alles zu bewältigen, dann spürt man die eigene innere Kraft, die eigene Befähigung zum Aufbau und die eigene Fähigkeit zu wünschen und zu lieben.

Die äußerlichen Neuerwerbungen sind Korrelate der innerlichen Neuerwerbungen, der neuen Erfahrungen und neuen Gefühle. Das neue Land und die neue Gesellschaft werden nach und nach so zum Bestandteil des eigenen Lebens wie früher das Herkunftsland. Der Immigrant gehört zunehmend zur neuen Umwelt, wie diese ebenso zunehmend ihm gehört. Jede Ecke der Stadt, in der er lebt, wird ihm vertrauter, erhält Bedeutungen und Erinnerungen, verbindet sich mit erlebten Situationen, wird geliebt. Dies läßt ihn sich reicher und vollständiger fühlen: es gibt mehr Menschen und Sachen, die man lieben kann.

Oft geschieht es jedoch, daß der Immigrant gleichzeitig entdeckt, daß seine Integration Grenzen hat, daß er niemals „einer von denen“ (von den Einheimischen) sein wird: Er kann mit den Menschen, die ihn umgeben, vieles teilen und vieles auch nicht; dasselbe spielt sich in den anderen in bezug auf ihn ab.

Hier beginnen Rückkehrphantasien in seinem Kopf zu kreisen, auf der Suche nach den verlorenen Wurzeln. Wir sprechen hier nicht von dem obsessiven und zwanghaften Wunsch nach einer Rückkehr, der sich quälend als Folge der Fehlanpassung oder eines starken Widerwillens gegenüber der Tatsache, fern von seinem Heimatland zu sein, bemerkbar macht („Heimweh“).

Ein argentinischer Patient, der eine Therapie mit einem ebenfalls argentinischen Analytiker begann, bot diesem im Laufe des Vorstellungsgesprächs an, die Honorare erst dann zu bezahlen, wenn sich beide wieder in Buenos Aires befänden. Nicht nur verband er das Ausland mit dem „Arm-Sein“ und sein Geburtsland mit dem „Reich-Sein“, sondern er projizierte außerdem seine eigenen Rückkehrphantasien auf den Therapeuten.

Zu den ersten Sitzungen kam er entweder zu spät oder zu früh. Dies assoziierte er mit dem, was er „Loyalität“ nannte, und mit seinem entsprechenden Wunsch, all das zu erfüllen, was die anderen von ihm erwarteten: ohne Erfolg. Der Therapeut bot eine Interpretation an: Sein Problem mit der Zeit könnte ein Symbol seiner Bindungen zu den Menschen darstellen. Er sündigte durch Exzeß oder Mangel und es fiel ihm schwer, das richtige Maß im Umgang mit den anderen und mit dem Analytiker zu finden, sowohl hinsichtlich des Zeitpunkts wie auch hinsichtlich der Übertragung.

Der Patient räumte ein, daß es ihm erst seit seiner Ankunft in dem neuen Land so ginge; in der Tat seien ihm seine Verhaltensschwierigkeiten schon aufgefallen: es fiele ihm schwer, das richtige Verhalten zu finden, um von den Einheimischen akzeptiert zu werden; so hat er sich dazu entschlossen, sich „loyal“ zu verhalten. Man konnte sehen, daß das, was er „Loyalität“ nannte, seine unbewußte Unterwerfung beinhaltete, mit der er diejenigen beschwichtigen wollte, die er als „Verfolger“ fürchtete. Bei anderen Gelegenheiten legte er eine reaktive Haltung an den Tag, um seine Geringschätzung und Ablehnung der anderen zu verdecken.

Im späteren Verlauf der Analyse tauchten Schuldgefühle auf. Er fühlte sich verantwortlich für den Selbstmord seiner Schwester, die in seinem Heimatland zurückgeblieben war: er habe sie verlassen und ihre Briefe nicht rechtzeitig beantwortet. Auf einer anderen Ebene entsprachen diese Schuldgefühle dem Gefühl der „Illoyalität“ gegenüber seinem Land, weil er es verlassen hatte.

Diese ganze Problematik trat zu einer Zeit auf, als ihm eine wichtige Stellung in einer anderen Institution angeboten wurde. Obwohl die Vorteile bezüglich Arbeitsfeld und Vergütung ihn begeisterten, konnte er sich nicht für die Stellung entscheiden: er wollte gegenüber den Kollegen der Institution, in der er zur Zeit arbeitete, nicht „illoyal" sein.

Eines Tages hatte sein Sohn einen Motorradunfall und mußte infolgedessen eingegipst werden. Als der Sohn sich über den unerträglichen Gips beklagte, identifizierte sich der Patient mit seinem Sohn und entdeckte, daß er seine Migration als „Unfall" erlebt hatte. Dies bedrückte ihn sehr und er wollte einen Ausweg finden, um sich von seiner „Eingipsung" zu befreien.

Einige Zeit danach machte er eine Phase tiefster Depressionen durch. In dieser Zeit erwähnte er unter anderem seine Schuldgefühle gegenüber seiner Frau: Er wisse nicht, wie er sie zufriedenstellen sollte und wie er die ständigen Auseinandersetzungen, die starken Wünsche, nach Argentinien zurückzukehren, ausgleichen könne. Anhand dieses Materials konnten dann die Projektionen seiner eigenen Rückkehrphantasien auf seine Frau analysiert werden. Diese Projektionen waren aufgrund seiner allgemeinen Ambivalenz aber kompliziert. Er konnte sich beispielsweise nicht für eine Frist bis zur Rückkehr entscheiden. Er sagte, er fühle sich im „Herbst" seines Lebens und habe große Zweifel an seiner Fähigkeit, etwas Neues in seinem Heimatland zu beginnen.

Die Idee, in sein Heimatland zurückzugehen, den Kontakt mit den Familienangehörigen, Freunden und Kollegen anderer, vergangener Zeiten wieder aufzunehmen, erlebte er bezeichnenderweise nicht wie eine Rückkehr zum Vertrauten seiner Vergangenheit, sondern wie eine Hinwendung zum Unbekannten einer neuen Erfahrung – eine Situation, die mit dem manischen Vorschlag des ersten Interviews kontrastierte.

Vorübergehende Migrationen

Anders verläuft es mit vorübergehenden Migrationen, bei denen die Rückkehr von vornherein vorgesehen ist, wie zum Beispiel bei Gastprofessuren oder längeren Geschäftsaufenthalten. Sie haben zwar Gemeinsamkeiten mit anderen Migrationen, aber in vielerlei Hinsicht unterscheiden sie sich wesentlich voneinander.

Die neue Situation verursacht unvermeidlich Ängste: durch den Verlust des Bekannten und besonders durch die Furcht, die gesetzten Ziele nicht zu erreichen. Es gibt dennoch ein wesentliches Element, das diese Migrationen in etwas ganz anderes verwandelt, und zwar das Wissen, daß die Rückkehr nicht nur möglich, sondern auch sicher ist. Dies bewirkt, daß die ganze Erfahrung wie ein Abenteuer oder eine aufregende Reise ins Unbekannte erlebt werden kann.

Wir glauben, daß diese Art zu empfinden mit der inneren Überzeugung verbunden ist, daß die eigenen „Wurzeln" in Sicherheit und außer Gefahr sind. Auch wenn diese Menschen fern von ihrem Land, ihren geliebten und vertrauten Personen sind, fühlen sie sich nicht entwurzelt.

Sie wissen, woher sie kommen und wo ihre Objekte sind. Die eigenen Anteile, die in diese verlassenen Objekte projiziert sind und sie durchtränken, fühlen sich gut aufgehoben und nicht der Verzweiflung ausgeliefert. Dieses Wissen besänftigt die Verfolgungsängste und die Furcht vor dem Verlust des Identitätsgefühls. Auch wenn Anteile des Selbst dem Wechsel ausgesetzt sind, kann das Individuum diesen Wechsel genußvoll erleben und offen gegenüber allen neuen Entdeckungen, Erfahrungen und Erlebnissen sein.

Das Vorhandensein einer bekannten Frist, nach deren Ablauf die Wiederbegegnung mit den verlassenen Objekten und eigenen Anteilen erfolgen soll, beruhigt das Gemüt, weil eben die Dauer des Fernbleibens begrenzt ist. Diese Tatsache ist ausschlaggebend. Wir haben beobachten können, wie Menschen, die sich in dieser Situation befanden, mit dem Überschreiten der Hälfte der für ihre Auslandsaufenthalt festgesetzten Frist sich schon auf dem Rückweg fühlten, als wären sie schon auf dem

Weg „nach Hause“ – unabhängig davon, wie lange die Aufenthaltszeit absolut war.

Und dennoch: Eine Person, die vorübergehend in vielen Ländern gelebt hatte, erzählte von ihrem Gefühl, zahlreiche Sachen in den Ländern vergessen zu haben, in denen sie sich aufgehalten hatte. Immer wieder glaubte sie, bestimmte Materialien für ihre Arbeit zur Verfügung zu haben, um dann festzustellen, daß diese ihr in anderen Städten zur Verfügung standen und nicht in der Heimatstadt.

Jüngere Menschen emigrieren in der Regel mit viel mehr Leichtigkeit und Gelöstheit als ältere Personen, nicht nur weil sie kräftiger und flexibler gegenüber Veränderungen sind, sondern auch, weil sie – bewußt oder unbewußt – das Fortgehen nicht so erleben, als würden sie „ihre Brücken hinter sich abbrechen“; sie meinen jederzeit zu den Eltern zurückkehren zu können, die in ihrem Ort geblieben sind. Wir haben schon erwähnt, wie das Alter das Erleben einer Migration beeinflußt; das „Zurück-Können“ verändert das Erlebnis noch zusätzlich.

Die Rückkehrphantasien

Die Rückkehrphantasien, die in jeder Migration irgendwann auftauchen, können verschiedene Richtungen einschlagen: als auf die Zukunft vertagte Projekte werden sie zur Quelle geheimer Freude und zum Ausgleich für die andauernde Erfahrung der Entwurzelung. Sie können aber auch partiell verwirklicht werden durch sporadische Besuchsreisen; und schließlich können sie sich auch in einer endgültigen Rückkehr verwirklichen. Jede dieser Möglichkeiten beinhaltet viele mögliche Implikationen und kann zahlreiche, komplexe und unterschiedliche Gefühle hervorrufen.

Ein Patient, der von einem Urlaub zurückkehrte, in dem er seinem Bruder wiederbegegnet war, erzählte: „Dieses Mal fiel es mir sehr schwer, mich von meinem Bruder zu verabschieden. Mir sind viele Sachen bewußt geworden, die ich nicht wahrgenommen hatte, als sie geschahen. Es erleichtert mich, sie zu erkennen, aber es erschreckt mich auch...

Mir ist so, als ob ich jetzt das spüre, was ich damals, als ich emigrierte, nicht spürte: Wut, Schmerz und Panik. Ich habe mich immer mit Leichtigkeit verabschiedet; ich sagte ‚bis bald' und ging. Diesmal jedoch fühlte ich mich wie ein kleines Kind, das zum erstenmal zur Schule gehen soll und nicht will, das lieber zu Hause bei Mama bleiben möchte. Die Stadt, in der ich jetzt lebe, machte mich wütend und ängstlich. Ich dachte: Dort haben alle das, was ich nicht habe: eine Familie, eine gute oder schlechte, aber jedenfalls eine, die existiert...

Das Schlimmste war, daß ich mich fühlte, als gehöre ich nirgendwo hin. Ich dachte über den so oft geträumten Plan nach, meine Heimatstadt wiederzusehen, und erinnerte mich an Orte, an denen ich gelebt habe. Aber sie stürzten mich in Panik: Dort sind meine Toten, meine Abwesenden, das, was zu Ende ging. Für mich ist die Stadt, die einst war, schon nicht mehr."

Diese oder ähnliche Gefühle drückt der Dichter Mario Benedetti in schmerzvollen Versen aus: „Das sagen sie: daß am Ende des neunten Jahres alles dort sich verändert hat. Sie singen, daß jetzt die Avenida baumlos ist. Und wer bin ich, das anzuzweifeln? Bin ich etwa nicht ohne Bäume und ohne die Erinnerung an diese Bäume, die – wie man sagt – schon nicht mehr sind?"

Die Besuchsreisen

Die „Besuchs"-Reisen (kann man sie anders nennen?) in das Heimatland bedeuten eine Konfrontation, auch wenn sie nicht dazu dienen, die Rückkehrmöglichkeiten zu überprüfen. Zwar ist die Wiederbegegnung mit dem Verlassenen der ausdrückliche Wunsch, aber dennoch begleitet ihn die große Angst vor der verfehlten Begegnung. Auf einer anderen Ebene ist es, als ob man das Nicht-Erkennbare durchdringen wollte und könnte: zu erfahren, wie die Dinge gewesen wären, wären sie nicht so gewesen, wie sie waren – um die eigene Entscheidung für das Fortgehen zu bestätigen oder zu berichtigen.

Letzten Endes ist unserer Meinung nach bei den Besuchsreisen das Bedürfnis nach Vergewisserung das Wichtigste. Man will sich vergewissern, daß das, was man verlassen hat, weiterhin und tatsächlich noch dort ist, daß nicht alles verschwunden ist, daß sich nicht alles in ein Produkt der eigenen Phantasie verwandelt hat, daß die Zurückgelassen einem verziehen haben, daß man sie verlassen hat, daß sie einen nicht vergessen haben, daß sie einen noch lieben.

Den Besuchsreisen gehen oft und gerade deswegen Verfolgungsträume voraus, in denen der zurückkommende Emigrant wegen vergangener oder aktueller Vorfälle beschuldigt und – obwohl sie nicht näher bestimmt werden – auch bestraft oder zurückgewiesen wird.

Eine Frau erzählte sehr erregt von der herzlichen Aufnahme, die sie genossen hatte, als sie und ihr Mann nach vielen Jahren der Abwesenheit ihre Geburtsstadt besuchten. Mehr als die zahlreichen Einladungen und großen Empfänge zu ihren Ehren überraschte sie, daß alle ihr gutes Aussehen lobten, und zwar mit Hilfe weniger gebräuchlicher Adjektiven wie zum Beispiel „glänzend“ und „strahlend“.

Es ist durchaus möglich, daß die Wiederbegegnung mit den Freunden, die Bestätigung, daß alle noch „waren“, der herzliche und warme Empfang, das „Zuhause-Sein“, ihr das glückliche Aussehen verliehen, das von allen registriert wurde.

Wir denken aber auch, daß sie Gruppenphantasien in bezug auf die, „die fortgegangen waren“, ausdrücken. Der Gruppe könnte es so vorgekommen sein, als wäre die Zeit während der Abwesenheit der Emigranten eine andere Zeit gewesen, quasi eine „außerirdische Zeit“; als habe es sich um zehn oder zwanzig Jahre Abwesenheit gehandelt, während es für die Emigrierten nur drei oder vier Jahre waren (was der Realität entsprach).

Auf der anderen Seite schien die Gruppe damit ein gewisses Befremden auszudrücken angesichts der Tatsache, daß die unbewußte Feindseligkeit, die sie für das Verlassenwordensein gehegt hatten, die Fortgegangenen nicht irreparabel geschädigt hatte. Sie hatte sie weder getötet noch krank gemacht und nicht einmal altern lassen.

Einige Gruppenmitglieder mögen das Weggehen der Freunde nicht mit Feindseligkeit, sondern mit Erleichterung erlebt haben und den Emigranten unbewußt die Rolle des verstoßenen Sündenbocks zugewiesen haben. In den alten Mythen wurden die Sündenböcken mit der Projektion der kollektiven Schuld in die Wüste geschickt. Sie sollten mit dieser Last umherirren oder in tausend kleine Stücke zerbrechen. Die übrigen Gruppenmitglieder könnten so zu Hause (im Land) bleiben, von ihrer eigenen Schuld befreit. Dies könnte auch das unbewußte Befremden erklären: „Habt ihr eure implizite Rolle nicht erfüllt? Ihr seid so glücklich und glänzend!" Die Adjektive „glänzend" und „strahlend" können auch mit dem Mythos der Wiederauferstehung und der „strahlenden Aura" zusammenhängen. Die Überraschung könnte auch bedeuten: „Seid ihr nicht gestorben? Seid ihr wiederauferstanden?"

Die Besuchsreisen führen auch zu anderen Erfahrungen. Manche Menschen fühlen sich sehr gespalten. Sie sehen, daß sich einerseits alles verändert hat und nichts gleich geblieben ist, andererseits kommt es ihnen so vor, als wären sie niemals weggewesen. Bei einigen werden Wünsche erweckt, schon jetzt für immer dort zu bleiben. Andere wiederum vergewissern sich, daß sie einen neuen Ort haben, der ihnen gehört – zwar weit entfernt, aber jetzt ihr Anker in der Realität.

Im allgemeinen bleibt niemand unverändert, weder der, der fortging, noch der, der zurückblieb. Außer bei sehr starken und festen Bindungen, deren Wurzeln so tief reichen, daß sie überhaupt die Identität des Subjekts ausmachen, findet bei einem Besuchsaufenthalt immer eine Reorganisation der Werte statt: Man kann sich demjenigen gegenüber fremder vorkommen, mit dem man früher viel gemeinsam hatte, und sich dem näher fühlen, der einem damals nicht so nahe stand.

Ein Patient, der sein Heimatland besuchte, um einige persönliche Sachen zu holen, die er zur Zeit der Migration nicht mitgenommen hatte, erläuterte später: „Ich ging, um abzuholen, was zurückgeblieben war. Aber es fiel mir sehr schwer, auszusortieren, was dort bleiben und was mitkommen sollte. Die Werte der Dinge hatten sich verändert. Das, was ich damals als Luxus behielt, war jetzt überflüssig geworden." Dasselbe geschieht mit einigen persönlichen Affekten und Beziehungen: Einige haben ihre Aktualität verloren, während andere ihren unveränderlichen Wert als edle und echte Dinge behalten.

Derselbe Patient erinnerte sich an einen Traum aus dieser Zeit: „Als schon alles abgeschickt worden war, fand ich ein vergessenes Päckchen. Ich wußte nicht, was ich damit machen sollte. Ich konnte es weder mitnehmen noch dort lassen."

„Fortgehen" (partir) ist auch „sich teilen" (partirse)*. Diese Doppeldeutigkeit des Wortes ist bemerkenswert. Der Traum schien auf die Unmöglichkeit hinzuweisen, vollständig, als Ganzes fortzugehen.

Mit den Besuchsreisen sind also Erfahrungen verbunden, die wie ein Zurückgewinnen der Dinge erlebt werden, aber auch die Vergewisserung von Verlusten bedeuten. Manche Menschen können diese Besuchsreisen erleben, als wäre ihr Besitz geplündert und als seien sie aus ihrem Haus vertrieben worden, obwohl sie freiwillig fortgingen.

Das Haus, das des Emigranten Haus war, ist nicht mehr seines: Andere Menschen leben darin; sein Arbeitsplatz ist von einem anderen besetzt; die Dinge, die er liebte und die ihm gehörten, sind verstreut (wie die geteilten und verstreuten Anteile seines Selbst, die er weder sammeln noch mit sich nehmen konnte).

All das verursacht nicht nur Schmerz und Kummer, sondern auch ein Gefühl der Entfremdung: als könnte man die Welt sehen, nachdem man gestorben ist.

Wenn diese Trauer um die anderen und um sich selbst aufgearbeitet werden kann, halten wir die Erfahrung eines Besuchs für sehr wertvoll.

* Im Spanischen bedeutet das Verb „partir" sowohl „fortgehen" als auch „teilen" im Sinne von spalten, zerbrechen. Die reflexive Form ist „partirse" = „sich teilen" (Anm. d. Üb.)

19. Zurückkehren?

Die Entscheidung zurückzukehren ist keine leichte Entscheidung, weder für die, die freiwillig emigriert sind, noch für jene, die exiliert wurden. Auch diejenigen, die sich eine Rückkehr mit allen Teilen ihres Wesens glühend wünschen, die von der Nostalgie zerrissen werden, welche ihnen unaufhörlich die Bilder ihrer geliebten Menschen und ihrer Länder vorführt, diejenigen, die Tag und Nacht von der Wiederbegegnung mit dem Verlassenen träumen, auch diesen Menschen fällt es schwer, sich für eine Rückkehr zu entscheiden. Wenn ihnen ein Wechsel der Umstände die Möglichkeit einer Rückkehr und die Verwirklichung der – so lang gehegten – Illusion, sich unter den Seinen wieder einzurichten, in Aussicht stellt, gibt es viele, die zweifeln und wanken. Manche projizieren ihre eigene Ambivalenz auf die Familienangehörigen, wie im Fall eines bekannten Schauspielers, für den das Exil ein sehr harter Einschnitt gewesen war, der jedoch letztlich nach vielen Kämpfen aufgrund seines Talents und seiner Ausdauer viel Erfolg errungen hatte. Während seiner ersten Reise in das Herkunftsland, die nach der Veränderung der dortigen politischen Verhältnisse und aufgrund beruflicher Verpflichtungen stattfand, wurde er gefragt: „Was gedenkst du jetzt zu tun? Kommst du wieder endgültig zurück?" Und seine Antwort war: „Ich bin mir nicht sicher. Ich habe niemals geglaubt, daß mir das passieren könnte. Es ist fürchterlich! Meine Kinder sind dort groß geworden, sind schon fast Erwachsene und haben ihr Leben dort eingerichtet. Ich werde mit ihnen sprechen müssen. Ich kann nicht alles dort zurücklassen. Es hat mich zu viel gekostet. Wir werden sehen, wie sich die Dinge hier entwickeln. Im Augenblick werde ich so weiter machen wie jetzt, hin und her pendeln, solange ich das kann. Letzten Endes *fühle ich mich, als wäre ich weder von hier noch von dort.*"

Die spanische Journalistin Maruja Torres interviewte zwei argentinische Intellektuelle im Exil, die von Zweifeln über die Möglichkeit einer Rückkehr in ihr Land geplagt wurden. In ihrem Artikel, von dem wir hier einen Ausschnitt wiedergeben möchten, sprach sie vom *Einbruch des Nicht-Exils* und von der Wunde der Rückkehr: „... Anfangs dachten viele, es (das Exil) würde nicht lange dauern. Andere dagegen hatten den Horror noch voll in den Knochen stecken, hatten ihre Haut gerade eben noch retten können. Sie schlossen die Augen für das unmittelbare Gestern und begannen das Leben zu besänftigen, sich einen Waffenstillstand in einem fremden Land zu gönnen, das sie noch erobern müßten. Einige weigerten sich die Koffer auszupacken oder Möbel zu kaufen, mit denen sie ihre Zukunft einrichten könnten. Andere legten eine Bleidecke über das Gedächtnis und widmeten sich dem Entwurf ihres Überlebens. Sowohl die einen wie auch die anderen stehen nun dem Einbruch des Nicht-Exils gegenüber. Denn auch jene, die sich geschworen hatten, niemals das Land zu lieben, das nicht ihres war, schwanken nun vor dem Abschied von denen, die sie im Laufe dieser Jahre nach und nach lieben lernten. Denn auch diejenigen, die nun hier zurückbleiben, müssen sich von ihrer Umgebung verabschieden: von denen, die nun zurückgehen. Die Wunde der Rückkehr durchschneidet diese Männer und Frauen, die auf der Flucht vor den Grausamkeiten nach Spanien kamen, die in sich gleichzeitig das Leben und die Schuldgefühle, weiter zu leben, aufbewahrt haben und die – geschehe was wolle – nie wieder das sein werden, was sie im Heimatland waren."

Ohne Zweifel ist die Migration der Rückkehr manchmal genau so schwer zu verarbeiten wie die ursprüngliche Migration: Die Rückkehr ist verbunden mit hoher persönlicher und familiärer Verwundbarkeit.

Eine Patientin von uns hatte jahrelang fern von ihrem Herkunftsland gelebt, aus dem sie plötzlich hatte fliehen müssen. Es war ihr gelungen, viele Schwierigkeiten zu überwinden und sich eine angenehme, befriedigende Situation aufzubauen, als dann eine politische Veränderung in ihrem Land günstige Bedingungen für eine Rückkehr herstellte.

Die ersten Reaktionen waren euphorisch und sie erlebte zunächst einen Zugewinn an Raum und Freiheit: die Möglichkeit der Wahl. Plötzlich spürte sie, eine ausgedehnte Heimat zu haben, die sowohl das Herkunftsland wie auch das Land umfaßte, in dem sie wohnte. Ihr gefiel die Vorstellung, die Familie und Bekannte wiederzugewinnen. Nach und nach jedoch verschwand die Euphorie, der ein langer und schmerzhafter Prozeß voller Zweifel folgte.

Einige Tage, nachdem sie die Entscheidung zur Rückkehr getroffen hatte, übersah sie eine Stufe an der Treppe eines Wirtshauses und stürzte. Dies wurde interpretiert als die Aktualisierung der Angst, „nicht gut zu sehen", was vor ihr stand, der Angst, einen Fehler zu begehen, sich einen Schaden zuzufügen. Am folgenden Tag hatte sie einen Traum, in dem Diebe in ihre Wohnung eingedrungen waren. Sie stahlen kein Geld, sondern „eine zwar schon sehr abgenutzte, aber geliebte, alte, hübsche Käseplatte", die sie kurz nach ihrer Ankunft in dem Land gekauft hatte, das sie jetzt verlassen sollte. Sie mußte einsehen, wie sehr sie das Land liebte, das sie aufgenommen und in dem sie so vieles erworben hatte. Dieses Land zu verlassen, bedeutete nicht nur schmerzliche Trauer, sondern auch das Gefühl, von den eigenen Inhalten entleert zu werden, als wäre sie Opfer eines Raubes.

Als sie schon dabei war, ihre Sachen einzupacken, bekam sie eine starke Grippe, die sie eine Woche lang mit Fieber ans Bett fesselte. Als sie ihre Sitzungen wiederaufnahm, brachte sie ein pathetisches Material mit: „Diese Rückkehr kostet mich mehr als der Tod von N. (eine sehr nahestehende Person). Damals hatte ich ihn verloren. Jetzt verliere ich alles. Ich habe keine Arbeitskollegen mehr, keine Wohnung, keine Möbel... Der ganzen Familie geht es schlecht, die Kinder sind nicht auszuhalten. Ich finde niemanden, dem ich den Papagei geben könnte... Mit meinem Mann gibt es ständig Streit... Ich bin krank: mich hat die Grippe erwischt, als ich anfing die Pakete zu packen, die wir schicken wollen. Ich habe Fieber. Ich bin fix und fertig. Ich kann mich nicht bewegen... Ich habe meine Kräfte überschätzt. Ich bereue die Entscheidung... Das kleine Mädchen ist durcheinander: Sie versteht nichts, sie bewegt sich nicht... Es ist schlimmer als eine Entbindung."

Damit drückt die Patientin die Bedeutung ihrer Rückkehr aus: eine Trauer, die genauso schwer oder noch schwerer ist, wie die Trauer um den Tod eines geliebten Menschen; eine Trauer, in der sie das Gefühl hat, all ihren Besitz und die bedeutsamen Aspekte ihres Selbst zu verlieren; eine Trauer, die ihren emotionalen Halt aushöhlt und sich auf den Körper ausdehnt. Der Kummer wird somatisiert.

Sie fühlt sich durchdrungen von Desintegrations- und Lähmungsphantasien: „Ich bin entzweit, ich kann mich nicht bewegen". Es kommt zu einer Regression auf einen kindlichen Zustand mit gehemmter Denkfähigkeit: „das Mädchen ist durcheinander".

Auf einer anderen Ebene erlebt sie die Realisierung der Entscheidung so schmerzhaft wie eine schwere Entbindung. Sicherlich handelt es sich um eine „Entbindung", die für sie die Hoffnung auf eine neue Geburt impliziert.

Den Menschen, die sich zur Rückkehr entschließen, ist nicht immer deutlich, daß es sich um eine erneute Migration handelt. Wenn der Emigrant wieder in seinem Herkunftsland ankommt, hat er die Hoffnung, all das wiederzuerlangen, wonach er sich sehnte. Auch wenn er weiß, daß dies unmöglich ist, erhofft er sich dennoch, alle Menschen und Dinge im gleichen Zustand wiederzufinden, wie er sie verlassen hat, als wären sie in einen Dornröschenschlaf versunken und warteten nun auf die Erscheinung des Prinzen.

Aber die angetroffene Wirklichkeit pflegt ganz anders zu sein. Die Bestätigung der Tatsache, daß sich Menschen und Dinge, Gewohnheiten und Moden, Straßen und Häuser, Beziehungen und Bindungen verändert haben, läßt ihn sich wie ein Fremder vorkommen. Nicht einmal die Sprache wird für ihn so klingen wie einst. Die alltägliche Umgangsprache, die Ausdrucksweisen, das zwischen den Zeilen Gesagte wird sich geändert haben; das, was sich auf die Worte, auf die gemeinsamen Vorstellungen, auf die gemeinsame Vergangenheit als implizite Bedeutung legt und so als Wink zwischen Eingeweihten wirkt, das heißt alle Redewendungen, die eine typische Mundart ausmachen, werden sich geändert haben.

Bisweilen überwiegt beim Rückkehrenden die Furcht vor der Veränderung, die ihm bevorsteht. Das schale Gefühl und die Beklemmung vor der Begegnung oder Konfrontation sind niemals besser erfaßt worden als mit jenem Tango, der uns erzählt: „... Ich erahne das Blinken / der Lichter, die in der Ferne / meine Rückkehr vorzeichnen ... ich hab Angst vor der Begegnung / mit der Vergangenheit, die zurückkehrt / und mir mein Leben vorführt... / Wenn ich dich erneut wiedertreffe, weiß ich nicht / werde ich lachen / oder weinen?"

Unvermeidlich entstehen neue emotionale Konflikte zwischen den Zurückkehrenden und den damals im Herkunftsland Zurückgebliebenen. Letztere verwandeln sich jetzt in jene, die die Rückkehrenden empfangen und aufnehmen. Keiner von ihnen, weder die Emigrierten noch die Zurückgebliebenen, sind unverändert. Alle erlitten den Einschnitt der Trennung und latent wirft man sich gegenseitig vor, daß man einst verlassen worden ist. Alles muß neu aufgebaut werden wie ein Haus nach einem Sturm: Die umgefallenen Bäume müssen abgetragen, die abgedeckten Dächer neu bedeckt und die Trümmer müssen weggeräumt werden. Und bald muß man wieder säen, obwohl mit Sicherheit die Samen nicht mehr dieselben sein werden wie früher. Es wird wieder aufgebaut werden müssen, aber es wird sicherlich ein anderes Haus werden, das einer anderen Realität entspricht. Und zweifellos wird es neue Sehnsüchte und neue Trauer geben.

Es gibt Fälle, die zwar sehr paradox erscheinen, es im Grunde jedoch nicht sind. Wir hatten die Gelegenheit, einige zu beobachten. Es handelt sich um Emigranten, die in ihr Herkunftsland zurückgekehrt sind. Sie haben viele Jahre in einem anderen Land gelebt und dort erfolgreich einen bedeutenden Teil ihres Lebens gestaltet. Sie sind so sehr von der Kultur und den Gewohnheiten dieses Landes durchtränkt, daß sie nun im Herkunftsland quasi als Fremde angesehen werden. Die Sehnsucht nach dem Adoptionsland kann so heftig sein, daß sie sich eher mit diesem als mit dem Herkunftsland identifizieren. Sie halten dort Freundschaften und Verbindungen aufrecht. Wenn immer möglich, machen sie dort Urlaub. Sie pflegen die Sprache und die Kultur, manchmal schicken sie ihre Kinder in Schulen, die mit diesen Ländern sprachlich und kulturell zusammenhängen, um über eine nächstfolgende Generation die Verbundenheit zu erhalten – wie ein Erbe, das sie ihren Kindern weitergeben.

Manche Rückkehr gestaltet sich besonders schwierig. Beispiele dafür sind die spanischen Emigranten, die als „Gastarbeiter" in anderen europäischen Ländern gearbeitet haben. Sie navigieren in mühsamer Weise zwischen zwei Ländern und zwei Kulturen, ein Konflikt, der sich bei ihren Kindern verstärkt. Nicht umsonst wurden Institutionen eingerichtet, die sich speziell der Wiedereingliederung der zurückgekehrten Emigranten annehmen. Ihre Aufgabe ist es, diesen Menschen zu helfen, eine vergessene Sprache wiederzuerwerben und eine gelernte Sprache nicht zu vergessen. Mit anderen Worten: sie kümmern sich um das, was jede migratorische Erfahrung sein sollte: eine Bereicherung des kulturellen Inventars.

Als Beispiel für die komplexen Empfindungen und fremdartigen Erlebnisse einer Rückkehr geben wir hier einige Abschnitte eines Briefes wieder, den ein junger Mann geschrieben hat. Er war als Kind zusammen mit seinen Eltern und Geschwistern von Italien nach Argentinien emigriert und kehrte nun in sein Geburtsland zurück.

„Der erste Kontakt fand im Rahmen einer Besuchsreise statt. Dreiundzwanzig Jahre lang war ich in meinem Geburtsland nicht gewesen. Die Vorstellung, so viele bekannte Gesichter wiederzusehen, die sich mit der Zeit gewiß verändert hatten, berührte mich tief und beunruhigte mich auch. Würde ich etwas von meiner Vergangenheit noch erhalten vorfinden? Würde es mir gelingen, eine Brücke zwischen meiner Vergangenheit und meiner Gegenwart zu schlagen? (...) Als ich in Rom ankam, bin ich gleich in das Viertel gegangen, in dem ich gelebt hatte. Die Geographie des Ortes war noch fast intakt geblieben; aber die Namen der Bewohner an den Hauseingängen waren in der Mehrheit logischerweise andere: unbekannte. (...) Die Wiederbegegnung mit meinen Onkeln und Vettern war sehr schön. Was mich von allem am tiefsten berührte, war ein Besuch in einem kleinen Dorf, in dem ich als Kind die Sommerferien verbrachte, in einem alten und geräumigen Haus der Familie. Dort befindet sich auch das Grab meiner Mutter. Sie werden es nicht glauben, aber in einem Raum dieses Hauses, den wir *stanzone* nennen, fand ich meine Spielzeuge aus meiner Kindheit: genau so wie ich sie vor vielen Jahren zurückgelassen hatte!

(...) Die Empfindungen, die man in solchen Augenblicken hat, sind einzigartig. Sie sind selten, ungewöhnlich, neuartig. Es ist, als hätte ich mich gefragt: wo bin ich während dieser ganzen Zeit gewesen, in der ihr, meine Spielzeuge, hier geblieben seid?

Man hat das Gefühl, daß man nicht so recht glauben kann, was man gerade sieht. Überraschung oder Befremden? Es ist auch Schmerz, Kummer, Nostalgie. Die Wahrnehmung der Zeit gerät durcheinander. (...) Als ich mich später von dem Schock der Wiederbegegnung erholt hatte, konnte ich mich den Schönheiten Italiens widmen. Ich besuchte Städte, die ich nur aus Schulbüchern kannte. Und nun konnte ich sie sehen, berühren, alles war da, *lebendig*. Als ich durch die Straßen von Florenz, Pisa, Siena oder Venedig spazierte, habe ich immer wieder vor Freude allein gelacht. Sie können sich die Freude darüber nicht vorstellen, wie es war, den Turm von Pisa hinaufzulaufen oder den Campanile von Giotto. ‚Hier bist du', sagte ich zum Turm, und ‚hier bin ich, ich sehe dich!'. Italien war auf eine eigenartige Weise vertraut und unbekannt zugleich. Ich hatte den Wunsch, eines Tages zurückzukehren, obwohl ich mir nicht vorstellen konnte, daß es so bald sein würde (...)

(...) Als sich die Situation in Argentinien verschlechterte, entschied ich mich – nach vielem Zweifeln – für die Rückkehr nach Italien. Sogleich fiel ich in eine tiefe Depression, eine wie ich sie schon seit Jahren nicht mehr gekannt hatte. Das einzige, was zur Vervollständigung des klinischen Bildes fehlte, war die Schlaflosigkeit. Ich fühlte mich zutiefst traurig, angeschlagen, ich hatte keinen Appetit und verlor dabei viel Gewicht. Ich glaube, die Entscheidung hat sich während dieser Tage in mir konkretisiert. (...) Ich sehe, daß es auch andere Motive für diesen Entschluß gegeben hat; einige kann ich wahrnehmen; andere bleiben unerkannt.

Viele Ideen, Gedanken, Überlegungen, Gefühle, alles geriet in Konflikt – und der Konflikt blieb bestehen: meine Freunde, meine Geschwister, meine Kollegen, sie würden alle in Argentinien bleiben und ich würde mich von ihnen trennen müssen. Ich wußte nicht, bis zu welchem Ausmaß ich dieser Trennung begegnen, sie erleiden und verändern könnte.

Jetzt bin ich dabei, mich hier einzurichten. Oft frage ich mich, wie es möglich sein wird, die Verbindung zwischen dem, was ich in Argentinien erlebt, erworben, einverleibt und gewonnen habe und dem, was ich einst von Italien mitnahm und womit ich nun wieder werde leben müssen, aufrechtzuerhalten. Ich phantasiere viel über Reisen nach Buenos Aires. Ich denke daran, vielleicht einen wissenschaftlichen Kontakt zu pflegen, ein Thema mit einem argentinischen Kollegen zu bearbeiten – kurz: die im Lauf der Jahre aufgebauten Verbindungen lebendig und aktiv aufrechtzuerhalten. Wird es mir gelingen? Oder sind es Dinge, die man sich selbst sagt, um sich trennen zu können?"

Wir glauben, daß dieses Material die Problematik hinreichend wiedergibt.

Auch wenn man mit jeder Migration – hin oder zurück – unwiederbringlich wertvolle Dinge verliert, spürt man doch gleichzeitig, daß die Welt reicher und größer geworden ist, denn sie umfaßt Dinge und Affekte vom Alten und vom Neuen.

20. Die psychische Entwicklung des Menschen als migratorische Erfahrung

Metaphorisch könnten wir die Entwicklung eines Menschenlebens als eine Abfolge von „Migrationen" betrachten, durch die der Mensch sich fortschreitend von seinen Primärobjekten entfernt.

Mit anderen Worten: Das Individuum erlangt eine gewisse migratorische Erfahrung im Lauf seines Lebens, mit all ihren Schicksalsschlägen, ihrem Leid und Verlusten. Wir halten es daher für angemessen, in einem gesonderten Kapitel die Entfaltung dieser „Migrationen" im Hinblick auf die ersten Lebensstunden, den Inhalt der unbewußten Phantasien, die Art der Emotionen und vor allem im Hinblick auf die Art der errichteten Bindungen zu den ersten bedeutsamen Objekten zusammenfassend zu beschreiben. Wir glauben, dadurch den transzendentalen Einfluß klarer herausstellen zu können, den die Kindheits- und Jugendentwicklung jedes Emigranten auf die Arten der tatsächlichen realisierten Migrationen haben, deren Ausdruck wir in den vorherigen Kapiteln dargelegt haben.

Die Geburt entspricht der ersten „Migration" im Leben jedes Menschen. Die Notwendigkeit, den Mutterleib zu verlassen, und der unabdingbare, unwiderrufliche Verlust der Versorgung durch die Nabelschnur ist für das Kind eine traumatische und verfolgende Erfahrung, die es frustriert und zwingt, seine Nahrung mit eigener Kraft zu suchen.

Als Folge dieser ersten Trennung entwickelt das Kleinkind unterschiedliche Ängste. Von diesen Ängsten scheint die Angst, sich möglicherweise vollkommen aufzulösen oder zu zerfallen, die schrecklichste zu sein. Das Kind spürt, daß ihm etwas wie eine „eigene Haut" fehlt, die es zusammenhält. Nur die Brustwarze im Mund wie „ein Korken in der Flasche" oder ein Paar Arme, die es eng umschlungen halten, schaffen es, die Angst vor dem Zerfallen zu beruhigen. Bick (1968) hob besonders hervor, daß die Haut und die Primärobjekte des Säuglings Faktoren darstellen, die die als zergliedert empfundenen Persönlichkeitsanteile zusammenhalten. Die psychologische Funktion der Haut als Schutzmauer um die Anteile des Selbst hängt in erster Linie von der Introjektion eines vertrauenswürdigen äußeren Objekts ab. Solange die Schutzfunktionen nicht introjiziert worden sind, kann das Erlebnis eines „Raumes“ im Selbst nicht entstehen und es kommt zu Identitätsverwirrungen. Im kindlichen Zustand der Nicht-Integration besteht das dringende Bedürfnis nach einem „Behälter-Objekt“; dies führt zu einer verzweifelten Suche nach einem Objekt, das für fähig gehalten wird, die unterschiedlichen Anteile der Persönlichkeit zusammenzufügen.

Anzieu (1976) hebt die Wichtigkeit einer „Klang-Hülle“ hervor, die das Kind wie eine audiophonische Haut umgibt und deren Funktion dazu beiträgt, daß der psychische Apparat die Fähigkeit erlangt, zuerst zu bezeichnen und dann zu symbolisieren.

Auf dieselbe Weise betonte Bowlby (1960) die angeborene Neigung des Kindes, Kontakt mit einem anderen menschlichen Wesen aufzunehmen und sich zärtlich daran zu binden. Dieses Bedürfnis hat seiner Meinung nach unabhängig von der Notwendigkeit der Nahrungssuche Primärcharakter. Ethologen beschreiben bestimmte Überlebensstrukturen, die sich dank der spezifischen Antwort (Kontakt) anderer Individuen derselben Spezies entfalten.

Auf dieser Grundlage könnten wir eine Analogie zum Geschehen beim Immigranten herstellen: Nachdem er sich von seinem Land – dem Mutterschoß – getrennt hat, muß er in der neuen Umwelt Kontakt mit einem passenden Objekt aufnehmen, das ihm als Halt und „Behälter“ dient und an dem er zärtlich hängen wird. Wenn jedoch seitens der Umgebung keine oder nur geringe Empfangsbereitschaft besteht, werden die Selbsterhaltungsstrukturen des Menschen geschädigt.

Der körperliche Kontakt mit dem mütterlichen Objekt stützt das Identitätsgefühl insofern, als es dem Kind ermöglicht, sein Körperschema beziehungsweise sein Körperbild zu begreifen. Der Verlust des Erlebnisses, „im“ Mutterleib zu sein, wird durch einen guten körperlichen Kontakt beschwichtigt, der die Verarbeitung dieses Verlustes gestattet.

Die fortschreitende Gestaltung des Anderen als Erfahrungsobjekt ist notwendig, damit das Kind sich allmählich ebenfalls in ein Objekt verwandeln kann, das in Beziehung zu sich selbst steht.

Im Laufe der ersten Lebensphasen findet eine wichtige Differenzierung zwischen dem eigenen Körper und den äußeren Objekten statt. Als Folge seiner eigenen Erfahrungen, behandelt das Kind seinen Körper nicht mehr als etwas Fremdes, sondern beginnt ihn nach und nach zu individualisieren: anfangs ohne ihn in einen Zusammenhang zu integrieren; doch bald erlangt das Kind ein Bewußtsein vom ganzheitlichen Charakter seines Körpers, genauso wie der Andere sich vor seinem Bewußtsein ebenfalls in ein ganzheitliches Objekt verwandelt.

Das Gefühl der eigenen Identität wird gefördert durch den genußvollen körperlichen Kontakt mit der Mutter. In diesem Kontakt libidinisiert sich die Oberfläche des Körpers, die als Grenze zwischen dem Ich und der Welt erfahren wird. Für Margaret Mahler (1971) gibt es zwei entscheidende Phasen in der Formung der Identität: die Phase der Trennung-Individuation, die von Erfahrungen der Lokomotion verstärkt wird, und die Phase der „Lösung der bisexuellen Identifizierung“ in der phallischen Phase.

Wie wir daraus ersehen können, entwickelt sich diese evolutive Linie in Richtung einer immer weitergehenden Fähigkeit, sich von der Mutter – und später von beiden Eltern – zu entfernen und zu unterscheiden.

Von der ersten Loslösung (der Geburt) bis zum Gelingen der Individuation durchläuft das Kind andere Etappen der vorübergehenden oder endgültigen Trennung vom mütterlichen Körper und ihrer Brust.

Die Entwöhnung als erste endgültige Trennung nach der Geburt verursacht einen Trauerzustand, den das Kind zu verarbeiten trachtet, indem es eine andere Bindung herzustellen versucht: eine ebenfalls befriedigende Bindung, die sich auf andere Körperzonen und auf ein anderes Objekt bezieht, den Penis des Vaters, der in der Phantasie die mütterliche Brust ersetzt und durch dessen Einbeziehung das Dreieckverhältnis mit den Eltern eingeleitet wird.

In der „Objektmigration“ – von der Brust zum Penis – wird

die Qualität der Objektbeziehung, die zuvor für das erste Objekt galt, auf den Penis übertragen. In diesem Sinne ist nicht nur die Art und Weise von Bedeutung, wie sich das Kind von der Brust hat „verabschieden" können, sondern auch wie es dies jedesmal nach dem Stillen tun konnte.

Wenn die Mutter in der Lage ist, das Kind hinreichend zu stützen, kann dieses die verschiedenen evolutiven „Migrationen" auf einer festen Grundlage ohne spätere Störungen durchlaufen. Dasselbe gilt auch hinsichtlich der tatsächlichen Migrationen, die sich eventuell im Laufe seines Lebens ereignen können.

Wenn die Mutter-Kind-Beziehung jedoch negativ geprägt ist und der reale Vater nicht in der Lage ist, diese zu verändern, wird der Penis als etwas Strafendes und Kastrierendes erlebt werden und das Kind wird sich noch vor der Herausbildung seiner sexuellen Identität passiv unterwerfen.

Das Fehlen eines angemessenen mütterlichen Halts, der fähig wäre, die Projektionen und die orale Unzufriedenheit des Kleinkindes entgegenzunehmen und aufzufangen, könnte unter anderem zu einer künftigen Symptomatologie der „Entwurzelung" und zur illusorischen Suche nach einem anderen Mutter-Land oder einer anderen Vater-Umwelt mit idealisierten Inhalten führen.

Mit anderen Worten: wenn die Mutter in der frühen Kindheit als guter „Behälter" fungiert hat, wird das Individuum eine größere innere Freiheit haben, zwischen Bleiben oder Emigrieren (sollten sich entsprechende Umstände ergeben) wählen zu können. Auf jeden Fall werden gültige und realitätsgerechte Motive seinem Entschluß zugrundeliegen. Wenn dagegen die Mutter nicht imstande war, dem Kind ausreichend Verträumtheit zu ermöglichen und in ihrer „Behälter"-Funktion versagt hat, kann das Individuum genötigt sein, sich entweder an das mütterliche Objekt oder seinen Stellvertreter zu klammern und sich ihm zu unterwerfen, oder zwanghaft und wiederholt danach zu trachten, von einem Land ins andere zu ziehen auf der unaufhörlichen und unbefriedigenden Suche nach idealisierten mütterlichen Objekten. Es wird zwar immer wieder scheitern, aber dieses Scheitern wird von manischen Mechanismen verdeckt. Ferrer (1958) weist in seiner psychoanalytischen Studie über den Baron von Münchhausen ganz besonders auf die manischen Zustände hin, hinter denen sich die Trauer in Verbindung mit der Migration versteckt.

Wenn der Immigrant auch die Last seiner Geschichte auf den Migrationsort überträgt, so ist doch seine weitere Entwicklung nicht nur von ihm selbst abhängig, sondern auch und in großem Maße von der Qualität der aufnehmenden Umwelt.

Die Krise der Entwöhnung bedingt die unerbittliche Notwendigkeit, die exklusive Beziehung zur Mutter aufzugeben, und zwingt dem Kleinkind die endgültige Akzeptanz der Anwesenheit des Vaters als jemand anderem als die Mutter und es selbst auf.

Dieses „andere Wesen" offenbart das „Getrennt-Sein", ermöglicht aber auch die Begegnung mit den anderen. In diesem Sinne entsteht mit der Entdeckung der Genitalien auch die Überzeugung, über ein Instrument für die Wiederbegegnung zu verfügen. Obwohl das Kind einerseits fähiger wird, sich zu trennen und zu entfernen, fühlt es sich andererseits auch in Besitz der Mittel zur Rückkehr, zur Wiedervereinigung. Es ist auch leichter, auszuwandern, wenn man weiß, daß man zurückkehren kann.

Wenn das Kind sich auf seine Füße stellt und laufen lernt, kann es sich von seinen Objekten entfernen und fürchten, sie aus Gier, Neid oder Eifersucht zu verletzen. Es kann sich ihnen aber wieder nähern und feststellen, daß sie weiter existieren, obwohl es sie in seinen Phantasien – insbesondere während des Zahnens – angegriffen hat. Wenn es in der Lage ist, die Schließmuskeln zu beherrschen, kann es den Verlust seiner Fäkalien und seines Urins – Produkte und Darstellung seiner eigenen Anteile – angstfreier ertragen, denn es entdeckt außerdem, daß es sie wiedererschaffen kann. Gleichzeitig macht es Fortschritte in der Sprachentwicklung. Dadurch wird seine Erfahrung gestützt, mit Worten die geliebten Objekte symbolisch wiedererschaffen zu können, wie beispielsweise die mütterliche Brust, wenn es sie in der Phantasie gerade angegriffen und verloren hatte.

Wenn die Migration unbewußt von der Angst vor den Folgen starker aggressiver Impulse gegenüber den nahestehenden Menschen motiviert ist und Zweifel an den eigenen Wiedergutmachungsfähigkeiten bestehen, ist ihr Scheitern eher wahrscheinlich, gleichgültig wie dies rechtfertigend rationalisiert wird.

Mit dem wachsenden Vertrauen in seine Ich-Fähigkeiten fühlt sich das Kind unabhängiger und zunehmend Herr seiner selbst. Dies ist einer der wichtigsten Träger des Identitätsgefühls und sichert fortdauernd die Beständigkeit und die Stabilität des Selbst.

Analog dazu muß der Immigrant seinen Ich-Fähigkeiten und insbesondere seiner Fähigkeit vertrauen können, das Verlorene wiedererschaffen zu können (Familie, Freunde, Heim, Arbeitsfeld, Bedeutung einer Kultur, einer Landschaft, einer Sprache), um die Erhaltung seiner Integrität in Zukunft sichern zu können.

Der Weg zur Unabhängigkeit ist ein weiter Weg, voller Hindernisse, aber dennoch ist dies die Richtung der Entwicklung.

Das Kind wird jeden seiner Schritte ausführen können, wenn es in der Lage ist, um jede verlassene oder verlorene Objektbeziehung zu trauern und neue Beziehungsformen mit denselben und mit neuen Objekten einzugehen.

In diesem Sinne stellt das Spielen ein unschätzbares Mittel dar, das das Kind nicht nur gebraucht, um genußvolle Situationen zu wiederholen, sondern auch um die schmerzhaften und traumatischen zu verarbeiten. Nicht umsonst haben die ersten Spiele die Grundbedeutung von Vereinigung und Trennung, Annäherung und Entfernung, Verlust und Wiedergewinnen.

Das erste Spiel, das Sich-Verstecken, das Erscheinen und Verschwinden-Lassen von Dingen, entsteht zwischen dem vierten und dem sechsten Monat, wenn das Kind mit dem Tüchlein das Gesicht verdeckt und wieder aufdeckt. Es ist der Augenblick, in dem es zum „depressiven Punkt" kommt, denn es versucht die Notwendigkeit zu verarbeiten, sich von der Brust und der ausschließlichen Beziehung zur Mutter zu lösen und zu einer Beziehung überzugehen, die den Vater mit einschließt. Da es jetzt die Mutter als eine ganzheitliche Person erkennt und die eigene Ambivalenz ihr gegenüber spürt, befürchtet es nun angesichts der eigenen Phantasien, daß ihre Abwesenheit endgültig sein könnte. So wie es mit den Dingen spielt, spielt es auch mit seinem Körper: Es schließt und öffnet die Augen, es läßt die Welt verschwinden und wiedererscheinen.

Das erste universelle Spiel ist die Rassel. Dieses Spiel läßt den Klang entstehen und verschwinden. Die Rassel ist das Erbe der urtümlichen Musikinstrumente aus hohlem Kürbis, in dem Kerne klappern.

Bis zum Ende des ersten Jahres überwiegen jene Spiele, bei denen Dinge in andere hineingesetzt und aus anderen herausgeholt werden, bei denen Öffnungen erforscht werden, oder bei denen Behälter mit Dingen gefüllt werden.

Im zweiten Jahr, wenn das Kind zu laufen beginnt, entdeckt es die Existenz von Substanzen, die seinen Körper verlassen und herunterfallen, verlorengehen. Diese Substanzen haben für das Kind große Bedeutung und werden in der Regel durch Wasser, Erde und Sand dargestellt, mit denen es in dieser Zeit gern spielt. Diese Substanzen beweisen dem Kind, daß es mit ihnen Dinge wiederherstellen und modellieren kann, genauso wie die Produkte seines eigenen Körpers. Das Kleinkind interessiert sich außerdem für alle Spiele, die irgendwie mit dem Zurückhalten oder mit der Herstellung von Dingen zusammenhängen und die in irgendeiner Weise mit Fruchtbarkeit zu tun haben: Puppen und Tiere, die über die Zeit hinweg sein Interesse auf sich ziehen werden.

Nach dem dritten Lebensjahr werden die Spiele reicher und mannigfaltiger. Auf der bisher verfolgten Entwicklungslinie lernt das Kleinkind zeichnen, was auch eine Form des Wiedererschaffens und Festhaltens der flüchtigen Figuren ist, genauso wie vorher das Sprechen. Es interessiert sich für Sauberkeit und Ordnung; und im Kampf gegen die Verlustangst hört es gern Märchen.

Die ödipalen Wünsche kanalisieren sich in Spielen, in denen das Kind die Rollen der Mutter, des Vaters, des Doktors, des Brautpaares übernimmt. Der ödipale Konflikt zwingt zu einer erneuten Entfernung von den primären Liebesobjekten. Dies ist eine Entsprechung zur exogamen Migration, die in primitiven Stämmen von totemistischen Gesetzen auferlegt wurde, damit die Tabus des Inzests und des Verwandtenmordes nicht übertreten wurden. Das Kind muß zwingend das Interesse am Elternpaar aufgeben und die Suche nach neuen Feldern, nach neuen Bereichen – wie zum Beispiel die Schule, neue Bekanntschaften, neue Objekte und Sozialisationsformen – aufnehmen.

Die neuen Verluste, die die Veränderungen in der sogenannten „Latenzzeit" bedingen, und der Übergang zu neuen Bindungsformen lassen alte Trauer neu auftauchen, wie zum Beispiel über den Verlust der oralen Beziehung zur Mutter. Dieser Verlust wird nun im Verlust der ersten Zähne wiederbelebt. Das Kind wartet auf die neuen Zähne, die die bisherigen auf eine festere und endgültigere Weise ersetzen.

In dieser Zeit weisen die Spiele unterschiedliche Merkmale auf. Es sind Spiele mit Regeln, die Verbote darstellen. Sie entsprechen anderen, dem Kind auferlegten Regeln und Verboten, die die Unterdrückung ödipaler Phantasien und der Masturbation verstärken. Gleichzeitig verlagert sich langsam die Neugier, die zuvor auf den Körper der Mutter und den eigenen Körper konzentriert war, auf weiterreichende Wissensbereiche: die Schule, wo sich auch der Wunsch ausdrückt, mit anderen in Wettstreit zu treten, zum Beispiel bei Sport- und Geschicklichkeitsspielen.

Die Jugend ist vielleicht der Lebensabschnitt, in dem sich am offenkundigsten die Notwendigkeit zeigt, sich von den Eltern der Kindheit zu entfernen und anstatt der realen Möglichkeit, die ödipale Phantasie zu verwirklichen, die exogame Suche einzuleiten. Dies impliziert allerdings den endgültigen Verzicht auf die Phantasie, die Mutter (oder den Vater) als Sexualobjekt zu gewinnen.

Die Bestätigung der sexuellen Identität – die erste Ejakulation oder die erste Menstruation – setzt den endgültigen Verzicht auf die bisexuelle Phantasie voraus und daher auf das Geschlecht, das nicht das eigene ist. Die fortschreitende Entfernung von der primären Bezugsgruppe, der Verlust des kindlichen Körpers, der Verlust der Eltern in ihrer Kindheitsbedeutung: all diese Verzichte bedingen eine Trauer, die verarbeitet werden muß. Die Phase der Trennung-Individuation und das Identitätsgefühl werden weiter verfestigt durch eine „Migration" hin zu einer weiter entfernten Welt, zur Welt der Exogamie, in der neue idealisierte Figuren gesucht werden, die das Elternpaar und die Zugehörigkeitsgruppe ersetzen.

Diese „Migrationen" sind keinesfalls leicht zu bewältigen. Sie machen aus der Jugend eine sehr konfliktbehaftete Zeit. In dieser Zeit können zahlreiche und vielfältige Krankheitsbilder auftreten, die manchmal – wenn der psychotische Anteil der Persönlichkeit auftaucht – destrukturierende Merkmale aufweisen.

Man könnte glauben, daß sich das Individuum mit der Erlangung seiner Reife stabilisiert hat und endgültig das erreichte Identitätsgefühl behält, so daß keine neuen „Migrationen" mehr notwendig sind. In Wirklichkeit jedoch erschüttert jede neue einschneidende Situation das Individuum und führt zu neuen Krisen: Eheschließung, die Geburt der Kinder, mehr Verantwortung bei der Arbeit und die Übernahme neuer Rollen und neuer Ideologien. Dies sind einige der möglichen Situationen, die von einem Menschen verlangen, daß er sich erneut von ursprünglichen Objekten entfernt.

Wenn das Individuum spürt, daß es in der Mitte seines Lebens angekommen ist, begreift es auch, daß es aufgehört hat, zu wachsen und zu altern beginnt. Es spürt, daß es möglicherweise bei den erreichten Erfolgen bleiben wird und beginnt, sich der Unvermeidlichkeit des eigenen Todes bewußt zu werden. Die Lebensphase, in der sich „die Krise in der Mitte des Lebens" (Jacques, 1966) entfesselt, zeigt spezifische, wenn auch verschiedenartige Ängste und Phantasien. Sie können sich auf den eigenen Körper, seine Funktionsfähigkeit und seine Gesundheit beziehen (hypochondrische Ängste); sie können um wirtschaftliche Bereiche kreisen (Angst vor dem wirtschaftlichen Ruin; Angst davor, den eigenen sozialen Status, das erreichte Prestige oder die eigenen Einkünfte nicht in ihrer Höhe halten oder nicht steigern zu können). Das Individuum ist mit der Trauer um viele Verluste konfrontiert: um die Jugendjahre, die unwiederbringlich vergangen sind; um verfehlte Gelegenheiten; um das, was man besessen aber verloren hat; um das, was man angestrebt, jedoch nicht erreicht hat; um die vergeudete Zeit.

Das Alter bringt eine neue Entwicklungskrise, auch wenn es paradox scheint, sie so zu bezeichnen. Sie ist gekennzeichnet von einer seelischen Unruhe, die durch verstärkte Beschränkungen bedingt ist: Beschränkungen, die sich aus Krankheiten, aus dem totalen oder teilweisen Verlust der Arbeitsfähigkeit und -möglichkeit, aus der Zuspitzung der Angst vor dem eigenen Tod ergeben.

Obwohl die Kindheit ein aufsteigender Prozeß ist – ein evolutiver Prozeß im eigentlichen Sinne –, und das Alter ein absteigender Prozeß, das heißt ein involutiver Prozeß ist, gibt es eine stetige, evolutive Linie, die man in allen Übergangsphasen von einem Zustand zu einem anderen verfolgen kann. Diese Linie richtet sich auf das Gelingen und Aufrechterhalten des Zustands der Trennung-Individuation wie auch auf das daraus resultierende Identitätsgefühl.

Während der Kindheit und der Jugend gestattet dieser Prozeß die fortschreitende Trennung von der Mutter, um sich als „eigenständiges und von anderen verschiedenes Wesen zu spüren", als Wesen, das sich gerade deswegen auch an andere binden kann.

Ziel des Erwachsenen und des alten Menschen ist, das erreichte Identitätsgefühl aufrechtzuerhalten, um sich „weiter als eigenständiges und von anderen verschiedenes Wesen spüren zu können", als Wesen, das gerade deswegen nun die fortschreitende Loslösung seiner Kinder seinerseits gestatten kann, ohne deren notwendige evolutive „Migration" zu behindern.

21. Die Adoption und die Freigabe: Besondere Migrationen

„Sein Vater war nicht sein Vater,
und seine Mutter war seine Mutter nicht ...“
Thomas Mann, Das Gesetz

Die Tatsache, Eltern gehabt zu haben, die man nicht mehr hat, und mit Eltern zu leben, die dies nicht immer für einen waren, stellt das Adoptivkind in eine Situation, die viele Berührungspunkte mit der Situation des Immigranten besitzt. Dieser hat ein Geburtsland, in dem er sich nicht befindet, und verbringt sein Leben in einem anderen Land – welches auch immer die Gründe dafür sein mögen. Die Verarbeitung und die Ergebnisse dieser Veränderung werden jedoch sicher sehr verschieden ausfallen.

Die Ausdrücke „adoptierendes Land“ oder „Adoptionsland“ sind häufig in Zusammenhang mit jenen Menschen verwendet worden, deren Leben und Aktivitäten sich vorübergehend oder endgültig außerhalb ihres Herkunftslandes abspielen.

In Epochen, in denen die großen Migrationsmassen noch in Schiffen transportiert wurden, pflegten die Menschen die Bekanntschaften, die während der Überfahrt entstanden, mit der Bezeichnung „Bootsbrüder“ zu benennen. Diese Bekanntschaften wurden auch nach der Ankunft weiter aufrechterhalten. Sie stellten den Versuch dar, eine „Geschwister-Familie“ im neuen Land wiederherzustellen. Durch den Kontakt mit Landsleuten entstand das Gefühl, mit dem Bekannten und Verlorenen noch verbunden zu sein und gleichzeitig eine Brücke zum Unbekannten zu schlagen. Dies hängt mit der unbewußten Phantasie einer erneuten Geburt zusammen, die die Unterstützung (*holding*) durch die neue Umgebung erforderlich macht: neue „Eltern“, die das Subjekt aufnehmen und annehmen.

In jedem Fall hat das Adoptivkind besondere Probleme; es

hat neben seinen eigenen Problemen die Schwierigkeit, „migriert“ zu sein: von einem Elternpaar zum anderen oder von einer Familie in die andere. Abgesehen von wenigen Ausnahmen, hat das Kind weder die Eltern freiwillig gewechselt noch an der Entscheidung darüber teilgenommen. Hinzu kommen sowohl altersspezifische Konflikte als auch solche, die sich aus der Art ergeben, wie die Adoption verwirklicht wurde. Häufig gruppieren sich Täuschungsmanöver um die Adoption, die sich in ein „Familiengeheimnis“ verwandelt. Konflikte entstehen auch im Augenblick der Aufklärung oder der Entdeckung der Wahrheit, durch die Neugier und die Sehnsucht nach dem Wissen über die leiblichen Eltern und durch die schwierige Trauerarbeit über den Verlust der Eltern und das unvermeidliche Erlebnis, nicht gewollt, verlassen, freigegeben worden zu sein. Nicht immer gelingt es uns zu erfahren, unter welchen Bedingungen sich das Leben dieser Kinder bis zur Adoption abgespielt hat, obwohl wir uns diese Bedingungen auf die eine oder andere Weise als schmerzlich vorstellen können. Diese Kinder werden als eine unerwünschte Last erlebt oder mit der Verzweiflung jener konfrontiert, die sie für immer verlieren werden. Dem folgt oft die Gleichgültigkeit und die Kälte einer unpersönlichen Institution.

Diese Gefühle und Phantasien tauchten in allen Fällen auf, die wir in der Analyse, der Supervision und in den diagnostischen Interviews (in den „Spielstunden“, wie wir sie nennen) beobachten konnten. Es handelte sich dabei sowohl um Kinder, die adoptiert worden waren, wie auch um Emigranten oder um Menschen, die gerade dabei waren, die Migration zu vollziehen.

Das Problem der Migration ist in der psychoanalytischen Literatur nur sehr selten behandelt worden. Über die Adoption jedoch ist mit den verschiedensten Schwerpunkten viel geschrieben worden. Wir möchten aber aus einer anderen Perspektive an sie herangehen.

Unser Interesse an diesem stets fesselnden Thema wurde wiedererweckt, als wir Gelegenheit hatten, die Supervision bei der Behandlung einiger Fälle führen zu können, bei denen beide Problembereiche (Adoption und Migration) gleichzeitig existierten. Dadurch vermischten sich die Konflikte und verstärkten das, was beiden Situationen gemeinsam war.

Die Kombination beider Ereignisse – Adoption und Migration – kann verschieden gestaltet sein. In den Fällen, die wir hier darstellen, handelt es sich um Eltern, die aus ihrem Herkunftsland ausgewandert sind und dann im neuen Land ein Kind adoptiert haben, um sich unbewußt durch das Kind zu „verwurzeln". Unter diesen Umständen färbt sich die Adoptionsproblematik des Kindes in spezifischen Nuancen. So werden beispielsweise den verlorenen Objekten (Eltern, Land) und den neuen (adoptiert) Objekten unvermeidlich idealisierte oder strafende Qualitäten zugeschrieben, die inhaltlich bestimmte geographische, nationale oder kulturelle Merkmale enthalten. Der konkrete Augenblick entscheidet über das jeweilige Auftreten.

Marisol

Der Fall von Marisol ist ein anschauliches Beispiel. Ihre Adoptiveltern stammen aus der höheren Bildungsschicht Venezuelas und haben sich aus beruflichen Gründen vor Jahren in Spanien niedergelassen. Kurz nachdem sie in Spanien angekommen waren, haben sie das Mädchen adoptiert, als es zwei Monate alt war.

Sie haben Marisol von einer Institution erhalten, bei der die Identität der ursprünglichen Eltern nicht protokolliert wird. Marisol war dort ausgesetzt worden. Als sie sieben Jahre alt war, klärten die Adoptiveltern sie über ihre Situation auf, aus Angst, daß sie es über andere Kanäle erfahren könnte. Ihre unmittelbare Reaktion scheint eine intensive Depression gewesen zu sein. Sie zog sich in ihr Bett zurück und verharrte vierundzwanzig Stunden lang in einem regressiven Zustand, in dem sie sich wie ein kleines Baby verhielt, als dramatisiere sie die unbewußte Phantasie einer erneuten Geburt. Als sie in ihren normalen Zustand zurückkehrte, erzählt die Mutter, schien sich etwas in ihr verändert zu haben. Sie begann „unhöflich" zu den Menschen zu sein und hielt provokativ und feindselig allen entgegen – insbesondere der Mutter, der „Überbringerin der schlechten Nachricht“ –, daß sie eine Adoptivtochter sei.

Wir vermuten, daß ihre Reaktion nicht auf die Erfahrung der eigenen Situation oder auf die Bestätigung von etwas zurückgeht, auf das sie intuitiv hätte schließen können, sondern daß darin Schmerz und Protest zum Ausdruck kommen sollten – weil sie einst verlassen und getäuscht worden war. Und weil sie jetzt anläßlich ihrer Aufklärung erneut getäuscht wurde, denn die Adoption wurde als „wunderbar“ beschrieben, wodurch alle schmerzhaften Aspekte der vorausgegangenen Freigabe abgespalten und verleugnet wurden. Andererseits fiel der Groll gegenüber den leiblichen Eltern auf die Adoptiveltern zurück, denn diese waren ja anwesend und konnten ihn entgegennehmen. So verwandelten sich die idealisierten abwesenden Eltern in die anwesenden bösen.

Als sie zwölf Jahre alt war, brachten die Eltern sie in psychoanalytische Behandlung. Sie zeigte Verhaltensstörungen und eine sehr schwierige Beziehung zur Mutter; außerdem hatte sie wiederholt Konflikte mit den Freundinnen: sie knüpfte Freundschaften dadurch an, daß sie die Freundinnen zunächst verführte und später dazu provozierte, sie zu demütigen und auszuschließen; schließlich verließ sie die Freundinnen (oder ließ sich von ihnen verlassen) und wiederholte den Zyklus mit einem „neuen“ Kreis von Freundinnen, die anfangs immer „wunderbar“ waren.

Die Eltern waren sich bewußt, daß die Tochter therapeutische Hilfe brauchte. Aber schon bei der Beantragung der Therapie waren ihre bewußten und unbewußten Phantasien hinsichtlich der eventuellen Behandlung erkennbar.

Kinderanalytiker werden in ihrer Beziehung zu den Eltern der Kinder immer mit der unbewußten – aber doch universellen – Phantasie konfrontiert, sie hätten der Mutter die Kinder weggenommen beziehungsweise mit der Angst der Eltern, der Psychoanalytiker oder die Psychoanalytikerin (als Darstellung der Mutter) könnte ihnen nun die Kinder rauben. Dieser Sachverhalt äußert sich als Angst, „die Liebe der Kinder zu verlieren“, „ihr Vertrauen zu verlieren“.

Aufgrund der spezifischen Merkmale im Fall Marisols verstärkten sich diese Raubphantasien in zweierlei Hinsicht. Sie hatten das Kind nicht nur von einer „anderen Mutter" erhalten, sondern auch von einem „anderen Land".

Die Vergeltungsangst drückte sich in der Bitte der Eltern aus, daß nur eine lateinamerikanische Analytikerin das Kind behandeln sollte, denn – wie sie sagten – „nur dieser könnten sie vertrauen". Und die Mutter fügte noch hinzu: „Wir wollen in einigen Jahren in unser Land zurückgehen, und eine spanische Analytikerin könnte ihr wie die wahre Mutter vorkommen." Dennoch waren sie am Ende damit einverstanden, daß eine spanische Analytikerin die Behandlung übernahm.

Unter diesen Bedingungen begann Marisols Analyse. Gleich am Anfang legte sie eine doppelte Haltung an den Tag: einerseits eine „nichts-ist-von-Bedeutung-Haltung", und andererseits eine „alles-ist-fürchterlich-wichtig-Haltung", die sich nur an Kleinigkeiten zeigten. Sie war ein intelligentes und lebhaftes Mädchen und sah zart und hübsch aus. Gleich in der ersten Sitzung verkündete sie, daß ihr „nichts einfällt, sie streite sich zwar mit den Freundinnen, aber sie könne dies selber lösen: sie habe schon andere". So manisch und allmächtig wie sie sich in bezug auf die Freundinnen gab, leugnete sie jegliche Wichtigkeit der Tatsache, ein Adoptivkind zu sein.

Sie schien damit sagen zu wollen, daß ihr die Verluste, die Menschen, oder gar die Mütter nichts bedeuteten: es gibt immer „andere". Ihre Absicht war es, jeglichem Verlust- oder Trauergefühl aus dem Weg zu gehen.

Im Gegensatz dazu führten geringe Frustrationen zu gewalttätigen und „fürchterlichen" Reaktionen.

Kurze Zeit nach Beginn der Analyse bekam sie zum erstenmal ihre Menstruation. In den Träumen, die sie damals in die Analyse brachte, „fuhren Männer stürmisch Auto und verursachten Unfälle, aus denen sie schwer beschädigt herauskam"; nach außen hin unterhielt sie allerdings ein idyllisches Verhältnis zum Vater, während die Beziehung zur Mutter äußerst gespannt war.

Wir wollen uns nicht bei den ödipalen Phantasien und Kastrationsängsten aufhalten, die in den Träumen enthalten sind. Aus ihren Assoziationen wurde ersichtlich, daß ihre spezifische familiäre Konstellation eine Personifizierung der guten und der bösen Eltern in den Figuren erlaubte, die ihre erste Menstruation begleiteten. Diese brachte Phantasien mit sich, die mit den Risiken zusammenhingen, eine Frau zu sein: nicht nur keinen Penis zu haben, verwundet zu sein, sondern auch Opfer eines Unfalls zu werden durch einen verantwortungslosen Mann, der eine potente Maschine (den Penis) wie ein Irrsinniger fuhr, ohne an die Konsequenzen zu denken – wie es möglicherweise ihrer unbekannten Mutter durch ihren ebenfalls unbekannten Vater zugestoßen sein könnte.

Diese Ideen wurden ihr einige Zeit später bewußt, als sie zu erkennen begann, daß die Tatsache, ein Adoptivkind zu sein, eine spezifische Problematik in ihr Leben brachte. Diese zentrierte sich zunächst um die Existenz zweier Mütter; erst später „entdeckte" sie, daß sie eigentlich auch einen „anderen" Vater gehabt haben mußte.

In den ersten Zeiten ihrer Analyse reagierte sie stets mit einer *doppelten* Antwort auf die Interpretationen der Analytikerin – was auch immer die Interpretationen sein mochten. Die erste Reaktion war stets ein „Nein", erst danach förderte sie Material zutage, das unbewußt das Interpretierte bestätigte oder erweiterte. Allmählich wiederholte sich dieses „Nein" immer seltener. Es konnte langsam durch „vielleicht", „sehr selten" oder Ähnliches gemildert werden.

Ihre Angst, „alles" zu verlieren, kam allmählich aus ihr hervor; sporadisch fiel ihr ein, daß, wenn ihre „Eltern es wollten, sie ihr alles wegnehmen könnten".

Wenn sie sich mit den Freundinnen stritt, war es die verletzendste Beschimpfung, wenn man sie „Zigeunerin" nannte; denn dies assoziierte sie mit „schmutzig", „arm", „nicht seßhaft" und möglicherweise „gestohlen" – was mit dem verbreiteten Vorurteil zusammenhängt, Zigeuner würden Kinder entführen.

Bei Adoptivkindern kann aufgrund der Tatsache, daß sie ihre wirkliche Herkunft nicht kennen, eine erfundene Familiengeschichte einen höheren Überzeugungsgrad erreichen. In diesem Fall weckte die Bezeichnung „Zigeunerin" den Verdacht, dies könne tatsächlich ihre ursprüngliche Herkunft sein – was mit der Wahrnehmung ihrer Randstellung übereinstimmte: mit der anfänglichen Verlassenheit und Schutzlosigkeit. Andererseits jedoch verstärkte sich auch die umgekehrte Phantasie einer erfundenen Familiengeschichte, sie sei in Wirklichkeit von einflußreichen und hochstehenden Eltern „gestohlen" worden.

Auf gewisse Weise teilten auch ihre Adoptiveltern diese Phantasie. Im ersten Vorstellungsgespräch hatten sie geäußert, daß, obwohl auch ihnen die Eltern des Mädchens unbekannt waren, irgend jemand ihnen eingeflüstert habe, daß sie die Tochter einer „wichtigen und guten Familie" gewesen sein könnte.

Das schwierigste für Marisol war, sich einen „eigenen Ort" in der Gruppe zu erhalten und sich ihr zugehörig zu fühlen. Immer glaubte sie, wählen zu müssen, beispielsweise zwischen zwei Freundinnen, und meinte, die Wahl der einen sei Verrat an der anderen.

Zu ihrer Analytikerin hatte sie ein Verhältnis, das wir als korrekt und umgänglich bezeichnen könnten. Sie wehrte sich intensiv gegen die Erkenntnis ihrer eigenen Gefühle in der Übertragung und besonders gegen ihre Abhängigkeit und Bedürftigkeit. Als eines Tages die Analytikerin eine Sitzung ausfallen lassen mußte, kreiste ihr Material in der darauffolgenden Sitzung um Streit mit der Mutter und einer Freundin, denen sie vorwarf, ihr Dinge vorenthalten zu haben. Sie war wütend auf die Freundin, die einen kleinen Ball in die Schule gebracht hatte, mit dem sie spielen wollten. Mit der Begründung, sich verletzt zu haben, nahm diese jedoch den kleinen Ball wieder mit und brachte ihn nie mehr zum Spielen.

Damit drückte sie einerseits ihre Empörung über die ausgefallene Sitzung aus: Das Ausfallen der Sitzung bedeutete für sie die Neuauflage der traumatischen Erfahrung in ihrer Kindheit, von der Mutter verlassen worden zu sein. Um diese Mutter als weniger aggressiv und strafend wahrnehmen zu können, rechtfertigte sie die mütterliche Abwendung in ihrer Phantasie mit einer möglichen Erkrankung der Mutter. Sie protestierte damit gegen die Mutter, die – wie die Freundin – ihr eine Brust brachte, sie ihr aber auch gleich entzog. Wie schon erwähnt, schien sie jedoch zutiefst an dem Bedürfnis festzuhalten, die Mutter zu rechtfertigen (wie sie es immer gegenüber der Analytikerin tat), um das Bild dieses verinnerlichten mütterlichen Objekts zu verbessern.

Eines Tages erzählte sie, daß ihr Hamster Nachwuchs bekommen hatte, und daß der Vater vorgeschlagen hatte, die Kleinen zu ertränken, denn es wäre möglich, daß die Hamstermutter die Kleinen auffressen würde. Sie erzählte, sie hätte fürchterlich geweint. Zum erstenmal assoziierte sie dieses Ereignis mit sich selbst und äußerte ein Gefühl gegenüber ihren leiblichen Eltern. Sie sagte: „Sie hätten das auch mir antun können; es war besser, daß sie mich leben ließen."

Sie berichtete außerdem von einem schrecklichen Traum: „Eine schwarze Katze war unten in einem Graben und fraß gierig ein Stück Fleisch. Da waren auch Schlangen. Ich hatte ein kleines Baby und warf es hinein." Sie fühlte sich böse und schrecklich. Wir sehen in diesem Traum die Rückkehr des Verdrängten: trotz der Bemühung, das Bild der Mutter zu verbessern, taucht diese mit gefräßigen Merkmalen wieder auf; und Marisol wehrt sich, in dem sie sich mit den Angreifern identifiziert.

In den folgenden Sitzungen erzählte Marisol, die Mutter habe ihr wiederholt vorgeworfen, den Topf anbrennen zu lassen, in dem sie gemeinsam etwas gekocht hätten. Erneut fühlte sie sich in allen Gruppen „überflüssig". Anscheinend befürchtete sie, für „böse" gehalten und daher „entadoptiert" zu werden. In ihrer Phantasie war sie „böse", weil sie den „Kochtopf" der Adoptivmutter anbrennen ließ, als wäre sie verantwortlich für die Unfruchtbarkeit dieser Mutter, die ihre eigenen Zeugungs- und Nährorgane als verkrüppelt erlebte; als hätte sie dieser Mutter die guten Babies gestohlen, die sie nun im Traum der fleischfressenden Mutter hinwarf. Ein anderes Mal spürte sie den Vorwurf der Mutter, ihr überhaupt Essen geben zu müssen, denn „Kochen ist viel Arbeit". Sie projizierte auf die Adoptivmutter und auf die Analytikerin (die sie nicht außerhalb der Termine empfing und ihr einmal sogar eine Sitzung entzog) die Erfahrung, daß ihre leibliche Mutter sie in die Welt brachte, es ihr allerdings „zu viel Arbeit" war, sie großzuziehen.

Die Interpretation dieses Erlebnisses war die erste, die nicht automatisch durch ein „Nein" verstoßen, sondern mit „ich weiß nicht, manchmal denke ich... aber nein..." erwidert wurde. Die assoziative Kette führte zu der Szene mit dem Hamster zurück. Sie erzählte, sie hätte die Kleinen verschenken müssen, und fügte hinzu: „Es war wie bei mir. Sie blieben nur sehr kurz bei der Mutter, zwei Monate ... Sie hatten die Augen geschlossen und merkten nicht einmal, daß sie bei ihrer Mutter waren."

Damit drückte sie ihre unbewußte Wahrnehmung aus, daß sie im zweiten Lebensmonat adoptiert worden war – obwohl man ihr erzählt hatte, sie sei gleich nach der Geburt zu den Adoptiveltern gekommen. Man hatte ihr nicht erzählt, daß sie eine Übergangszeit in einer Institution verbracht hatte. Dessen ungeachtet und ohne Gründe angeben zu können, hegte sie eine starke Abneigung gegen Institutionen wie beispielsweise Internate. Sie konnte auch nicht erklären, warum sie gesagt hatte: „Es war wie bei mir; sie blieben nur sehr kurz bei der Mutter: zwei Monate."

Häufig klagte sie über die Adoptivmutter, sie sei „zu aufdringlich", und „verkaufe sie für dumm". Die Rivalität sowohl mit der Mutter als auch mit den Freundinnen kreiste um die Sorge, „nicht für blöd gehalten zu werden" und „am Ende die anderen als die Blöden hinzustellen". In Wirklichkeit konnte man anhand verschiedener alltäglicher Vorfälle sehen, wie sie nicht nur Situationen provozierte, in denen man sie verstoßen würde, sondern auch, daß sie stets Dritte in alle ihre Beziehungen hineinzog, denen sie anschließend den Vorwurf der Einmischung machen konnte. Sie erkannte, daß sie den Hinauswurf aus der Schule herbeigeführt hatte. Manchmal intrigierte sie zwischen den Freundinnen, indem sie eine von ihnen anrief, dabei den eigenen Namen verschwieg und sich als eine andere ausgab. Gelegentlich log sie ebenfalls hinsichtlich ihres Alters.

Dies kann mehr oder weniger Teil eines Verhaltens sein, das häufig in der Pubertät vorkommt. Bei Marisol jedoch trat es stärker hervor. Sie mußte genauso „täuschen" wie sie getäuscht worden war; sie mußte andere als „blöd" hinstellen, ebenso wie sie sich gefühlt hatte und weiterhin fühlte hinsichtlich der Tatsache, erst mit sieben Jahren von ihrer Herkunft erfahren zu haben. Analog zu ihrer Geschichte mußte sie „sich einmischen" und „andere in ihr Leben hineinziehen". Sie mußte „zurückstoßen" und „sich zurückstoßen lassen", genauso wie es ihr passiert war.

All das implizierte große Zweifel, große Verwirrungen und große Schwierigkeiten bei der Erlangung des Identitätsgefühls.

Ihr Vorname (so kostbar und bedeutend sowohl in der selbst- wie auch in der fremdbezogenen unbewußten Identitätsphantasie) war derselbe wie der ihrer Adoptivmutter. Dies entsprach den Gewohnheiten in Spanien, ihrem Geburtsland. In diesem Fall jedoch bestätigte er eine Zugehörigkeit zu einer venezolanischen Mutter. Welchen Namen hätte ihre spanische Mutter ihr wohl gegeben? Hätte sie ihr überhaupt einen Namen gegeben? Wie mochte ihre leibliche Mutter wohl heißen? Auch ihr Alter war Gegenstand vieler Zweifel. Man feierte ihren Geburtstag an einem bestimmten Tag im Jahr: War sie tatsächlich an diesem Tag geboren? Wann und warum haben ihre Eltern sie freigegeben? Wann, wo und wie haben die jetzigen Eltern sie adoptiert?

Gelegentlich schaffte sie es, ihre Traurigkeit zuzugeben, wenn sie sich nicht erwünscht fühlte. Manchmal äußerte sie Sehnsucht nach dem „Haus ihrer Kindheit", nach dem Dorf, in dem sie gelebt hatten, als sie klein war, und in dem es Menschen gab, die sie „Onkel" und „Tante" nannte. Hier potenzierte sich ihre Adoptionsproblematik durch die Migration ihrer Adoptiveltern, die ihr in diesem Land, dem Land des Mädchens, keine Adoptivverwandschaft bieten konnten. Es ist offensichtlich, daß die Großeltern, die Onkel und Tanten, die Vettern und Kusinen eine notwendige Funktion in der Verteilung der Affekte erfüllen, und zwar derart, daß sie erfunden werden, wenn sie nicht existieren. Aber in diesem Fall sind sie eigenartigerweise Adoptierende „zweiten Grades" und daher unsicherer, weniger „dauerhaft".

Als die Mutter die Absicht mitteilte, das Haus zu verkaufen, das der Vater ihr (der Mutter) geschenkt hatte, war Marisol beunruhigt. Sie äußerte ihre Angst angesichts der Macht der Mütter: Sie können sich so leicht der Sachen entledigen, die ihnen die Männer geben, und mit ihnen machen, was sie wollten, wie mit den Kindern. Sie stellte sich vor, daß ihre leibliche Mutter sie freigab, ohne daß der Vater irgendeinen Einwand erhob. Keiner hatte sich um sie gekümmert. Bei anderen Gelegenheiten meinte sie, es gäbe Männer, die die Frauen schwängerten, und die Frauen müßten dann die Kinder weggeben und litten sehr darunter. Diese Mutter, die sie nicht kannte, tat ihr leid.

Eines Tages erinnerte sie sich an einen schrecklichen Unfall:

„Ein Mädchen war von einem Lastwagen überfahren worden; es war mit Blut bedeckt und keiner wollte es aufheben."

Das Thema „nicht angenommen zu sein", das so gewichtig war in ihrem Leben, tauchte hin und wieder auf unterschiedliche Weise auf. Das Gefühl, von ihren Eltern nicht angenommen worden zu sein, hinderte sie, die Mutter zu akzeptieren, die sie angenommen hatte. Sie erlebte die Adoptivmutter als jemand, der sich eingemischt hat, und als habe sie ihr die wahre Mutter weggenommen.

Sie meinte, es könne mit den Menschen nicht lange gutgehen, und glaubte, daß sie sie schließlich nicht mehr „aushalten" würden, weil sie sich aggressiv die eigene Bedürftigkeit wie ein „Geheimnis" zu Nutze machte, um sich den anderen gegenüber als etwas Besseres aufzuspielen; deswegen würden die anderen sie schließlich verlassen. Die Anderen begingen zwar genauso wie sie Bosheiten, bei ihnen jedoch „halte" es länger, weil sie „wirkliche Eltern" hätten.

In einer der häufigen Auseinandersetzungen mit der Mutter fragte sie diese, warum sie nicht ein anderes Mädchen zur Adoption ausgewählt und sie in Ruhe gelassen hätte. Sobald sie dies ausgesprochen hatte, bereute sie ihre Worte, begann zu weinen und küßte sehr verwirrt und verzweifelt die Mutter.

Nach diesem Vorfall entstand sehr viel Material in bezug auf Menschen, die „nicht für die empfangene Hilfe oder empfangenen Geschenke danken können". Diese Menschen würden in sich einen großen Groll darüber tragen, sich ausgeraubt, verlassen oder hilflos gefühlt zu haben – ähnlich wie sie selbst und ihre beiden Mütter: die eine, die für die Schwangerschaft nicht dadurch danken konnte, daß sie das Kind behielt, und die andere, die für die Geschenke des Vaters (den Samen und das Haus) weder danken noch sie behalten konnte und unfruchtbar war.

Durch einen ausgedehnten Prozeß konnte sie all die Übertragungsphantasien verarbeiten und sie lernte, die Angst zu ertragen, „zu schwer" für die Analytikerin zu sein und aus der Analyse „hinausgeworfen" zu werden, sollte die Analytikerin sie eines Tages nicht mehr „aushalten" können. Ihre Beziehung zur Mutter verbesserte sich in der Folge. Sie konnte einsehen, daß ihr Vater nicht vollkommen war und konnte nun beide trotz ihrer Fehler akzeptieren (was auch bedeutete, trotz ihrer Feindseligkeit und ihres Grolls selbst angenommen zu werden).

Am Ende eines schwierigen Weges konnte sie also ihrerseits die Eltern „adoptieren“, ihnen für alles danken, was sie von ihnen empfangen hatte, und gleichzeitig die schmerzhafte Einsicht akzeptieren, andere Eltern gehabt zu haben, die sie verloren hat.

In ähnlicher Weise muß der Immigrant nicht nur vom neuen Land „adoptiert werden“, sondern es auch schaffen, dieses zu „adoptieren“ und die Trauerarbeit für sein verlorenes Herkunftsland zu leisten.

In Marisols Fall vermischten sich beide Probleme, denn ihre leiblichen Eltern wurden auch durch ihr Geburtsland repräsentiert, als dessen Tochter sie sich vorkam. Aber ihre Eltern waren ihrerseits „Adoptivkinder“ im Land der Tochter. Sie hatten ihrerseits die Tochter als Adoptivmutter gebraucht und kehrten auf dieser Ebene die jeweiligen Rollen um. Dadurch komplizierte sich zusätzlich die an sich schon konfliktbehaftete Situation.

Joseph

Wir wollen nun kurz den Fall eines adoptierten Jungen vortragen, der in die Analyse gebracht wurde, als er vierzehn Jahre alt war. Er zeigte ernsthaftere und massivere Verhaltensstörungen als Marisol, obwohl man ihn nicht getäuscht hatte. Ihm war die Tatsache, ein Adoptivkind zu sein, nicht verschwiegen worden. In seiner Geschichte kamen andere Faktoren zum Tragen, und einige von ihnen waren ebenfalls mit „Migrationen“ verbunden.

Joseph war Israeli. In Israel ist die Tatsache, ein Immigrantenkind zu sein, alltäglich. Das Besondere an Josephs Fall war jedoch, daß seine Eltern Europäer waren: kultiviert, reich und rothaarig, während Josephs Aussehen seine nordafrikanische Herkunft verriet (arm, schlank und dunkelhaarig). Obwohl er ein schöner und adretter Junge war, war der physische Unterschied zu den Eltern so groß, daß kein Mensch ihm glaubte, wenn er seinen Familiennamen nannte. Wie er sagte, fühlte er sich wie „der Sohn des Dienstmädchens“, und als solcher hegte er ein ständiges Ressentiment, das sich durch direkte oder indirekte Konfrontationen mit dem Vater zeigte: Er provozierte Skandale, wurde aus den Schulen verwiesen, stahl und hinterließ dabei deutliche Spuren, als wollte er den angesehenen Vater in gesellschaftliche Verlegenheit bringen.

Die Adoption war für ihn nicht nur eine „Elternmigration“ gewesen, sondern auch eine unerträgliche Migration hinsichtlich der gesellschaftlichen Umgebung und Position. Er trieb sich gern unter nicht standesgemäßen Leuten in den Armenvierteln herum und stellte sich vor, daß einer dieser Männer oder eine dieser Frauen sein Vater oder seine Mutter sein könnten. Sie taten ihm leid. Er dachte, man hätte ihnen den Sohn „gestohlen“, weil sie arm waren. Sich selbst phantasierte er als den zukünftigen Verfechter ihrer Ansprüche. In den Sitzungen leugnete er trotzdem manisch den tiefen Schmerz, wenn Phantasien auftauchten, in denen seine Eltern einen – nach seinen Worten – „wahnsinnigen“ Geschlechtsverkehr hatten, ohne Rücksicht auf die „Kaulquappe“, die daraus entstehen kann, weil sie sie herschenken oder in den Müll werfen könnten.

Die ganze verdrängte Wut auf die Eltern, die ihn verlassen hatten, wurde projiziert auf die Eltern, die ihn aufgenommen und großgezogen hatten. Er bestahl sie genauso wie er sich den wahren Eltern gestohlen und ihnen entzogen fühlte.

Wie in Marisols Fall zeigte sich der Konflikt gegenüber dem gleichgeschlechtlichen Elternteil, mit dem er sich identifizieren wollte, aber nicht konnte. Die ödipalen Eifersüchte erhielten einen fast delirhaften Charakter. Marisol sagte: „Warum ‚mischt sich‘ meine Mutter in meine Beziehung zu meinem Vater ein?“; Joseph sagte: „Was macht dieser Mann überhaupt bei uns zu Hause? Wenn er verreist ist, geht es uns viel besser.“

Josephs Behandlung war von Anfang an sehr schwierig. Besonders in den ersten Sitzungen tat er nichts anderes, als die Analytikerin anzugreifen, abzuwerten und lächerlich zu machen. Sie wurde als „Vaters Komplizin“ erlebt, als „Bürgerliche“, „Intellektuelle“, „die nichts vom Leben weiß“, „die dem Vater nur das Geld stiehlt“.

Erst viel später konnte er vieles einsehen, so auch den größten Vorwurf gegen den Adoptivvater, daß er nicht sein realer Vater war.

Und dies war Bestandteil seiner erfundenen Familiengeschichte: Ihn faszinierte die Idee, er könnte der natürliche Sohn seines Adoptivvaters mit einer anderen Frau sein. Damit wollte er in der Phantasie zumindest einen Teil der Eltern zurückgewinnen und dadurch sein Verlassenheits- und Schutzlosigkeitsgefühl mildern.

Nicht zufällig sind beide Fälle, die wir ausgewählt haben, Fälle von pubertierenden Jugendlichen. Wir denken, daß dieses stets schwierige Alter für Adoptivkinder noch schwieriger ist. Der ödipale Konflikt, der sich in diesem Alter erneut vergegenwärtigt, findet bei ihnen günstigere Bedingungen, sich zu entfalten. Die inzestuösen Wünsche sind bei Adoptivkindern gleichzeitig inzestuös und nicht inzestuös; der Kampf um das Identitätsgefühl ist schmerzhafter und grausamer. Adoptivkinder müssen nicht nur die Trauer um das verlorene, geliebte, ödipale Objekt, den Verlust des eigenen kindlichen Körpers, den Verlust der Eltern der Kindheit bewältigen, sondern auch die Trauer um die „anderen" Eltern, die sie nicht kannten, die sie aber idealisiert und gehaßt haben, wie auch die Trauer um sich selbst, weil sie verlassen worden sind.

Wir dürfen nicht vergessen, daß Ödipus selbst unwissentlich ein Adoptivkind war, das den Vater tötete; der Vater hatte dieses Adoptivkind zum Tode verurteilt: ein Tod, der in die Verbannung (Migration) und dann in die Adoption verwandelt wurde.

Die Adoption rettete Ödipus das Leben, aber sie konnte ihn nicht vor der Tragödie retten, die aus den Bedingungen seiner Geburt hervorging.

Die Freigabe zur Adoption

Jeder Adoption geht eine explizite oder implizite Freigabe durch die Eltern voraus, durch die sie die Elternschaft abgeben. In manchen Ländern können die Kinder erst nach einer von der Mutter unterschriebenen Freigabe juristisch adoptiert werden, wobei die Mutter das Recht behält, die Freigabe bis zu sechs Monaten nach der Unterschrift zurückzunehmen.

In Spanien kann man ein Phänomen beobachten, das möglicherweise aus kulturellen und sozioökonomischen Gründen häufiger als in anderen Ländern auftritt: Hier werden die Kinder – vorübergehend oder endgültig – anderen Familienmitgliedern überlassen, die dann tatsächlich als Adoptiveltern fungieren.

Gründe dafür sind oft physische oder psychische Krankheiten der Eltern oder der Kinder, die das Zusammenleben behindern oder einen Wechsel der Umgebung ratsam erscheinen lassen. In anderen Fällen sind es wirtschaftliche und finanzielle Gründe: Kinderreiche Familien, die nicht alle Kinder ernähren können oder Eltern, die auf der Suche nach Arbeit beziehungsweise besseren Lebensbedingungen auswandern, lassen ihre Kinder – manchmal jahrelang – bei Familienangehörigen zurück.

Unbewußte Motive sind in der Mehrheit der Fälle Schuldgefühle gegenüber ihren eigenen Müttern (oder kinderlosen Schwestern). Diese Schuldgefühle hindern sie an der Annahme der eigenen Mutterschaft und bringen sie dazu, ihre Kinder Verwandten zu überlassen. Damit versuchen sie, diese gefürchteten Figuren zu beschwichtigen und die strafende Schuld zu lindern – wie ein Opfer, das den Zorn primitiver Götter besänftigen soll.

Dieses Phänomen, Kinder wegzugeben oder als Kind weggegeben worden zu sein, taucht mit einer bestimmten Häufigkeit sowohl in der privaten Praxis wie auch in Krankenhäusern auf. Im allgemeinen wird es dort weder als Problem noch als Motiv für die Behandlung betrachtet, sondern taucht erst bei der vertiefenden Bearbeitung der Geschichte des Patienten und der daraus resultierenden Folgen auf.

In der kinderpsychiatrischen Abteilung der Jiménez-Días-Stiftung sind für gewöhnlich zahlreiche Fälle dieser Art festzustellen. Die Doktoren J. Rallo, R. Corominas, M. Samanes und F. Acosta haben Forschungsergebnisse hinsichtlich der Motive für diese Verhaltensweisen publiziert, die das oben Gesagte bestätigen. Sie beschreiben zahlreiche deutliche Beispiele. In einem von ihnen war es möglich, den Prozeß der Freigabe, des Weggebens im Rahmen von Interviews zu beobachten, und zwar während des Vollzugs der Freigabe. Wir fassen diesen Fall im folgenden kurz zusammen: Eine Frau mittleren Alters kam wegen einer zweiten Depressionskrise in die Beratung, die reaktiv auf den Tod eines vierzehnjährigen Sohnes erfolgte. Gleichzeitig zeigte sie sich sehr aggressiv und vorwurfsvoll gegenüber ihren Töchtern, von denen eine schwanger war. Kurze Zeit später bat diese Tochter, die inzwischen einen Jungen geboren hatte, um eine Behandlung. Ihr klinisches Bild war eine akute Depression. Sie entfaltete eine regressive Situation mit starken Angstzuständen, die an eine Puerperalpsychose erinnerte (Tötungsvorstellungen gegenüber dem Sohn, der Wunsch, daß das Kind verschwinden solle, Selbsttötungsphantasien etc.). Unter diesen Umständen und angesichts ihrer Unfähigkeit, das Kind zu versorgen, nahm ihre Mutter – mit sichtlicher Zufriedenheit – das Kind zu sich.

Dieser Fall zeigt eine äußerst deutliche Grenzsituation. Er scheint einem Mechanismus zu entsprechen, der sich in vielen anderen Fällen versteckt wiederholt: Eine dominierende und aggressive Mutter in starker Rivalität mit den Töchtern, die jeden Wunsch nach Reife und Unabhängigkeit – und das heißt auch Sexualität und Mutterschaft – mit Schuldgefühlen besetzt, induziert in der Tochter einen Grad von Abhängigkeit und Unterwerfung, der in der Abtretung des Sohnes gipfelt. Wie man außerdem feststellte, fand sich in dieser Problematik auch ein schwacher und abwesender Vater, der nicht in der Lage war, der Mutter entgegenzutreten. Im Leben eines Kindes kann die – endgültige oder vorübergehende – Freigabe in jedem beliebigen Alter stattfinden, je nach den Umständen. Was aber sind die Folgen? Können wir sie auch als eine spezifische Form der Migration auffassen? Wir glauben ja, und zwar vielleicht eher als die Adoption an sich, denn beide Familien (wie analog das

Herkunftsland und das „Adoptionsland“) sind dem Kind bekannt, und in manchen Fällen ist es möglich, nach einer gewissen Zeit den Rückweg anzutreten.

Das freigegebene Kind erleidet nicht die Täuschung, die normalerweise dem Adoptionskind zugemutet wird und kämpft auch nicht gegen die Geister einer unbekannten Herkunft. Es bleibt allerdings nicht verschont von dem Gefühl, von den Eltern verlassen worden zu sein, „anders“ als seine Geschwister (falls welche vorhanden sind) oder andere Kinder zu sein, von zu Hause „ausgestoßen“ worden oder „ausgebrochen“ zu sein. Es wird auch nicht von dem Erlebnis verschont bleiben, eine doppelte Zugehörigkeit und zwei Loyalitätspole zu haben, in sich eine Familie mit der anderen zu konfrontieren, sie ständig zu vergleichen und die eine auf Kosten der anderen zu idealisieren.

Oft wird das Kind seine Feindseligkeit und Ressentiments auf die Personen abwälzen, mit denen es zusammenlebt, während es die Abwesenden idealisiert. Es wird auf die zahlreichen Mittel und Wege des Protests zurückgreifen, die einem Kind zur Verfügung stehen. Es wird Verhaltensstörungen zeigen wie Zankereien, Zorn, Launenhaftigkeit und Diebstahl. Es wird seine Umgebung mit Kritik und Anklagen angreifen. Es wird die „andere“ Familie lobpreisen und Rivalitäten zwischen beiden provozieren. Es wird intrigieren und lügen. Oder es reagiert mit seinem Körper: Anorexie, Erbrechen, Enuresis.

Wenn beide Familien auf die Provokationen antworten oder das Kind benutzen, um die persönlichen Konflikte, die Rivalitäten und auch die eigenen Schuldgefühle wegen der Freigabe (bei den leiblichen Eltern, weil sie das Kind abgegeben und verlassen haben; bei den Adoptiveltern, weil sie phantasieren, es gestohlen zu haben) zu schlichten, wird alles für das Kind nur noch schlimmer.

Auch wenn es paradox erscheint, würde es uns nicht überraschen, daß das Kind, wenn es zu den Eltern zurückgeht, eine Phase erlebt, in der es seine ganze Wut auf die Eltern ablädt, während es sich gleichzeitig nach dem verlorenen Adoptivheim sehnt.

Das Kind, das zu den Eltern zurückkehrt, nachdem diese es weggegeben hatten, ist ebenso wenig das Kind, das es gewesen wäre, wenn man es nicht fortgegeben hätte, wie die anderen Beteiligten auch nicht sind, die sie wären, hätte keine Freigabe stattgefunden.

Die Rückkehr der Emigranten in ihr ursprüngliches „Land/ Heim“ kann sich so unterschiedlich gestalten wie die Persönlichkeitsstrukturen dieser Menschen sind. Andere Faktoren sind zudem: die Dauer der Abwesenheit, die Motive für die Rückkehr, die Umstände, unter denen sich die Rückkehr ereignet, das Gelingen oder Verfehlen der Ziele, die Anlaß für die Migration waren.

Keine Rückkehr ist jedoch nur einfach eine Rückkehr; sie ist stets und unvermeidbar auch eine neue Migration mit all ihren Verlusten, Ängsten und Hoffnungen.

Die, die zurückkehren, sind nicht mehr dieselben, die damals fortgingen; und der Ort, an den sie zurückkehren, ist auch nicht mehr derselbe wie einst.

Zeugnisse von Emigranten

Es schien uns angebracht, einige Zeugnisse persönlicher Erfahrungen am Ende dieses Buchs anzufügen. Sie veranschaulichen die verschiedenen Migrationsarten, die wir in diesem Buch dargestellt haben.

Für uns als Psychoanalytiker ist es besonders wertvoll, einen Brief wiedergeben zu können, der etwas von den Empfindungen Sigmund Freuds offenbart, als er ein Jahr vor seinem Tod seine geliebte Stadt Wien und sein Haus in der Berggasse 19 verlassen mußte: Zeuge seines ganzen Lebens, seiner Zweifel, seiner Erfolge und seiner Niederlagen, in dem er gelebt, geliebt und gelitten hatte; wo er im Laufe der Jahre das Unbewußte entdeckte, seine Theorien entwickelte und weiterentwickelte. Die Stadt, in der er zwar nicht geboren worden war, die er jedoch sicherlich niemals vorhatte, eines Tages zu verlassen: „... denn man hat das Gefängnis, aus dem man entlassen wurde, immer noch sehr geliebt."

Viele Psychoanalytiker seiner Zeit folgten ihm oder gingen ihm voraus in den erzwungenen Weg des Exils in jener Zeit der Massenvernichtung. Eine Gruppe von ihnen versammelte sich viele Jahre später auf einem Kongress in Philadelphia. Alle waren „Überlebende" einer historischen Katastrophe und sie waren in ein Exil ohne Rückkehr gegangen. Das alles riefen sie in ihren Beiträgen auf dem Kongreß wieder wach: eine Migration, die den Kurs ihrer weiteren Arbeit und Produktion bestimmte.

Einige dieser Psychoanalytiker der Ersten Stunde sind später mit allen Ehren an die Orte zurückgegangen, die sie eines Tages hatten verlassen müssen. So beispielsweise Rudolf Ekstein, der nach fast vierzig Jahren Exil in Kalifornien zum „Gastprofessor" an der Universität in Wien ernannt wurde. Er lehrte dort einige Semester lang. Auch von ihm bringen wir nachfolgend einige Ausschnitte seines Briefes, den er uns zu diesem Anlaß geschrieben hat.

Über die „unmögliche Rückkehr" äußert sich Thomas Mann

in seinem berühmten Briefwechsel mit Hermann Hesse, aus dem wir ebenfalls einen Ausschnitt wiedergeben.

Um auf aktuellere Migrationen einzugehen und das zu illustrieren, was wir „Besuchsreisen“ genannt haben, fügen wir den Brief eines befreundeten Psychiaters, Psychotherapeuten und Schriftstellers hinzu. In eloquenter und bewegender Form beschreibt er den emotionalen Schock seiner ersten Reise nach Argentinien sechs Jahre nach seiner Emigration. Einige seiner Sätze stellen unserer Meinung nach eine gelungene Synthese der wesentlichen Aspekte eines Erlebnisses dar, das den Emigranten prägt.

Abschließend skizzieren wir Bruchstücke der Überlegungen eines Emigranten, der nach zwölf Jahren Abwesenheit in sein Herkunftsland zurückkehrte, um sich dort wieder niederzulassen. Diese Überlegungen zeigen anhand einer erlebten und genuinen Beschreibung die tiefgehende Angst vor der Wiederbegegnung mit dem eigenen, nun „unbekannten“ Land, da sich nicht nur die äußere Realität, sondern auch die innere Welt beträchtlich verändert hatte.

Der erste Brief Sigmund Freuds aus dem Londoner Exil

Der Brief richtet sich an Max Eitingon, einen seiner ersten Schüler, der an der „Mittwochsgruppe“ teilnahm. Er ist datiert vom sechsten Juni 1938 und lautet:*

„Lieber Freund

Ich habe Ihnen in den letzten Wochen wenig Nachrichten gegeben. Dafür schreibe ich Ihnen heute den ersten Brief aus dem neuen Hause, noch ehe ich neues Briefpapier bekommen habe. Es ist noch alles traumhaft unwirklich. Es könnte ein

* Die Hervorhebungen stammen von uns.

herrlicher Wunschtraum sein, wenn wir nicht Minna schwer krank, hoch fiebernd hier angetroffen hätten. Der Ausgang ist noch immer unsicher. Sie wissen, wir sind nicht alle gleichzeitig ausgereist. Dorothy die erste, Minna am 5. Mai, Martin am 14. Mai, Math und Robert am 24. Mai, wir übrigen erst Samstag vor Pfingsten, also 3. Juni, Paula mit uns, Lün wenigstens bis Dover, wo sie von einem freundlichen Veterinär in Quarantäne genommen wurde. Mein Hausarzt Dr. Schur sollte uns mit seiner Familie begleiten, aber er war so ungeschickt, in elfter Stunde einer Blinddarmoperation bedürftig zu werden, so daß wir uns mit der Garantie der netten Kinderärztin Dr. Stroß, die Anna mitnimmt, begnügen mußten. Sie hat mich sehr behütet, denn in der Tat haben die Schwierigkeiten der Reise sich bei mir in schmerzhafter Herzmüdigkeit ausgewirkt, wogegen ich reichlich Nitroglycerin und Strychnin genossen habe. Die lästige Revision in Kehl wurde uns durch ein Wunder erspart. Nach der Rheinbrücke waren wir frei! Der Empfang in Paris – Gare de l'Est – war herzlich, etwas lärmend mit Journalisten und Photographen. Von zehn a.m. bis zehn p.m. waren wir bei Marie im Hause. Sie hat sich an Zärtlichkeit und Rücksichten übertroffen, hat uns einen Teil unseres Vermögens zurückgegeben, und mich nicht ohne neue griechische Terrakotten weiter reisen lassen. Den Kanal überquerten wir im Ferry-boat, das Meer sahen wir erst im Hafen von Dover. Nun waren wir bald in Victoria Station und wurden von den Immigration-Officers mit Auszeichnung durchgelassen. Unsere Aufnahme in London ist eine sehr liebenswürdige. Die ernsthaften Zeitungen bringen kurze freundliche Begrüßungen. Allerlei Getue wird gewiß noch folgen.

Um zurückzugreifen, Ernst und mein Neffe Harry waren schon in Paris, uns zu empfangen. In Victoria war Jones anwesend, der uns dann durch das schöne London in unser neues Haus brachte, 39 Elsworthy Road. Wenn Sie London kennen, es ist ganz im Norden der Stadt, nach dem Ende von Regent's Park am Fuß von Primrose Hill, hat von meinem Fenster aus kein Gegenüber, sondern nur die Aussicht ins Grüne, das mit einem reizenden kleinen von Bäumen umschlossenen Garten anfängt. *Es ist also so, als ob wir in Grinzing lebten, wo jetzt der Gauleiter Bürckel uns gegenüber eingezogen ist.* Das Haus ist vornehm eingerichtet. Die oberen Räume, die ich ohne Tragsessel nicht betreten kann, sollen besonders schön sein, parterre ist uns – Martha und mir – Schlafzimmer, Arbeitszimmer und Speisezimmer eingerichtet worden, immer noch schön und bequem genug. Natürlich ist Ernst für Wahl und Einrichtung der Wohnung verantwortlich, aber wir können nicht länger als einige Monate in ihr bleiben und müssen für die Zeit, bis unsere eigenen Möbel kommen – vielleicht in einigen Monaten –, ein anderes leeres Haus mieten.

Es wird kaum Zufall sein, daß ich bisher so sachlich geblieben bin. *Die Affektlage dieser Tage ist schwer zu fassen, kaum zu beschreiben. Das Triumphgefühl der Befreiung vermengt sich zu stark mit der Trauer, denn man hat das Gefängnis, aus dem man entlassen wurde, immer noch sehr geliebt,* in das Entzükken über die neue Umgebung, das einen zum Ausruf: Heil Hitler drängen möchte, mengt sich störend das Unbehagen über kleine Eigentümlichkeiten der fremden Umwelt ein, die frohen Erwartungen eines neuen Lebens werden durch die Unsicherheit gehemmt, wie lange ein müdes Herz noch Arbeit wird leisten wollen, unter dem Eindruck der Krankheit im Stock über mir – ich habe sie (Minna) noch nicht sehen dürfen – *wechselt der Herzschmerz ab mit deutlicher Depression.* Aber Kinder, die echten sowohl wie die angenommenen, benehmen sich reizend. Math zeigt sich hier so tüchtig wie Anna in Wien, Ernst ist wirklich wie man ihn genannt hat, a tower of strength, Lux und die Kinder seiner würdig, die Männer Martin und Robert tragen den Kopf wieder hoch. Soll ich der einzige sein, der nicht mitgeht, der die Seinigen enttäuscht? Und meine Frau ist gesund und siegreich geblieben.

Wir sind mit einem Schlag populär in London geworden. Der Bankmanager sagt: „I know all about you"; der Chauffeur, der Anna führt, bemerkt „Oh, it's Dr. Freud's place". Wir ersticken in Blumen. Jetzt dürfen Sie auch wieder schreiben, und zwar was Sie wollen. Briefe werden nicht geöffnet.

Herzlich für Sie und Mirra
Ihr Freud"

Berichte von Pionieren der Psychoanalyse über ihre eigenen Migrationen

Diese Berichterstattung fand in den 70er Jahren in Philadelphia statt. Anwesend waren viele der Pioniere der Psychoanalyse, die aus Europa stammten und in den dreißiger und vierziger Jahren in die Vereinigten Staaten emigrierten, wo sie wissenschaftliche Aktivitäten entwickelten, die über die Grenzen ihres Adoptionslandes hinaus bekannt wurden. Wir haben einige ihrer Zeugnisse zusammengefaßt.

Margaret Mahler betonte, daß der Prozeß der Migration einer der mächtigsten Faktoren war, die sie dazu anspornten, die reichen und vielfältigen Erfahrungen, die sie in Europa während der Jahre des Heranwachsens und Erwachsenwerdens gemacht hatte, zusammenzufassen und weiterzugeben. Sie erzählte, wie sie nach ihrer Ankunft im Herbst 1938 ihre Aktivitäten intensivierte, um anfangs dem Trennungsschmerz und der unüberbrückbaren Distanz zu den geliebten Menschen und zu all dem, was sie für sicher und vertraut gehalten hatte, auszuweichen. Anschließend gab sie sich ihren neuen Perspektiven und dem neuen Lebensanfang hin. Die Tatsache, daß sie ihre sofortige Freundschaft zu Margaret Ribble erwähnte, scheint uns bedeutsam zu sein: Mit ihr erforschte sie die hohe Sterblichkeitsrate bei stationär behandelten Kindern, die jeglichen familiären Kontakt entbehren mußten. Die Sterblichkeit dieser Kinder kontrastierte stark mit der Sterberate von Kindern, die ebenfalls schwer erkrankt stationär behandelt wurden, bei denen aber die Mütter mitaufgenommen wurden. Diese Kinder erholten sich leichter als die anderen. Sie schien darauf hinweisen zu wollen, daß die Migration höchst gefährdend sein könnte, wenn in der neuen Umgebung keine „Mutter“ vorhanden ist, die sich des „erkrankten Kind-Neuankömmlings“ annimmt.

René Spitz betonte, daß ihn der Wechsel von einem Land in das andere zu einer Pause gezwungen hatte, bis er erneut eine Form gefunden hatte, seine Arbeit fortzusetzen.

Therese Benedek hob hervor, es sollten nicht nur die Probleme des Immigranten, sondern auch die Arbeitsbedingungen und die Umwelt im aufnehmenden Land berücksichtigt werden. In diesem Sinne meinte sie das Glück gehabt zu haben, 1936 vom Chicago Institute eingeladen worden zu sein, und sowohl von den Direktoren wie auch von den Kollegen und Studenten mit einem Vertrauen angenommen worden zu sein, das ihr Stärke gab.

In ähnlicher Weise berichtete Peter Blos, wie wichtig in seiner persönlichen Erfahrung das gewesen war, was er als „die Begegnung mit einem der größten mythologischen Elemente der Vergangenheit" bezeichnete, nämlich die offene Grenze in den Vereinigten Staaten. Diese offene Grenze gab jedem Menschen – zumindest potentiell – die Gelegenheit, das Leben von neuem zu beginnen und sich dem zu widmen, was einem lag.

Rudolf Ekstein erzählte von der Hauptanstrengung während seiner Migration, eine Katastrophe in eine positive Tatsache zu verwandeln – was ihm auch gelang, aber nicht ohne tiefen Kummer und viele Hindernisse. Einer der frustrierendsten Aspekte seines Lebens war, sich seines Schulenglisch bedienen zu müssen, um sich mit den Menschen verständigen, um lehren, schreiben und Patienten behandeln zu können. Nach seinen Worten vergingen viele Jahre, bis alles, was er auf deutsch gelernt hatte (Geschichte, klassische Psychologie, Philosophie, Literatur, Psychoanalyse), zu ihm zurückgekehrt war und in der neuen Sprache ausgedrückt werden konnte. Er bemühte sich um die Identifikation mit dem neuen Land und kämpfte gleichzeitig gegen die Identifikationen mit bekannten aber unannehmbaren Dingen. Er benötigte viel Zeit, um die Frustrationen zu überwinden, die sich aus der Notwendigkeit ergaben, Eigenes – wie seine Erziehung und seine Sprache – zu verlassen: Dinge, die ihm nun verhaßt waren, weil Deutsch sich in das Symbol des Hitler-Regimes verwandelt hatte. Und er brauchte viel Zeit, um auf das Neue zugehen zu können, das er noch nicht ganz aufgenommen hatte. Dies gelang ihm jedoch, und in dem neuen Land erarbeitete er den fruchtbarsten Teil seines Werkes.

Bruno Bettelheim, der – wie bekannt – eine Zeit im Konzentrationslager verbracht hatte, hob den Kontrast hervor, den er bewältigen mußte: Der unmittelbare Übergang von einem Konzentrationslager in die amerikanische Freiheit. Er bedauerte, daß nur jene, die gerade unter solchen tyrannischen Bedingungen gelitten haben, das eigentliche Wesen der Freiheit erleben könnten.

Aus einem Brief von Rudolf Ekstein*

„Lieber León und Rebe,

... Ich möchte euch mitteilen, daß ich ab 1978, ab Mitte April bis Ende Juni, Gastprofessor an der Universität Wien sein werde, an der ich vor langer Zeit, noch vor der Invasion, promoviert habe.

Ihr könnt Euch vorstellen, was dies für mich bedeutet. Allein der Gedanke daran, in das heutige Wien zurückzugehen, löst ein unbeschreibliches Gefühl aus. Es ist ein anderes Wien als damals, als ich 1938 emigrierte – genauso wie sich das heutige Madrid vom damaligen unterscheidet.

Was für eine Aufregung ist es, früheren Freunden wiederzubegegnen, die damals verfolgt wurden und sich seitdem bemüht haben, das Land wieder in eine Atmosphäre von Freiheit zu führen!

Wie schön wäre es, wenn Ihr nach Wien reisen und unsere Gäste sein könntet! Ihr könnt Euch nicht vorstellen (gewiß könnt Ihr es doch!), was für eine Freude es wäre, Euch meine geliebte Stadt Schritt um Schritt zeigen zu können, die Straßen wieder zu durchlaufen, die so viele unzerstörbare Erinnerungen wachrufen und mir Teile meiner Geschichte zurückgeben ..."

* Geschrieben 1977

Aus einem Brief von Thomas Mann an Hermann Hesse*

„Lieber Hermann Hesse,
(...). Ich vergesse nie, wie wir zuerst, nach dem Umsturz, der Nicht-Heimkehr, der Entwurzelung, bei Ihnen waren, und wie neiderregend, aber auch wie stärkend und beruhigend Ihre Existenz damals auf mich wirkte. Das ist lange her, man hat die Episode als Epoche zu nehmen gelernt, hat trotz allem gelebt, geleistet und sich behauptet, aber mit der Frage nach der Schweiz ist natürlich immer auch die verbunden, *ob man sie und Europa je noch einmal wiedersehen wird.* Gott weiß, ob die Lebenskraft und die Dauerhaftigkeit dazu reicht. Ich fürchte – wenn fürchten das rechte Wort ist –, daß es ein lang hinrollender Prozeß sein wird, der jetzt im Gange ist, und daß, wenn die Wasser sich verlaufen, *ein so bis zur Unkenntlichkeit verändertes Europa da sein wird, daß von Heimkehr, selbst wenn sie physisch möglich ist, kaum die Rede wird sein können.* Übrigens ist so gut wie gewiß, daß auch dieser Erdteil hier, der zum Teil noch von Isolierung und Bewahrung seines 'way of life' träumt, sehr bald in die Veränderungen und Umwälzungen hineingezogen werden wird. Wie könnte es anders sein? *Wir gehören alle zusammen und sind nicht so weit von einander, wie es scheint, was ja auch wieder ein Trost und eine Stärkung ist.* (...)"**

* Geschrieben in Chicago am zweiten Januar 1941. Die Hervorhebungen sind von uns.

** Zitiert nach Hermann Hesse – Thomas Mann. Briefwechsel. Frankfurt a. M.: Suhrkamp, Fischer, 1968, S. 87f. (Anm. d. Üb.)

Eindrücke einer ersten Besuchsreise in das Herkunftsland*

„Liebe Rebe und León:
Ihr könnt Euch vorstellen, was für ein Durcheinander an Emotionen mich in diesen Tagen der Wiederbegegnung – nach sechs Jahren – mit unserem Land überfällt (diesem Land, das manchmal nur Buenos Aires ist, dann wieder nur eine Stadt am Rio Azul, Conception in Uruguay, in *Entre Rios, meinem Land*). Elias Canetti sagte, daß der Rausch die Völker zu Einheit und Gleichheit verschmilzt. Ich erkenne, daß diese Wiederbegegnung das meiste, was ich mir ausgemalt hatte, in Trunkenheit versetzt. Es handelt sich um eine eigentümliche Trunkenheit: das Erlebte, die Nostalgie, das Beständige und doch immer Neue, die erkannten Wände und die vertrauten Straßen, die Erlebnisse der Freunde am Rand meiner selbst, das Verbannte und das Ersehnte, die Geschichte, die mir gehört und mir doch fremd vorkommt, das stets jungenhafte Begehren und das Bewußtsein einer Realität, die mich transzendiert, dieses alte Alter-Ego, das niemals aufhörte, meine Venen zu bewohnen ... all das, liebe Rebe und León, machen aus dieser Erfahrung ein zweiköpfiges Tier, das ein Gesicht auf das richtet, was meines gewesen ist, während das andere von dem fasziniert ist, was nicht mehr meines ist, und es doch bleibt. Ihr könnt Euch vorstellen, daß ich in diesem Besäufnis nicht in der Lage bin, objektiv (und damit weisungsfähig für andere) zu sein; denn zu meiner angeborenen Unfähigkeit, das Wahrhaftige mit Leichtigkeit darzulegen, kommt nun noch das andauernde Risiko hinzu, überschnell eine Lüge auszusprechen. Daher unterdrücke ich das, was spontan aus meinem Bewußtsein und meinem Herzen hervorschießt und übe die strengste Zurückhaltung gegenüber dem endgültigen Wort. In diesem Sinne habe ich noch viel von Roberto Arlt und Klossowski zu lernen: Ein endgültiges Wort ist immer vorübergehend. Vermittelnde Metaphysik. Es wäre vielleicht besser, wenn auch weniger bedeut-

* Geschrieben in Buenos Aires im September 1982.

sam, Euch von den Begegnungen mit den Freunden zu berichten, von den neuen Anekdoten, die diese neue Realität bezeichnen, von der enormen Vorstellungskraft, mit der sie (die hier geblieben sind) diese Realität umreißen und ihrem Bedürfnis nach Leben und Illusion nachkommen, vom alltäglichen Kampf, den sie fortzusetzen wußten (weiß man es in solchen Situationen?), um das Recht auf Hoffnung bewahren zu können, von der tagtäglichen Geschichte mit ihren Bergen von Unsicherheit und Angst angesichts der Zukunft und von Schmerzen angesichts der Gegenwart – von einer Geschichte, die sie auf denselben Straßen weiterschrieben, Straßen, auf denen ich nur einige Jahre zuvor mit ihnen das Schicksal teilte, Argentinier zu sein. Mag es auch eine mikrodelirante Empfindung sein, ich spüre doch, daß uns – trotz der Jahre und der Entfernung – derselbe Körper umschließt und uns eine gleiche und tiefe Nostalgie ergreift: das, was hätte gewesen sein können. Vielleicht steckt in dieser etwas jämmerlichen Litanei ein Stück unserer Selbsterkenntnis. Gewiß besitzt die Realität ihre eigenen und manchmal rüden Gesetze. Nicht immer und nicht leichten Herzens gestattet sie den Eingeweiden solche Regungen. Ich möchte Euch aber sagen, daß ich hier nicht ein ziellos wandernder Fremder bin, und doch bin ich zugleich kein vordergründiger Protagonist dieser Geschichte. Ich bin – und nun erschreckt mich das Verb! – ein Teil, eine Provinz dieses mentalen Landes, das mich so sehr emotional bewegt. Wie kann ich Euch diese Disjunktion – diesen Widerspruch vielleicht? – erklären, in der der Verstand die Bedrängnis nicht entkräftet und die Andersartigkeit die Integration nicht verhindert? Cioran fällt mir ein: nach der Psychoanalyse kann nichts wieder unschuldig werden. Und obwohl ich diese Grenzpsychoanalyse einer Migration und eines Fernseins von dem Geliebten erlebt habe, spüre ich, wie meine Unschuld dennoch dort fortlebt, wo eine Träne schwerer als ein Bewußtsein wiegt, und wo ein Zittern mehr als alle Wörter sagt. Auf dieser Ebene, meine liebe Rebe und mein lieber León, ist diese Reise absolut erschütternd. Und doch wollte ich Euch keinen mißverständlichen Eindruck hinterlassen. Vielleicht helfen diese Verse, die ich für einen Tango entworfen habe:

Das Exil ist aus Kügelchen
Heute diplomierte Murmel
Das Exil ist ein kleines Mädchen
Heute galicische Raserei
Das Exil ist dein Außenstürmer
Alter Manzi, alte Ruhe
Heute ist Gerardos Vers
Du bist überall und ganz in mir

Ich weiß nicht, ob ich mich damit verständlich mache. Gerade in diesem Augenblick, hier in der Calle Corrientes 1500, vor dem Theater Libertador San Martín, verweist *bolitas* (Kügelchen) auf das im Lauf von vielen Jahren Erlebte und Integrierte, und *canicas* (Murmel) auf eine Realität, die mir nur heute gehört und ernährt, auch oder gerade in meinen nostalgischen Augenblicken. Ich lese diese Zeilen wieder, und gewiß besitzen sie mehr vom Licht als von der Helligkeit; aber Ihr wißt ja, daß letzten Endes – gut oder schlecht – ein halsstarriger Dichter in meinem Blut reitet. Ich denke an Euch in diesem Augenblick und weiß, daß wir uns nach meiner Rückkehr noch viel unterhalten werden; und das ist gut. Ich umarme Euch. Euer Arnoldo“

Überlegungen eines Emigranten, der zurückgeht

Zu allererst möchte ich hervorheben, daß ich – nachdem ich zwölf Jahre im Ausland gelebt habe – starke Widerstände gegen die Rückkehr in mein Herkunftsland empfunden habe, trotz aller Gründe, die die Rückkehr nahelegten.

Ich glaube, diese Widerstände gingen auf die Angst vor der Wiederbegegnung zurück: nicht zu wissen, wie ich die neue Situation empfinden würde, die Angst vor den neuen Gefühlen zu dem Land, das ich verlassen würde und kurz gesagt: die Vorahnung auf eine erforderliche, gewaltige Trauer- und Wiederanpassungsarbeit hinsichtlich der Objektbindungen, sowohl der Bindungen im neuen Land wie auch der Bindungen in dem Land, das ich verlassen sollte.

Ich glaube, daß Freuds Vision in *Trauer und Melancholie*, in der er beschreibt, wie sehr das trauernde Individuum vom Verlust verschlungen wird, genau das Zentrum der Problematik trifft. Er hat jedoch weder die Anstrengung, die die neue, zu bewältigende Situation erfordert, noch die dieser Anstrengung vorausgehende Angst und Unruhe ausreichend hervorgehoben. Denn auch wenn das neue Land das eigene Herkunftsland ist, stellt es etwas Unbekanntes dar. Sowohl in der äußeren Realität wie auch in der inneren Welt des Subjekts haben Veränderungen stattgefunden. Der bekannte Spruch „besser das bekannte Übel als das unbekannte Gute" gilt nur, wenn die Betonung auf das „Bekannte" fällt, denn, ob gut oder schlecht, erspart dieses doch dem Individuum die Angst und die Gefühle, die Wiederanpassung und die Erfahrungen, die – wie es weiß – ihm viel Arbeit und Aufmerksamkeit abverlangen werden.

Das Herkunftsland ist die höchste Erweiterung der Herkunftsfamilie und zugleich die Grenze zur unbekannten, fremden Familie. Aber in dieser Situation sind die Begriffe vertauscht: das Herkunftsland ist einem fremd geworden, während das Land, in das man emigriert war, vertraut und familiär geworden ist. Der Widerstand, in die neue Erfahrung zu springen, ist dadurch zu erklären, daß es sich um eine neue Migration handelt.

Als es dann soweit gekommen war, daß ich die Rückkehr vollzogen hatte, spürte ich große Freude darüber, so vielen Dingen, die ich verloren glaubte und nach denen ich mich so gesehnt habe, wieder zu begegnen. Gewiß wünscht sich jeder, sie ohne Trauer wiedergewinnen zu können.

Viele Menschen erleben in dieser Situation häufig eine Entzauberung durch den Zusammenstoß mit einer Realität, die während der Emigration idealisiert werden konnte. Dies ist allerdings nicht meine Erfahrung gewesen, denn solange ich in der Ferne lebte, habe ich klar die Unterscheidung zwischen den schlechten Dingen, die ich verlassen hatte, und den guten Dingen, nach denen ich mich sehnte, erhalten können. So habe ich keine Entzauberung erlebt, als ich sie wiedertraf. Meine Vision aus der Ferne war der Wirklichkeit angemessen.

Zwei Fragen standen wohl unübersehbar im Vordergrund. Erstens hatte sich das Land während meiner Abwesenheit viel verändert: zum Guten oder zum Schlechten, es war wohl nicht eingefroren gewesen. Dies zwang mich, diese Veränderungen und die sehr intensive Trauer um die Sachen, „die nicht mehr wie früher waren", anzunehmen. Zweitens gab es Dinge, die wohl unverändert geblieben waren, mit denen ich jedoch die früheren genußvollen Erfahrungen nicht wiederholen konnte, da *ich mich verändert hatte*: auch ich war nicht eingefroren gewesen, und vieles, was ich in der Vergangenheit genoß, sagte mir nun nicht mehr zu.

Es gab allerdings ausgleichende Situationen. Oft hatte ich mich in der Ferne nach der Möglichkeit gesehnt, Erfahrungen zu machen, die ich aus verschiedenen Gründen nicht machen konnte, als ich noch in meinem Herkunftsland lebte. Jetzt, zurück in diesem Land, war es aufregend, sie mit mehr oder weniger glücklichen Ergebnissen verwirklichen zu können.

So herrschten in meinem Bewußtsein im allgemeinen Empfindungen der Freude, der Neugier und sogar der Euphorie. Es hat mich allerdings erschreckt, diese Reihe bewußter Empfindungen jenen anderen, gleichermaßen vorhandenen gegenüberzustellen, die – ob es mir gefiel oder nicht – als depressiv bezeichnet werden müssen: eine eigentümliche Müdigkeit, Schlaflosigkeit oder Schläfrigkeit und verschiedene körperliche Symptome.

Ich glaube, sie waren Ausdruck einer tiefen, latenten Depression, die – aufgrund der Freude, die ich bewußt erlebte – nicht ins Bewußtsein gelangen konnten. Aus diesen körperlichen Rufen war das Vorhandensein von Verlusten herauszulesen: Verlust der Objekte, die im nun verlassenen Land geblieben waren; aber auch – und dies scheint mir sehr wichtig – Verlust einer ganzen erfolgreichen Etappe meines Lebens, die ich nun für abgeschlossen erklären mußte.

Dies gilt meiner Meinung nach für jede Migration, die mit einer Rückkehr endet. Denn ein Land zu wechseln, eine Emigration anzutreten, löst eine Reihe von – manchmal manischen und irrealen – Erwartungen und mehr oder weniger realistischen Projekten aus, die am Ende einer Emigration für erledigt erklärt werden müssen. Ich denke, daß Phantasien der Art „ein-neues-Leben", die wohl bei jedem Menschen tief verwurzelt sind, mit depressiven Gefühlen enden.

Solchen Erfahrungen, die ja in der Pubertät und in der Jugend häufig sind, sollten hier keine spezielle Bedeutung zukommen;

und doch glaube ich, daß diese Bedeutung besteht, aufgrund des einschneidenden Charakters dieser Erfahrung – zumindest im Hinblick auf die äußerlichen Tatsachen: an dem Tag begann es, an dem Tag endete es; das war ich beim Fortgehen, das war ich beim Zurückkehren; alles lädt zur Inventur und zum Vergleich ein. Was jedoch offensichtlich und zutiefst deprimierend ist, ist die Tatsache, daß die Emigration, die Zeit, der Lebensabschnitt, das implizite Projekt und seine Verwirklichung unwiederbringlich abgeschlossen sind.

Dasselbe gilt für das alte neue Land, die alte neue Umwelt, für die Familie und für die Freunde, die man einst verlassen hatte und nun nach langer Zeit wiedertrifft. Eine sofortige Anpassung ist nicht möglich: alle Veränderungen, der Lauf der Zeit, das weiße Haar, die Falten, die Verwandlungen, die Hochzeiten, Geburten, Krankheiten, Todesfälle, die sich Tag für Tag ereignet haben, die Minute für Minute gelebt worden sind, erscheinen für denjenigen, der aus einer Emigration zurückkehrt, wie plötzliche Einschnitte, die gleichzeitig über ihn herfallen. Die Anderen werfen einem ihrerseits unerbittlich und unaufhörlich die Veränderungen, die in einem ebenfalls stattgefunden haben, vor.

Wie es schließlich nicht anders sein könnte, wird man von den Schuldgefühlen gegenüber seinem Land und seinen Leuten – sie verlassen zu haben – geplagt. Wenn man ein Land dem anderen vorgezogen hat, wenn man eine Wahl getroffen hat, bedeutet dies, daß man mit den Dingen, die man nicht gewollt hat, gleichzeitig die geliebten Objekte verläßt. Dies bedingt nicht nur Schuldgefühle, sondern auch Undankbarkeit. Man kann sich wie ein Egoist vorkommen und sich deswegen verschiedenen Bestrafungen aussetzen, unter anderen der Drohung des Scheiterns.

Noch einmal erlebt man die Empfindungen der ersten Migration. Die verlassenen Objekte drohen mit verschiedenen Zerstückelungs- und Bestrafungsformen, weil man es gewagt hat, unabhängig von ihnen zu existieren. Dies verursacht den sofortigen Verlust von Schutz und Halt. Die Rückkehr reaktiviert die Phantasie der „Rückkehr des verlorenen Sohnes“, der den Vater zwar wiedergewinnt, jedoch um den Preis einer Art Versagens.

Die Begegnung mit einem Heimatland, das von gekränkten, beleidigten und vorwurfsvollen Figuren bevölkert ist, die sowohl von außen wie von innen den Erfolg desjenigen nicht wünschen, der sie eines Tages zugunsten eines für wünschenswerter oder sicherer gehaltenen Ortes verlassen hat, erhöht die Angst vor dieser Begegnung und erschwert die ohnehin schon schwierige Wiedereingliederungsarbeit.

Das relevanteste und unwiderruflichste Faktum der Rückkehr besteht meines Erachtens in der Feststellung, daß man – auch wenn es anders erhofft und erwünscht ist – *sich nie wieder vollständig und absolut in sein Herkunftsland reintegrieren kann.* Die Erlebnisse und die Gewohnheiten des Landes und der Gesellschaft, in die man emigriert war, werden für immer verhindern, daß man spontan an vielen Phänomenen und Ereignissen teilnimmt; vor diesen wird man für den Rest seines Lebens eine kritische und distanzierte Haltung bewahren. Man wird das mehr oder weniger schmerzhafte Gefühl haben, *nirgendwo hinzugehören.*

Dieses Betrachten aus einer neuen Perspektive verbraucht viel Zeit und Energie. Daher erstreckt sich die Reintegration über Jahre hinweg, und sie wird möglicherweise niemals vollständig sein. Wie gesagt, der eigene Bezug zu allem anderen wird stets über die migratorische Erfahrung vermittelt werden.

Als Ausgleich mag man sich etwas mehr als „Weltbürger" fühlen.

Statt eines Nachwortes

Eines steht fest:
Man kehrt nie zurück, man geht immer nur fort.

Literaturverzeichnis

Achard de Demaría, L. & Galeano Massera, J. P. (1982). Vicisitudes del inmigrante. Revista de Psicoanálisis, XL, 2, 1984.

Anzieu, D. (1976). Narciso: la envoltura sonora del sí mismo. Nouvelle Revue de Psychanalyse, XIII, Frühling 1976.

Balint, M. (1959): Thrills and regressions. London: The Hogarth Press and the Institute of Psycho-Analysis (dt.: Angstlust und Regression. Beiträge zur psychologischen Typenlehre. Reinbek: Rowohlt 1972).

Benedetti, M. (1982). Primavera con una esquina rota. Madrid: Alfaguara. (dt.: Frühling im Schatten. Wuppertal: Peter Hammer Verlag, 1986)

Benviste, E. (1969). El lenguaje y la experiencia humana. In Problemas del lenguaje. Buenos Aires: Ed. Sudamericana.

Berenstein, I. (1982). Psicoanálisis de la estrutura familiar: Del destino a la significación. Barcelona: Paidós-Ibérica.

Bick, E. (1968). The experience of skin in early object relations. International Journal of Psycho-Analysis, 49, 2–3. (dt.: Das Hauterleben in frühen Objektbeziehungen. In E. Bott-Spillius (Hg.), Melanie Klein heute. Band 1: Beiträge zur Theorie. München, Wien: Verlag Internationale Psychoanalyse 1990)

Bion, W. R. (1962). Learning from experience. London: W. Heinemann.

Bion, W. R. (1963). Elements of Psychoanalysis. London: W. Heinemann.

Bion, W. R. (1965). Transformations. London: W. Heinemann.

Bion, W. R. (1970). Attention and interpretation. Londons: Tavistock.

Bowlby, J. (1960). Separation Anxiety. International Journal of Psycho-Analysis, 41.

Calvo, F. (1977). Qué es ser emigrante. Barcelona: Editorial La Gaya Ciencia.

Canetti, E. (1977). Die gerettete Zunge: Geschichte einer Jugend. Frankfurt a. M.: Fischer 1987.

Chomsky, N. (1965). Aspects of the theory of syntax. Cambridge, Mass.: M. I. T. Press (dt.: Aspekte der Syntax-Theorie. Übers. und hrsg. von einem Kollektiv unter Leitung von Ewald Lang. Frankfurt a. M.: Suhrkamp 1970).

Chomsky, N. (1969). Lingüística cartesiana. Madrid: Gredos (dt.: Cartesianische Linguistik. Ein Kapitel in der Geschichte des Rationalismus. Übers. v. Richard Kruse. Tübingen: Niemeyer 1971).

Delibes, M. (1958). Diario de un emigrante. Barcelona: Ed. Destino 1980.

Dellarossa, G. S. de (1978). The professional of immigrant descent. International Journal of Psychology, vol. 59, Teil 3.

Denford, S. (1981). Going away. International Review of Psycho-Analysis, vol. 8, Teil 3.

Donoso, J. (1981). El jardín al lado. Barcelona: Seix Barral.

Erikson, E. (1956). The problem of ego identity. Journal of the American

Psycho-Analysis Association, IV. (dt.: Das Problem der Identität. Psyche (1956/57, 10, 114–176)).

Erikson, E. (1959). Infancia y sociedad. Buenos Aires: Ed. Hormé 1959. (engl. Original: Childhood and society. New York: Norton 1950. dt.: Kindheit und Gesellschaft. Übersetzt von Marianne von Eckardt-Jaffé. Zürich, Stuttgart: Pan-Verlag, 1957, Stuttgart: Klett 1971).

Ferlosio, R. S. (1983). Artículo periodístico (Leitartikel). El País, 26. August 1983.

Ferrer, S. L. de (1958). Migración y regresión. Revista Médica de Córdoba, 46.

Freud, S. (1883). Brief an Martha Bernays vom 14. 8. Zitiert in E. Jones, Sigmund Freud. Leben und Werk. Bd. 1. München: dtv 1984, S. 211.

Freud, S. (1895). Studien über Hysterie. GW I, 75.

Freud, S. (1896). Weitere Bemerkungen über die Abwehr-Neuropsychosen. GW I, 405.

Freud, S. (1907). Der Wahn und die Träume in W. Jensens ‚Gradiva'. GW VII, 29.

Freud, S. (1920). Jenseits des Lustprinzips. GW XIII, 1.

Freud, S. (1926). Hemmung, Symptom und Angst. GW XIV, 111.

Freud, S. (1926). An die Loge ‚Wien'. SE 20.

Freud, S. (1938). Brief an Max Eitingon. In ders., Briefe 1873–1939. Ausgewählt und herausgegeben von Ernst L. Freud. Frankfurt a. M.: Fischer, 1960, S. 437–439.

Garza-Guerrero, A.C. (1974). Culture shock: Its mourning and the vicissitudes of identity. Journal of the American Psychoanalysis Association, vol. 22, 2, 1974.

Green, A. (1975). The analyst, symbolisation and absence in the analytic setting. International Journal of Psycho-Analysis, 50.

Greenacre, Ph. (1958). Early physical determinants in the development of the sense of identity. Journal of the American Psycho-Analytic Association, VI.

Greenson, R. (1950). The mother tongue and the mother. International Journal of Psychoanalysis, 31.

Grinberg, L. (1963). Culpa y depresión. Buenos Aires: Paidós; Madrid: Alianza Universal Textos 1983.

Grinberg, L. (1978). The „razor's edge" in depression and mourning. International Journal of Psychoanalysis, 5.

Grinberg et al. (1967). Función del soñar y clasificación clínica de los sueños en el processo analítico. Revista de Psicoanálisis, XXIV.

Grinberg, L. & Grinberg, R. (1971). Identidad y cambio. Buenos Aires: Kargieman; Barcelona: Paidós-Ibérica 1980.

Grinberg, R. (1965). Migración e identidad. Präsentiert vor der Asociación Psicoanalítica Argentina.

Grinberg, R. (1980). Migración e identidad. In L. Grinberg & R. Grinberg, Identidad y cambio. Barcelona: Paidós-Ibérica, 3. Auflage.

Grinberg, R. (1982). La migración y la cesión: dos migraciones específicas. Revista de la A.P.D.E.B.A., IV, 1.

Hesse, H. & Mann, T. Briefwechsel. Herausgegeben von Anni Carlsson. Frankfurt a. M.: Suhrkamp, Fischer, 1968.

Jacques, E. (1966). La crisis de la edad media de la vida. Revista de Psicoanálisis, XXIII, 4.

Jakobson, R. (1963). Essais de lingüistique générale. Paris: Edition de Minuit.

Joseph, B. (1978). Towards the experience of psychic pain. Unveröffentlicht.

Kaes, R. et al. (1979). Crise, rupture et depassement. Paris: Dunod.

Kafka, F. (1927). América. Buenos Aires: Editorial Losada 1977 (dt.: Amerika. Frankfurt a. M.: Fischer 1963).

Kafka, F. (1945). El castillo. Madrid: Alianza Editorial 1980 (dt.: Das Schloß. Frankfurt a. M.: Fischer 1987).

Kijac, M. & Funtowicz (1981). The syndrome of the survivor of extreme situations. (Präsentiert am XXXIII. Internationalen Kongreß für Psychoanalyse, Helsinki).

Klein, M. (1929). Infantile anxiety situations reflected in a work of art and in the creative impulse. In Contributions to psychoanalysis 1921–1945. London: Hogarth Press 1950 (dt.: Frühe Angstsituationen im Spiegel künstlerischer Darstellungen. In dies., Frühstadien des Ödipuskomplexes. Frankfurt: Fischer 1985).

Klein, M. (1932). Die Psychoanalyse des Kindes. Wien: Internationaler Psychoanalytischer Verlag; München, Basel: Reinhardt 1971; Frankfurt a. M.: Fischer 1987).

Klein, M. (1955). On identification. In M. Klein, P. Heimann & R. E. Money-Kyrle, (Eds.), New directions in psychoanalysis. London: Tavistock.

Klein, M. (1963). On the sense of loneliness. In dies., Envy and gratitude and other works: 1946–1963. London: Hogarth Press & the Institute of Psycho-Analysis 1975.

Lacan, J. (1953). Discours de J. Lacan dans les actes du congrès de Rome. La Psychoanalyse (Vortrag J. Lacans in den Akten des Kongresses in Rom. Die Psychoanalyse.)

Libermann, A. (1982). Persönliche Mitteilung.

Libermann, D. (1971). Lingüística, interacción comunicativa y proceso psicoanalítico. Buenos Aires: Galerna, I.

Mahler, M. (1971). A study of the separation-individuation process. The psychoanalytical study of the Child, 26. New York: Quadrangle Books.

Meltzer, D. (1973). El mutismo en el autismo infantil, la esquizofrenia y los estados maníaco-depresivos: la correlación entre la psicopatología clínica y la lingüística. Revista de Psicoanálisis, XXX, Nr. 3–4.

Menges, L.J. (1959). Geschiktheid voor emigratie. Een onderzoeck naar enkele psychologische aspecten der emigrabiliteit. Phil. Diss., Univ. Leiden s-Gravenhage.

Morris, Ch. (1962). Signos, lenguaje y conducta. Buenos Aires: Losada (dt.: Zeichen, Sprache und Verhalten. Übers. v. Achim Eschenbach, Günter Kopsch. Düsseldorf: Schwann 1973).

Moses, R. (1978). Adult psychic trauma. The question of early predisposition and some detailed mechanisms. International Journal of Psycho-Analysis 59, 2–3.

Niederland, W. (1968). Clinical observations on the ‚survival syndrom'. International Journal of Psycho-Analysis, 49.

Pollock, G. (1967). Discusión en el Kris Study Group de Nueva York (Diskussion der Kris Study Group von New York).

Prieto, L.J. (1967). Mensajes y señales. Barcelona: Seix Barral (dt.: Nachrichten und Signale. Übers. v. Gerd Wotjak. München: Hueber 1972).

Racker, H. (1952). Aportación al psicoanálisis de la música. Revista de Psicoanálisis, IX.

Rallo, J., Corominas, R., Samanes, M. & Acosta, F. (1972). La cesión, una forma especial de adopción. Boletín de la Fundación Jiménez Díaz.

Rank, O. (1924). Das Trauma der Geburt. Wien: Internationaler Psychoanalytischer Verlag. Frankfurt a. M.: Fischer, 1988 (span. Übers.: El trauma de nacimiento. Buenos Aires: Paidós, 1961).

Rodríguez Pérez, J.F. (1982). Persönliche Mitteilung.

Ruesh, J. & Kees, W. (1956). Nonverbal communication. Berkeley, Los Angeles: University of California Press.

Saussure, F. de (1961). Curso de Lingüística General. 5.ª edición. Buenos Aires: Losada.

Schaff, A. (1969). Lenguaje y realidad. In Problemas del lenguaje. Buenos Aires: Editorial Sudamericana.

Singer, I. B. (1972). Enemigos: una historia de amor. Barcelona: Plaza y Janés. (dt.: Feinde, die Geschichte einer Liebe. München: Deutscher Taschenbuch Verlag, 1976. Zürich: Coron-Verlag, 1978.)

Stengel, E. (1939). On learning a new language. International Journal of Psycho-Analysis, XX.

Tausk, V. (1919). On the origin of influence machine in schizofrenia. Psychoanalytic Quarterly 2. (dt.: Über die Entstehung des „Beeinflussungsapparates" in der Schizophrenie. Internationale Zeitschrift für ärztliche Psychoanalyse, 5 (1919), 1–33.)

Thom, R. (1976). Crise et catastrophe. Communications, 25.

Ticho, G. (1971). Cultural aspects of transference and countertransference. Bulletin of the Menninger Clinic 35.

Torres, M. (1983). Artículo periodístico (Leitartikel). El País, 4. 12. 1983.

Winnicott, D. (1955). Metapsychological and clinical aspects of regression within the psycho analytic set-up. International Journal of Psycho-Analysis, 36.

Winnicott, D. (1958). The capacity to be alone. In The maturational processes and the facilitating environment. London: The Hogarth Press & The Institute of Psychoanalysis 1965 (dt.: Die Fähigkeit zum Alleinsein. In ders., Reifungsprozesse und fördernde Umwelt. Übers. v. Gudrun Theusner-Stampa. Frankfurt a. M.: Fischer 1984, S. 36–46).

Winnicott, D. (1971). Playing and reality. London: Tavistock (dt.: Vom Spiel zur Kreativität. Übers. v. Michael Ermann. Stuttgart: Ernst Klett Verlag 1973).